序

　2000年に介護保険法が施行され，訪問看護ステーション事業が展開されることになった．これを契機に介護サービスは徐々に充足され，呼吸器疾患の領域においても在宅人工呼吸療法，在宅酸素療法，吸引などの医療処置を自宅で行う在宅患者が増加してきた．さらに，介護予防の観点からみると訪問リハビリの需要も益々高まってきている．平成22年に行われた社団法人日本理学療法士協会，社団法人日本作業療法士協会，および一般社団法人日本言語聴覚士協会による「訪問リハステーションの設置」および「医療・介護保険制度の連携」に関する制度改正への提言に向けた調査報告書においても，介護保険制度における訪問リハビリサービスの絶対量を早急に確保することが求められている，と述べられている．

　訪問における呼吸ケア・リハビリでは，呼吸困難や痰などの呼吸に関連する症状はもちろん，骨格筋筋力低下による機能障害，運動耐容能の低下や日常生活活動制限，健康関連QOLの低下などに対してのトータルなケアやリハビリが求められる．よって，訪問呼吸ケア・リハビリに携わる看護師，理学療法士，作業療法士，言語聴覚士などには，患者の呼吸器症状のみならず，心身機能や日常生活の状況などを的確に把握し，個人の能力に応じて自立度を促進させ，介護予防や介護負担軽減などに貢献でき，患者や家族がそれぞれの家庭で安心した生活が送れるサービスを提供できる能力が必要とされる．さらに，在宅人工呼吸療法や在宅酸素療法への対応，不測の事態にも的確に対応できるリスク管理能力，体調悪化等の緊急時における連絡体制などにも精通している必要がある．

　本書は，訪問・在宅の呼吸ケア・リハビリに関する基礎知識や必要な情報，プログラムの実際から実践的ノウハウまでを各項ごと明快かつビジュアルにまとめ，実際に訪問ケア・リハビリを行う読者が必要に応じてすぐに情報を得られるようなプラクティカルなマニュアルとなっている．内容構成は，第1章で訪問呼吸ケア・リハビリのニーズと概要について述べ，第2章では呼吸のメカニズムや主な呼吸器疾患の特徴などの呼吸ケア・リハビリのための基礎知識を，第3章では訪問呼吸ケア・リハビリに必要な評価でフィジカルアセスメントや呼吸困難などのほか種々の評価法を，第4章では訪問呼吸ケア・リハビリのプログラムを解説して，第5章では訪問呼吸ケア・リハビリの実践としてリスク管理や緊急時対応も含め訪問現場での実際的なところを盛り込んでいる．

　本書が明日からの訪問呼吸ケア・リハビリの実践に役立ち，この分野の発展に少しでも寄与できるのであれば，編者らの望外の喜びである．

　最後に，編集に多大なご尽力をいただきました中外医学社の岩松宏典氏，上村裕也氏に深く感謝いたします．

2011年11月

塩谷　隆信
高橋　仁美

目次

第1章 訪問呼吸ケア・リハビリのニーズと概要

1. 在宅医療における訪問呼吸ケア・リハビリ 〈塩谷隆信, 高橋仁美〉 2
2. 訪問呼吸ケア・リハビリの現状 〈高橋仁美, 塩谷隆信〉 8

第2章 呼吸ケア・リハビリのための基礎知識

1. 呼吸の解剖とメカニズム 〈佐竹將宏〉 14
2. 慢性呼吸不全とは 〈森 由弘〉 18
3. 主な呼吸器疾患　①COPD, 間質性肺炎, 気管支拡張症 〈佐野正明〉 25
　　　　　　　　　②肺癌, 誤嚥性肺炎 〈河崎雄司〉 31
　　　　　　　　　③肺結核, 肺非結核性抗酸菌症 〈本間光信〉 37
　　　　　　　　　④神経筋疾患（ALS, DMD） 〈小森哲夫〉 41

第3章 訪問呼吸ケア・リハビリに必要な評価

1. フィジカルアセスメント 〈高橋仁美〉 46
2. 呼吸に関する検査所見 〈佐藤一洋〉 51
3. 口腔ケアの評価 〈金森大輔〉 59
4. 呼吸困難の評価 〈染谷光一〉 64
5. 運動耐容能の評価 〈清川憲孝〉 68
6. 四肢筋力の評価 〈渡邊 暢〉 71
7. 栄養状態の評価 〈伽羅谷千加子〉 73
8. 摂食・嚥下機能の評価 〈都築 晃, 加賀谷 斉〉 78
9. ADL・QOLの評価 〈笠井千景〉 81
10. 抑うつと不安の評価 〈佐藤清佳〉 85

第4章 訪問呼吸ケア・リハビリのプログラム

1. 患者教育 〈佐竹將宏〉 90

- 2. 薬物療法 〈本間光信〉 94
- 3. 酸素療法 〈一和多俊男, 清水谷尚宏〉 100
- 4. 栄養療法 〈山田公子〉 104
- 5. 口腔ケア 〈野原幹司〉 108
- 6. リラクセーション 〈平 加緒理〉 112
- 7. 呼吸練習 〈細沼美紀〉 115
- 8. 排痰法（咳嗽を含む） 〈玉木 彰〉 118
- 9. 喀痰吸引 〈伊藤登茂子〉 123
- 10. 胸郭可動域運動 〈石川由美子〉 127
- 11. 運動療法 〈宮崎慎二郎〉 130
- 12. ADL指導と作業療法 〈大島雅宏〉 134
- 13. 精神的サポート 〈上村佐知子〉 140
- 14. 在宅人工呼吸療法 〈萩森康孝〉 142

第5章
訪問呼吸ケア・リハビリの実践

- 1. 摂食・嚥下障害に対する嚥下指導 〈齊藤恵美〉 146
- 2. 摂食・嚥下能力に合わせた食形態 〈齊藤恵美〉 151
- 3. 神経筋疾患の摂食・嚥下障害のケア 〈小西かおる〉 156
- 4. 口腔ケアの実際 〈大野友久〉 162
- 5. 誤嚥性肺炎の予防 〈加賀谷 斉〉 166
- 6. 排痰指導の実際 〈柳澤幸夫〉 169
- 7. 喀痰吸引の実際 〈佐藤正子〉 173
- 8. 栄養療法と食事指導の実際 〈武藤直将〉 178
- 9. 呼吸理学療法におけるコンディショニングの実際 〈菅原慶勇〉 183
- 10. 運動療法の実際 〈今川英俊〉 187
- 11. 日常生活における息切れのコントロール 〈石澤かおり, 高橋仁美〉 192
- 12. 在宅酸素療法の機器の取り扱いと注意点 〈小林 充〉 195
- 13. 在宅酸素療法患者の住環境整備とADL指導 〈阿部留美子〉 199
- 14. 在宅人工呼吸療法の機器の取り扱いと注意点 〈高橋香澄〉 202
- 15. 在宅人工呼吸療法患者の住環境整備とADL指導 〈鎌田直子〉 206
- 16. 神経筋疾患の在宅呼吸ケア 〈小西かおる〉 210
- 17. 訪問看護の実際 〈神谷之美, 仲本 仁〉 213
- 18. 神経筋疾患における訪問看護の役割 〈小西かおる〉 219
- 19. 訪問リハビリの実際 〈ジョーンズ佳子〉 222
- 20. リスク管理 〈武市梨絵, 横山仁志, 渡邉陽介〉 227
- 21. 緊急時対応 〈長濱あかし〉 233

索引 237

第1章

訪問呼吸ケア・リハビリの
ニーズと概要

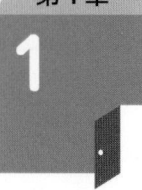

第 1 章　訪問呼吸ケア・リハビリのニーズと概要

在宅医療における訪問呼吸ケア・リハビリ

● 医療保険と在宅医療

　訪問看護師の活動が本格化したのは1980年代以降である．1970年に日本の高齢者人口比率が7％を突破し高齢化社会となり，病院・診療所，自治体などから継続看護の一環として看護師を患者の自宅へ派遣するようになった[1,2]．その後，1991年の老人保健法改正により老人訪問看護制度が創設されたのを契機に，訪問看護ステーションが作られ始めた．さらに，2000年の介護保険法に基づく訪問看護の導入により，在宅医療を支援するサービスが急速に整備され，在宅で人工呼吸療法や中心静脈栄養療法などの高度な医療を受ける患者が大幅に増加している[2,3]．

　在宅医療は，病院とは異なり医療機器も薬剤も少なく，担当医との連絡も医療施設よりとりにくい現状にある．こうしたことから，訪問看護師には総合的な知識や技術と予測力や判断力，家族や医師などの他職種との調整能力がより求められている．在宅医療は生活の場に提供される医療であり，単に介護者の労力などの負担を軽減するだけでなく，より積極的に介入することにより，在宅療養者のQOLおよびADLの向上が期待される[1,3]．

　近年の高度医療化，在宅における難治性疾患の増加，在宅医療に係わる医師および訪問看護師の不足，医療機材の複雑化など多くの医療の多様化に対応するために，在宅療養環境の整備および病診・地域医療連携が急務の課題である[1]．

● 訪問呼吸ケア・リハビリの現状

　欧米においては，在宅呼吸ケア・リハビリの施行にあたり，第一段階として，患者の臨床情報，呼吸機能，最大運動耐容能，健康関連QOL（HRQOL）を評価し，どの患者が在宅呼吸リハビリプログラムに参加するべきかが決定される[4,5]．その後の第一プログラムは，病院で指導を受けた後，自宅で指導なしで在宅呼吸リハビリプログラムを行い，外来で定期的に経過観察を受けるものである．第二プログラムは，在宅呼吸リハビリを地域における医療チームの定期的な指導下に十分な指導を受けて行うものである．現時点では，指導なしあるいは地域理学療法士（physical therapist: PT），呼吸管理看護師，あるいは両者の指導下で行うのがよいのかについては一定の見解はない．最近，オランダでは，総合診療医（general practitioner: GP）と地域PTあるいは訪問看護師が運動療法のメンバーとして常に参加して良好な成果をあげている[4,6]．しかしながら，日本においては，GPあるいは呼吸管理看護師，地域PT，呼吸療法士（respiratory therapist: RT）などの職種制度はまだ確立されていない[1,3]．したがって，訪問呼吸ケア・リハビリの実施に際しては，日本の現況に即して訪問看護師，訪問PTなどを中心とし，地域医療連携の中で有機的に行われなければならない[1,7]．

● 訪問呼吸ケア・リハビリの実施

　呼吸ケア・リハビリは，患者の症状を軽減し，HRQOLやADLを向上させ，呼吸器疾患患者を全人間的に支援する医療介入である[8-10]．呼吸ケア・リハビリは，患者評価にはじまり，患者・家族教育，薬物療法，在宅酸素療法（HOT），理学療法，作業療法，運動療法，社交活動などをすべて含んだ包括的な医療プログラムによって行われ，このプログラムは訪問呼吸ケア・リハビリにおいても

1. 在宅医療における訪問呼吸ケア・リハビリ

まったく同様である（図1）[8]．

呼吸ケア・リハビリにおいて，多次元的医療サービスは，専門職種から構成される医療チームにより包括的に実施される．医療チームの構成は，医師，看護師，理学療法士，作業療法士（occupational therapist: OT），呼吸療法士，栄養士，薬剤師，酸素機器業者（HOTプロバイダー），医療ソーシャルワーカー（medical social worker: MSW），心理療法士，介護士，臨床工学技士などである．医療チームの中では，チームコンセプトの統一やプログラムの方向付けに係わるディレクター（医師），スタッフ間の連携，情報の共有，プログラムの調整を行うコーディネーター（看護師，理学療法士など）の役割が非常に重要である（図2）[1, 8]．訪問呼吸ケア・リハビリにおいては，実際に係わる職種としては，現状では看護師，理学療法士，作業療法士などに限られるが，専門的な情報の共有や医療支援において上述の専門職種との連携は欠かせない．

訪問呼吸ケア・リハビリにおいて，実際に行われるプログラムには，呼吸介助，呼吸訓練，スト

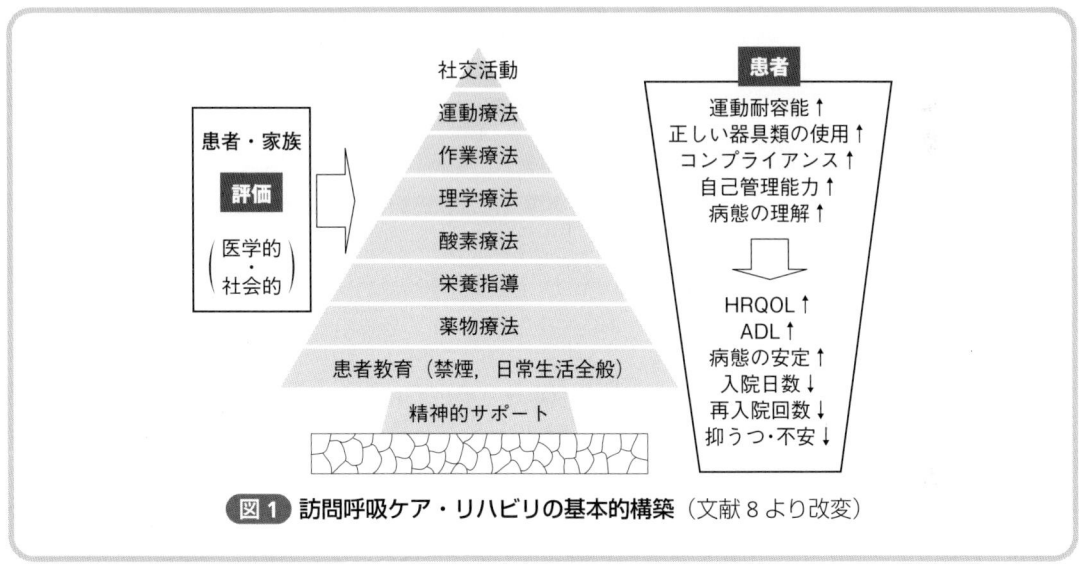

図1 訪問呼吸ケア・リハビリの基本的構築（文献8より改変）

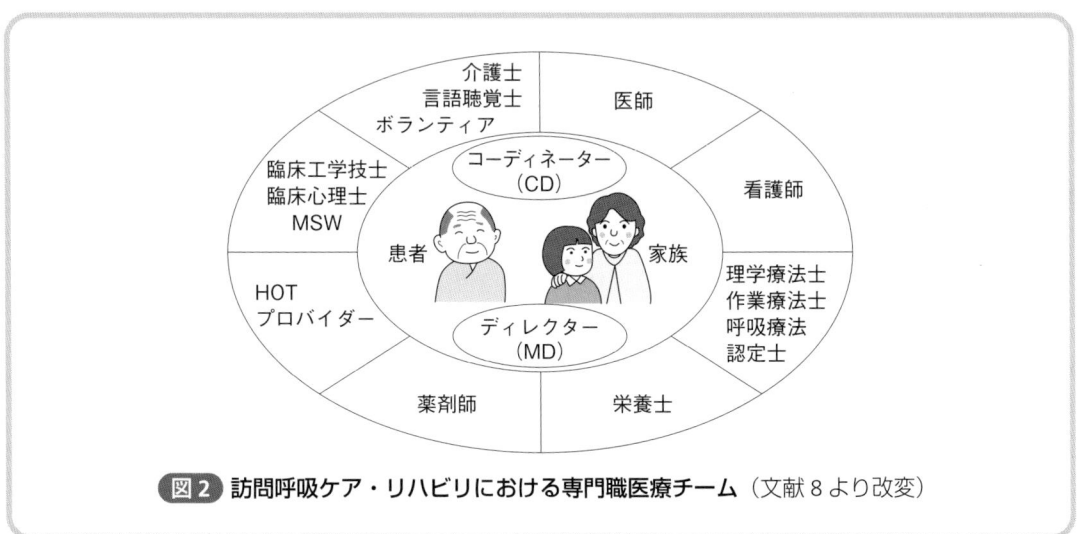

図2 訪問呼吸ケア・リハビリにおける専門職医療チーム（文献8より改変）

第1章 訪問呼吸ケア・リハビリのニーズと概要

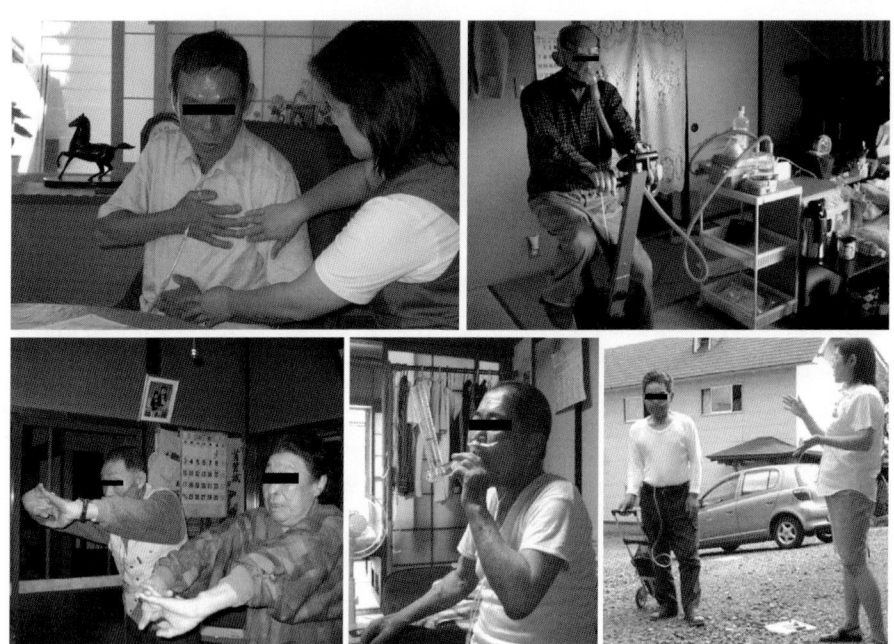

図3 訪問呼吸ケア・リハビリの実際（市立秋田総合病院における実践）
（文献8より改変）

レッチ体操，呼吸筋トレーニング，上・下肢筋力トレーニング，歩行訓練，ADLトレーニング，患者教育，栄養療法など多岐にわたる．こうした包括的呼吸リハビリは，在宅において継続実施することが重要であり，維持プログラムの中では呼吸理学療法，運動療法，栄養療法，患者教育がその中心となる（図3）[3,8]．

現在，呼吸ケア・リハビリの対象疾患としてエビデンスが確立しているのは，慢性閉塞性肺疾患（COPD）である[11,12]．肺結核後遺症，間質性肺炎，肺がんなど慢性呼吸不全を生じるCOPD以外の呼吸器疾患もすべて呼吸ケア・リハビリの対象となる．しかしながら，行うべき種目やその効果についての明らかなエビデンスが少ないことから，非COPD呼吸器疾患における呼吸ケア・リハビリの有用性および実施プログラムなどに関しては，今後，早急に検討されなければならない．

● 訪問呼吸ケア・リハビリと病診・地域医療連携

わが国では病診連携を行うにあたって，かかりつけ医は，COPDが疑われた場合には地域の中核病院（総合病院）へひとまず紹介し，現時点での最良の治療および慢性期の治療方針を立ててもらう．次に，中核病院は在宅における日常診療をかかりつけ医に戻し，急性増悪など何か問題があれば再び入院などのバックアップ体制を作る（図4）[3,7]．中核病院とかかりつけ医の連携の問題点としては，医療機関でのCOPDに対する理解と経験の程度，マニュアル等に沿った臨床的な実施の医療レベルが一定でないことがあげられる．こうした問題点を解決するためには，まず，第一に，中核病院とかかりつけ医に対して，適切な医療・治療方針を示すガイドラインの一般的な普及と啓発が重要である．実際にCOPDに関しては，診断と治療に関するガイドライン[11]や呼吸リハビリマニュアル（運動療

1. 在宅医療における訪問呼吸ケア・リハビリ

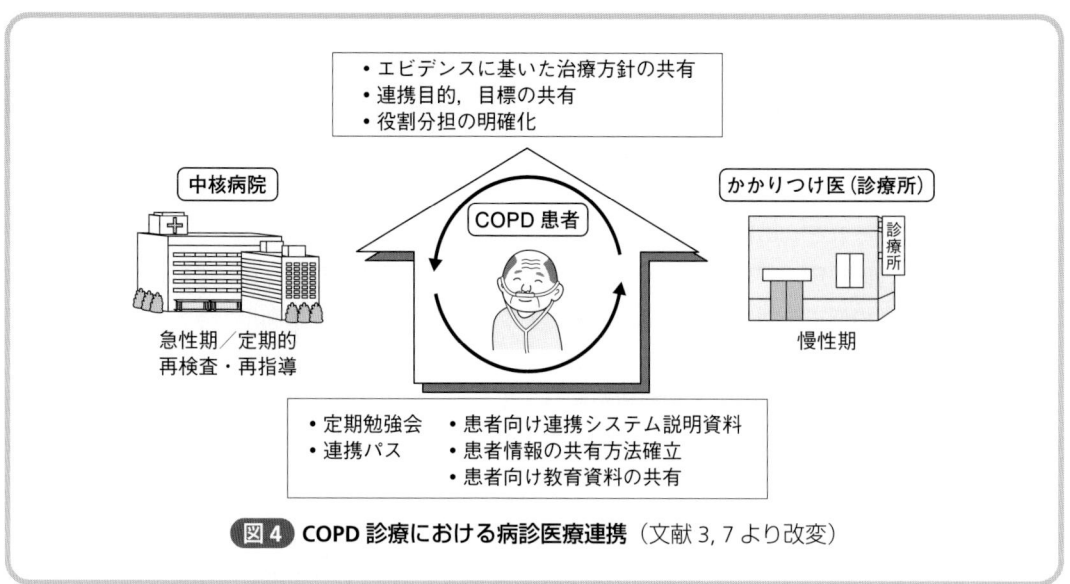

図4 COPD診療における病診医療連携（文献3, 7より改変）

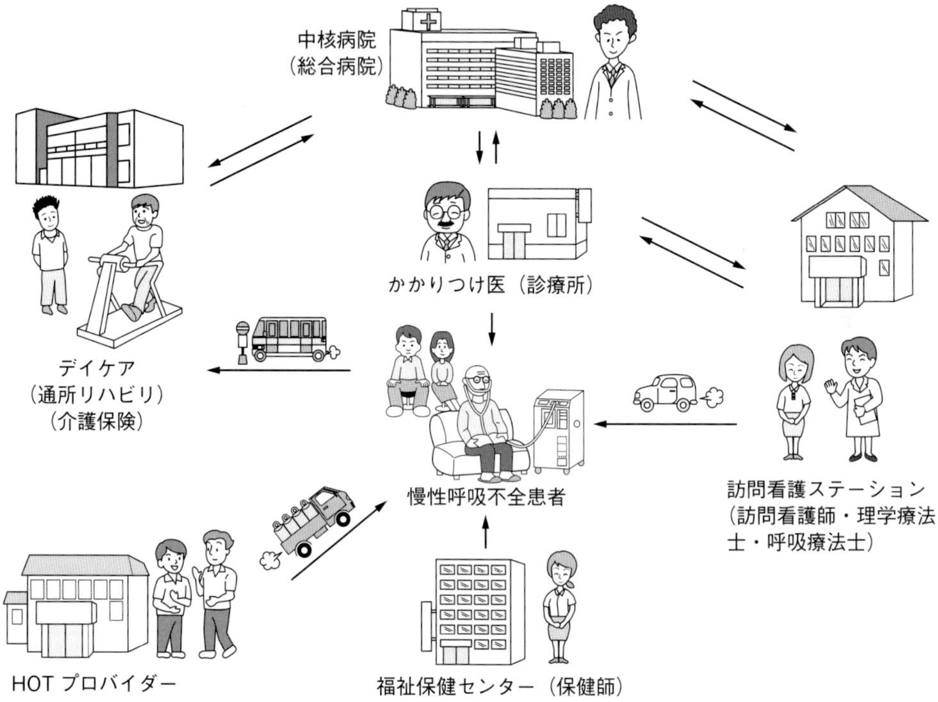

図5 訪問呼吸ケア・リハビリにおける地域医療連携（文献1, 3より改変）

法)[13] などを，中核病院およびかかりつけ医の双方に普及するためには，呼吸器疾患関連諸学会や医師会の役割が非常に重要である[3].

訪問呼吸ケア・リハビリの実施にあたっては，近年，日本においては訪問看護ステーションが充実

してきていることから，中核病院の後方支援のもとに地域のかかりつけ医，訪問看護ステーションからの訪問看護師や訪問PT・OT，福祉保健センターからの保健師を中心にして行うのが現実的で実践的な方法である（図5）[1,3]．在宅医療は生活の場に提供される医療であり，介護者の労力などの負担を軽減するだけでなく，積極的な医療的介入も意味している．このような点で，在宅に係わる福祉や介護の従事者においても，受け持ち患者について管理治療方針をよく理解し，包括的医療チームの中で連携しながらそれぞれの役割を果たさなくてはならない．

津田ら[14]は，通所リハビリ（デイケア）において呼吸リハビリを行い，HRQOLの改善と急性増悪による入院日数の低下を報告している．デイケアでは介護保険を有効に利用できるため，患者の経費負担の観点からも極めて有用な方法と考えられる．さらに，介護保険では，薬剤師（訪問服薬指導），管理栄養士（訪問栄養指導）などの多職種が係わることが可能であることから，今後，こうした職種の有効活用が期待される．このような介護保健施設やデイケアにおける呼吸器疾患患者に対する呼吸ケア・リハビリも早急に普及されるべきであろう．

呼吸器疾患患者の在宅医療では，HOTプロバイダーの役割が非常に大切である（図5）[3,7]．HOTでは，酸素の処方を受けて，医療機関と契約した業者が患者宅に酸素濃縮器を設置する．在宅人工呼吸器の扱いも基本的には酸素濃縮器と同様である．HOTプロバイダーは患者宅に直接訪問し，患者やその家族と良好なコミュニケーションをとり，さらに，主治医と患者の間の連絡・調整役とならなければならない．

● まとめ

訪問呼吸ケア・リハビリは，多職種により包括的な医療プログラムを提供する全人間的な医療介入である．医療プログラムの中では，呼吸理学療法，運動療法，栄養療法，患者教育がその中心となる．訪問呼吸ケア・リハビリの実施においては，中核病院の後方支援のもとに地域のかかりつけ医，訪問看護ステーションからの訪問看護師や訪問PT・OTを中心にして行うのが実践的である．近年の高度医療化，在宅療養疾患の難治化，在宅医療に係わる医師および訪問看護師の不足などの多くの医療の多様化に対応するために，訪問呼吸ケア・リハビリのいっそうの充実と普及が望まれる．

■文献
1) 塩谷隆信, 高橋仁美. 呼吸リハビリテーションの維持・在宅呼吸リハビリテーション. In: 永井厚志, 編. 呼吸ケア実践ハンドブック. 東京: 南江堂; 2005. p.271-83.
2) 小西かおる. 訪問看護の役割と実践. In: 塩谷隆信, 編. 包括的呼吸リハビリテーション（II 臨床編）. 東京: 新興医学出版社; 2007. p.111-6.
3) 塩谷隆信, 柳屋道子, 佐竹將宏, 他. 在宅呼吸管理のシステムの構築―新しい呼吸管理システムの構築―. 呼吸と循環. 2007; 55: 879-89.
4) Ries AL, Kaplan RM, Limberg TM, et al. Effects of pulmonary rehabilitation on physiologic and psychosocial outcomes in patients with chronic obstructive pulmonary disease. Ann Intern Med. 1995; 122: 823-32.
5) Wijkstra PJ, ten Vergert EM, van Altena R, et al. Long-term effects of rehabilitation at home on quality of life and exercise tolerance in patients with chronic obstructive disease. Thorax. 1995; 50: 824-8.
6) Strijbos JH, Postma DS, van Altena R, et al. A comparison between outpatient hospital-based pulmonary rehabilitation programme and home-care pulmonary rehabilitation programme in patients with COPD. Chest. 1996; 109: 366-72.
7) 塩谷隆信, 佐竹將宏, 高橋仁美, 他. COPDケアにおける実践（秋田地区の経験）―自宅における低強度運動療法と栄養療法を中心に―. 治療. 2008; 90（3月増刊）: 1233-40.
8) 塩谷隆信. 包括的呼吸リハビリテーションの現状と展望. 日内会誌. 2010; 99: 136-43.
9) American Thoracic Society, European Respiratory Society. ATS/ERS statement on pulmonary rehabilitation. Am J Resir Crit Care Med. 2006; 173: 1390-413.
10) Ries AL, Bauldoff GS, Carlin BW, et al. Pulmonary Rehabilitation: Joint ACCP/AACVPR Evidence-Based Clinical Practical Guidelines. Chest. 2007; 131: 4-42S.

11) Global Initiative for Chronic Obstructive Lung Disease. Global Strategy for the Diagnosis, Management and Prevention of Chronic Obstructive Pulmonary Disease. NHLB/WHO workshop report. Bethesda, National Heart, Lung and Blood Institute, April 2001; Update of the Management Sections, GOLD website（www.gold-copd.com）, Date update: December 2009.
12) 日本呼吸器学会，日本呼吸器学会 COPD ガイドライン第 3 版作成委員会．COPD（慢性閉塞性肺疾患）診断と治療のためのガイドライン．3 版．東京：メディカルレビュー社; 2009.
13) 日本呼吸ケア・リハビリ学会，日本呼吸器学会，日本リハビリ医学会，日本理学療法士協会，編．呼吸リハビリテーションマニュアル―運動療法―．2 版．東京：照林社; 2012.（発刊予定）
14) 津田　徹，加賀美由旗，山野上志穂，他．呼吸リハビリテーション主体のデイケアと介護保険．日呼吸管理会誌. 2003; 12: 345-50.

〈塩谷隆信，高橋仁美〉

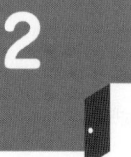

第1章 訪問呼吸ケア・リハビリのニーズと概要

2 訪問呼吸ケア・リハビリの現状

● 訪問呼吸ケア・リハビリの概要

- 訪問呼吸ケア・リハビリとは，看護師，理学療法士，作業療法士，言語聴覚士などが利用者の自宅を訪問し，個々の状態に応じた呼吸ケアや呼吸リハビリを住み慣れた環境の中で提供することである．
- 対象となる主なケースは，医学的管理の下で，自宅での呼吸ケアや呼吸リハビリが必要であると認められたものである．
- 適応症例の選択では，呼吸機能のみで判断することなく，呼吸困難，骨格筋筋力低下による機能障害，運動耐容能の低下や日常生活活動制限，健康関連QOL（HRQOL）の低下などの呼吸機能以外の障害の程度の評価が重要である．何をアウトカムにして，その効果を判定するかによっても適応症例は異なる．
- 訪問呼吸ケア・リハビリの実践では，医師の診療に基づいて，利用者の病状，心身の状況，本人や家族の希望，環境などを把握し，目標達成の度合い，利用者とその家族の満足度，効果などについて定期的に評価する．
- 目標達成のために必要な実際のサービスの内容や療養上の注意点については，利用者や家族が理解しやすいように説明し，同意を得て，実施計画書を作成する．
- 計画が修正され見直された場合も，利用者とその家族に対して内容を説明し，同意を得る．
- 訪問呼吸ケア・リハビリのサービスの提供は，呼吸器症状のみならず，利用者が能力を最大限活用し，心身機能の維持回復を図り，介護予防やADLの自立を促進するよう，適切に行う．
- 慢性呼吸不全の在宅酸素療法（HOT）や在宅人工呼吸療法（HMV）施行中の患者に対しての呼吸ケアにおいても，自立生活支援を行い，ADLおよびHRQOLを改善させる包括的な呼吸リハビリの一環として実施する必要がある．
- 訪問呼吸ケア・リハビリを終了する場合は，関連スタッフによる終了前のカンファレンスを行う．

● 在宅における呼吸理学療法の実施状況
―社団法人日本理学療法士協会の呼吸理学療法特別委員会の実態調査から―[1]

- 訪問看護ステーション（在宅）において，呼吸理学療法は81.4％に実施されており，訪問における呼吸理学療法の重要性が示されている．
- 疾患では，「ALS等難病」が23.9％と最も多く，次いで「慢性閉塞性肺疾患」の23.5％，「全身状態の低下老人」19.1％で，その他に「小児麻痺・小児疾患関係」，「脳血管疾患等」などと多くの疾患が呼吸理学療法の適応となっており（図1），幅広い対応が求められている．
- 実施される呼吸ケア・リハビリでは，一般的な呼吸理学療法はもちろんだが，「ADL改善」や「自立支援」など生活に直結したトータルなケアやリハビリが求められていた．
- 吸引処置は，77.3％が呼吸理学療法中もしくは呼吸理学療法後に実施されており（図2），訪問においては必須の処置と考えられる．
- 吸引処置の実施者は，「家族」が最も多く52.1％，次いで看護師の30.0％で，理学療法士は6.0％

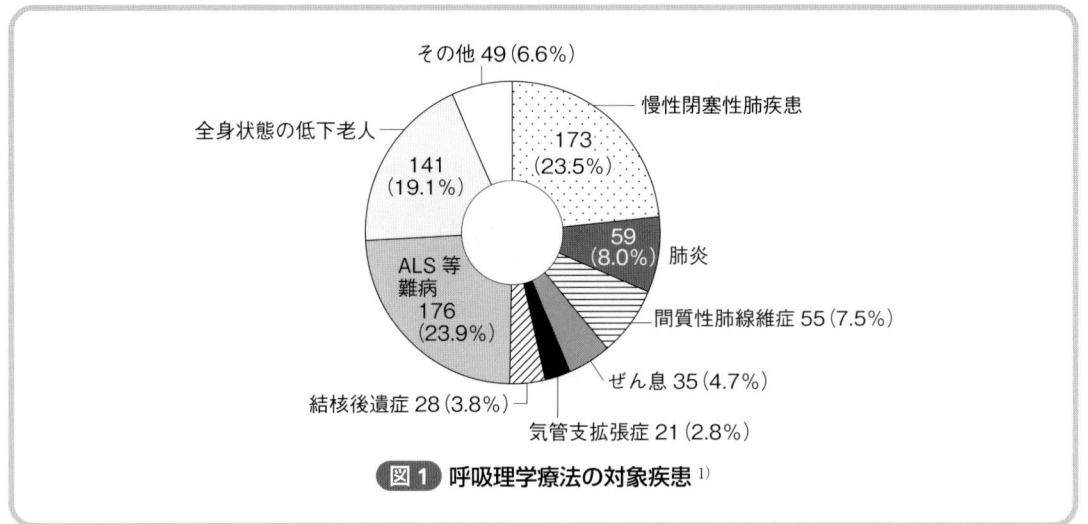

図1 呼吸理学療法の対象疾患[1]

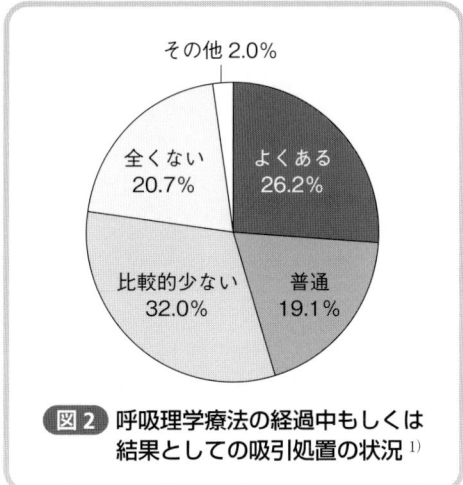

図2 呼吸理学療法の経過中もしくは結果としての吸引処置の状況[1]

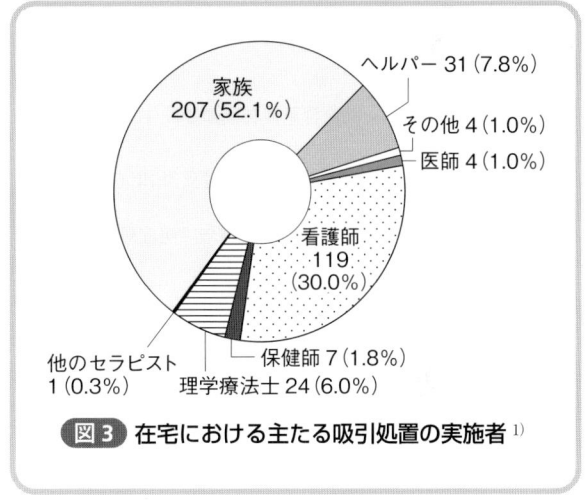

図3 在宅における主たる吸引処置の実施者[1]

と少なかった（図3）.
- しかし，平成22年4月30日，厚生労働省医政局長より理学療法士等による喀痰等の吸引の行為を合法化する通知が出されたことで，理学療法士等による吸引の機会は今後増えるものと予想される.
- 実際の吸引では，必要性の判断，適切なアセスメントのもとに安全で効果的な吸引が行わなければならないことは言うまでもない.

● 在宅酸素療法（HOT）と在宅人工呼吸療法（HMV）について
―日本呼吸器学会の在宅呼吸ケア白書ワーキンググループの報告から―[2]

- HOT施行患者の上位5疾患はCOPD 45％，間質性肺疾患18％，肺結核後遺症12％，肺がん6％，慢性心不全のチェーン－ストークス呼吸が3％で（図4），COPDが約半数を占めていた.
- 在宅非侵襲的陽圧換気療法（NPPV）施行患者の上位5疾患は，COPD 26％，肺結核後遺症23％，神経筋疾患18％，睡眠時無呼吸症候群14％，後側弯症5％で（図5），呼吸器疾患がほとんどであった.

第1章　訪問呼吸ケア・リハビリのニーズと概要

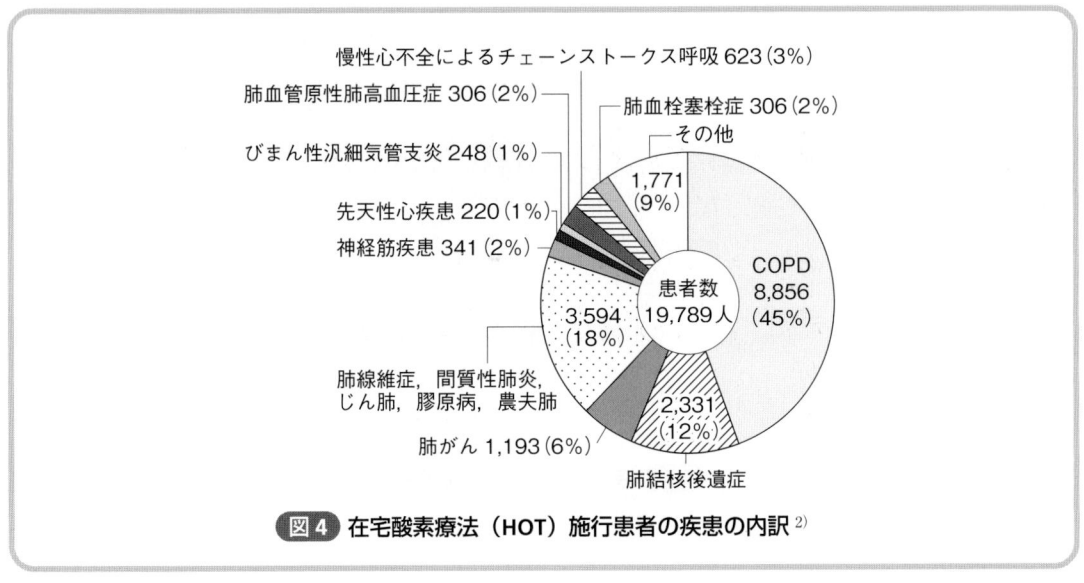

図4　在宅酸素療法（HOT）施行患者の疾患の内訳[2]

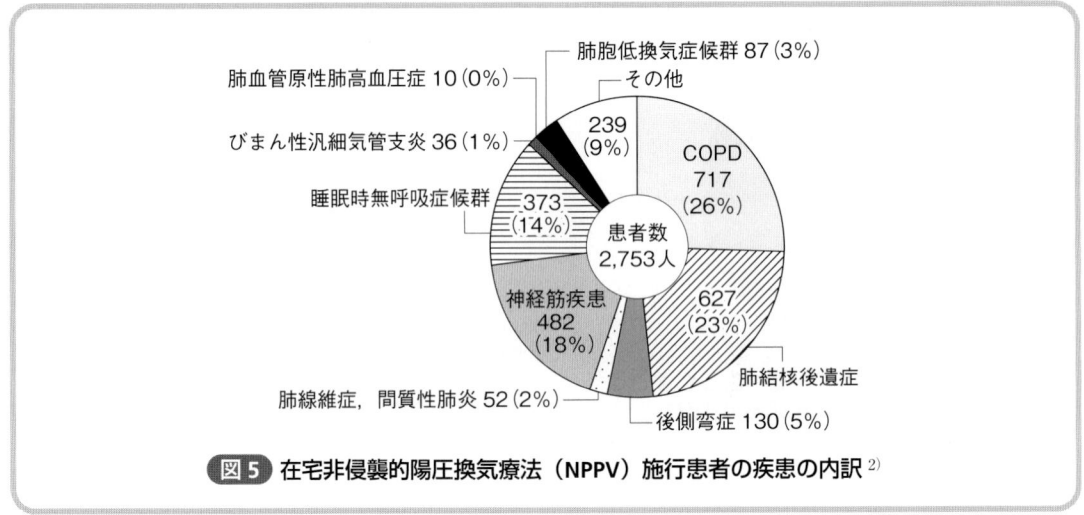

図5　在宅非侵襲的陽圧換気療法（NPPV）施行患者の疾患の内訳[2]

- 在宅気管切開下陽圧換気療法（TIPPV）施行患者の上位3疾患は，神経筋疾患72％，COPD 6％，肺結核後遺症4％であり，神経筋疾患の割合が高かった（図6）．
- HMVを実施している人は，鼻マスク式人工呼吸器が71％と多く，気管切開下の人工呼吸器は5％であった．
- HOTやHMVを行っている症例の87％の人は通院以外にも外出し，外出しない割合は20％で，外出をしない理由は「携帯用酸素の問題」，「息切れによる恐怖感」が55％で最も多く，次に63％で，「一人では不安」が42％であった．
- HOTやHMVが行われている症例では，重症患者扱いとなり，歩行などはできないと考え，運動療法が行われなくなるといった考えは誤りで，いずれも生活支援を行って，日常生活機能を改善させ，HRQOLを向上させる包括的呼吸リハビリの一環として実施される必要がある．

2. 訪問呼吸ケア・リハビリの現状

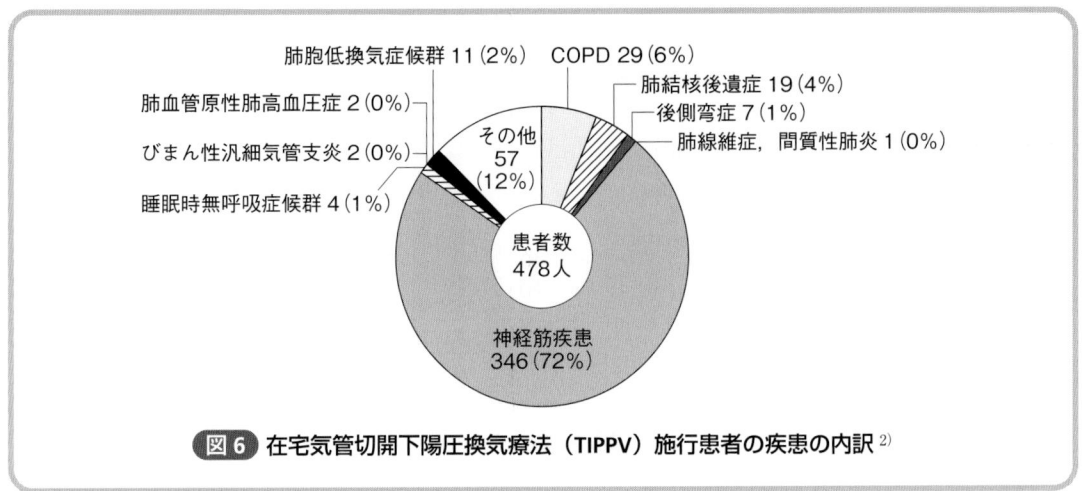

図6 在宅気管切開下陽圧換気療法（TIPPV）施行患者の疾患の内訳[2]

● 在宅での運動療法を中心とした呼吸リハビリ

- 在宅での呼吸リハビリの利点には，運動を容易に日常生活に取り入れやすいこと，長期間維持しやすいこと，家族の励ましがあること，通院が不要で費用が安いこと，などがあげられる．
- 欠点としては，グループ運動ができないこと，限られた運動器具しか使えないこと，多職種の専門職で関わりにくいこと，効果の評価，モニタリングが十分に行えないことなどがあげられる．
- 在宅を訪問して，呼吸リハビリの実施状況を調査した結果では，初回訪問時には，口すぼめ呼吸や腹式呼吸の呼吸方法の実施割合は 64.3 % と比較的高値を示したが，筋力強化トレーニングや歩行練習などの運動療法は 35.7 〜 0 % と実施率が低かった[3]．
- 初回訪問時に呼吸リハビリの重要性の意識づけと訓練内容の指導を行い，約 2 カ月後に再訪問した結果では，呼吸方法の実施率は 85.7 %，運動療法は 85.7 〜 14.3 % と，いずれも実施率が向上した[3]．
- 在宅での継続性向上のためには，導きや励まし，定期的習慣，ケガの皆無，喜び，楽しさ，バラエティーに富む，グループ同士の参加，進歩の度合いをテストまたは記録，配偶者や仲間の賛同などが有効となる[4]．
- 運動強度も運動の継続性向上のためには，重要なポイントとなり，在宅では高強度の運動は困難なことが多く，低強度・高頻度の運動が安全で現実的である．
- 重症例，理解度の低い症例，動機づけの低い症例，急性増悪を起こしやすい症例などに対しては，在宅訪問の頻度を増やして，フォローアップをしっかり行う必要がある．

● 介護保険と身体障害者手帳について

- 在宅呼吸ケア白書によれば，身体障害者手帳の所有者は 79 % で，介護保険を申請した人は 41 % であった[2]．
- 身体障害認定結果に対して不満のある人は 28 % で，介護保険の認定結果に対して不満のある人は 36 % と報告されている[2]．
- 我々が ADL と介護度と障害等級との関連を調査した結果では，介護度と ADL には相関を認めたが（図7），介護度と障害等級には関係を認めず，障害等級は 3 級が最も多く，介護度はさまざまであった（表1）[5]．
- 在宅呼吸ケアの領域では，ADL 状況を反映した障害等級認定が必要であり，障害等級，介護保険

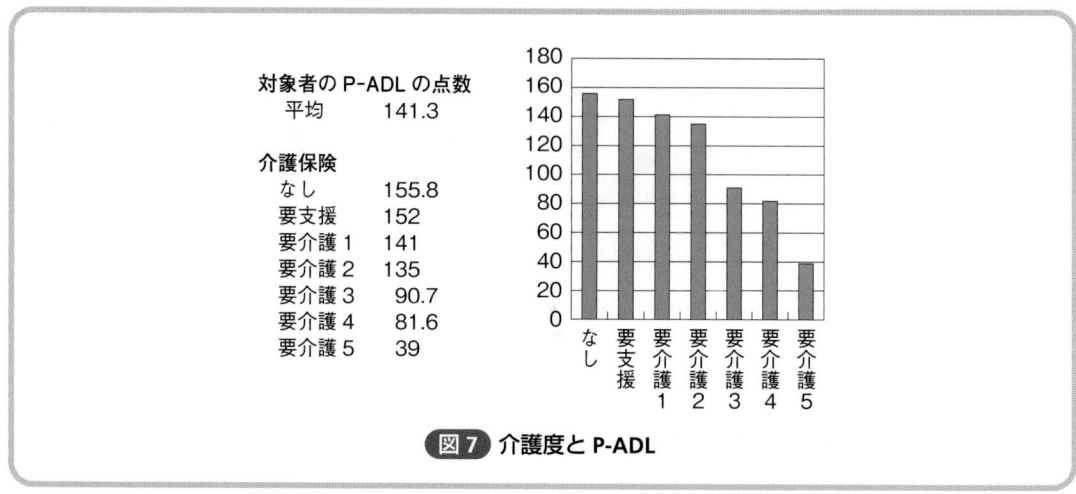

図7 介護度とP-ADL

などの法的在宅支援の適正化について考えなければならない．

● **緊急時の対応**

- 救急で医療機関を受診する症状では，「発熱」，「突然の胸の痛みと息切れの悪化」，「いつもより強い息切れ」が多く，増悪の兆候として認識されていた．受診を考える発熱は平均で38.0℃であった[2]．
- 機器に関する緊急時の対応についての説明を医療機関より受けたと答えた人は全体の57％，業者の保守管理体制について医療機関から説明を受けたと答えた人は54％であり[2]，さらに対応を強化する必要があると考えられる．
- 事故発生や利用者の体調悪化等の緊急時における家族や医師への連絡等については，具体的な対応方法を確認しておくことが重要である．

表1 介護度と障害等級

	なし	要支援	要介護1	要介護2	要介護3	要介護4	要介護5
1級	7		2	1	3		
2級	2	1	2			1	
3級	39	5	9	6	7	3	1
4級	7			1			
なし	2	1	2	1			
不明	3					1	

■文献
1) 日本理学療法士協会 呼吸理学療法特別委員会．病院・介護老人保健施設・訪問看護ステーションにおける呼吸理学療法の実態調査報告書．社団法人日本理学療法士協会; 2009.
2) 日本呼吸器学会肺生理専門委員会 在宅呼吸ケア白書ワーキンググループ．在宅呼吸ケア白書．東京: メディカルレビュー社; 2010.
3) 三浦留美子, 田中一徳, 小林 充, 他．在宅における呼吸リハビリテーションの継続実施性に関する検討．日呼管誌. 2001; 10: 391-7.
4) American College of Sports Medicine. ACSM's Guidelines for Exercise: Testing and Prescription. 6th ed. Philadelphia: Lippincott Williams & Wilkins; 2000.
5) 鎌田直子, 阿部留美子, 高橋仁美, 他．在宅酸素療法患者の日常生活活動状況―介護認定度と身体障害等級との関連―．日呼管誌. 2005; 15: 260-3.

〈高橋仁美, 塩谷隆信〉

第2章

呼吸ケア・リハビリのための基礎知識

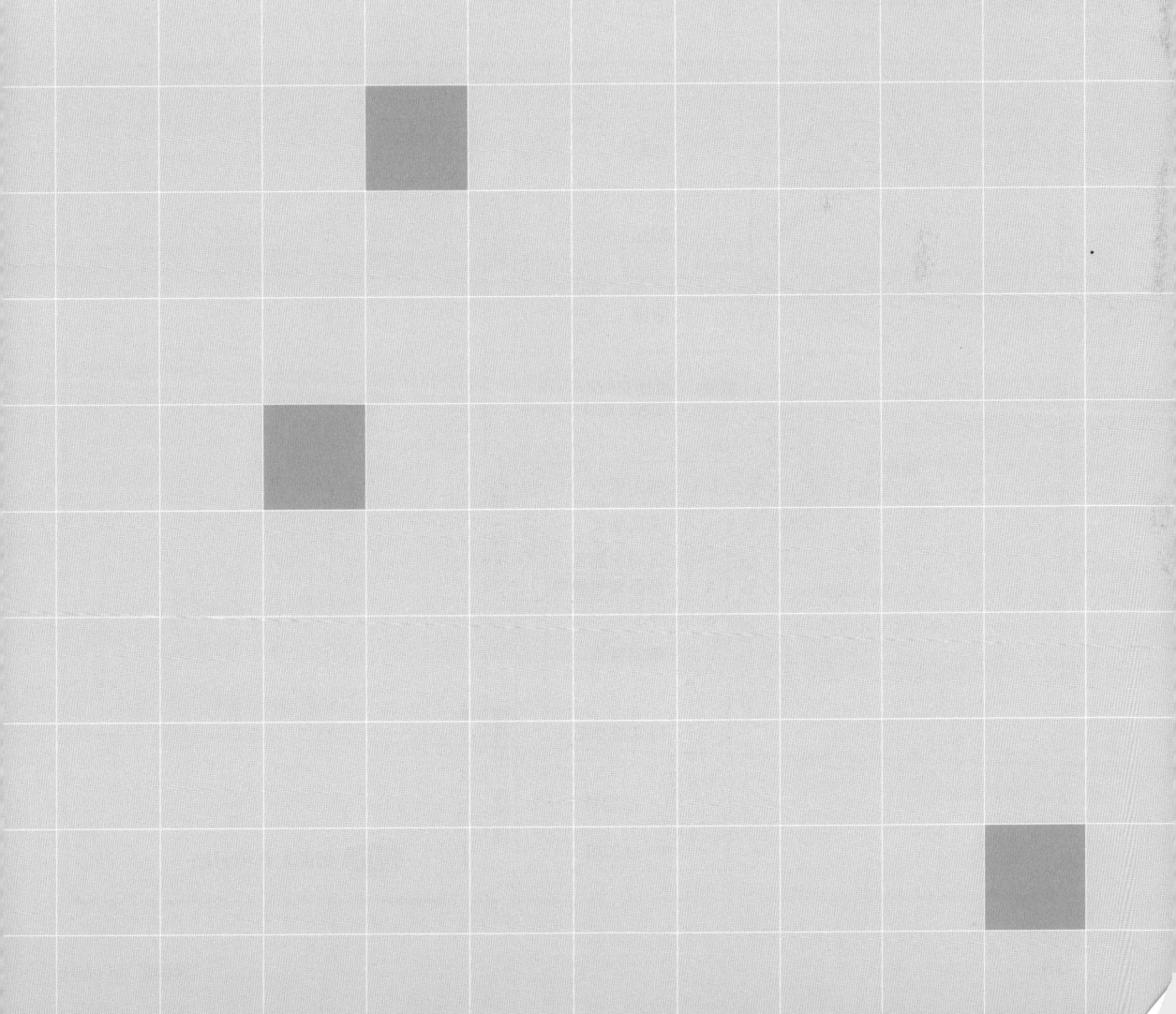

第2章 呼吸ケア・リハビリのための基礎知識

1 呼吸の解剖とメカニズム

● 呼吸器の構造

- 呼吸器系（respiratory system）は，気道と肺で構成される．加えて，呼吸には胸郭が関与する．

1 気道（図1）

- 気道（airway）は上気道と下気道に分かれる．上気道は鼻腔，咽頭，喉頭からなる．下気道は気管，気管支，細気管支からなる．
- 気道は空気の通路であり，ガス交換には関与しない．
- 気道は2倍の分岐を繰り返し，23回目で突き当たって肺胞嚢になる．

2 肺（図2）

- 肺（lung）は左右一対の半円錐状の器官で，左右の肺は，縦隔によって隔てられている．
- 肺は肺葉に分けられる．
- 右肺は斜裂〔大葉間裂（major fissure）〕と水平裂〔小葉間裂（minor fissure）〕によって，上葉，中葉，下葉とに分かれる．

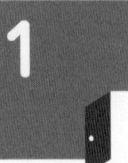

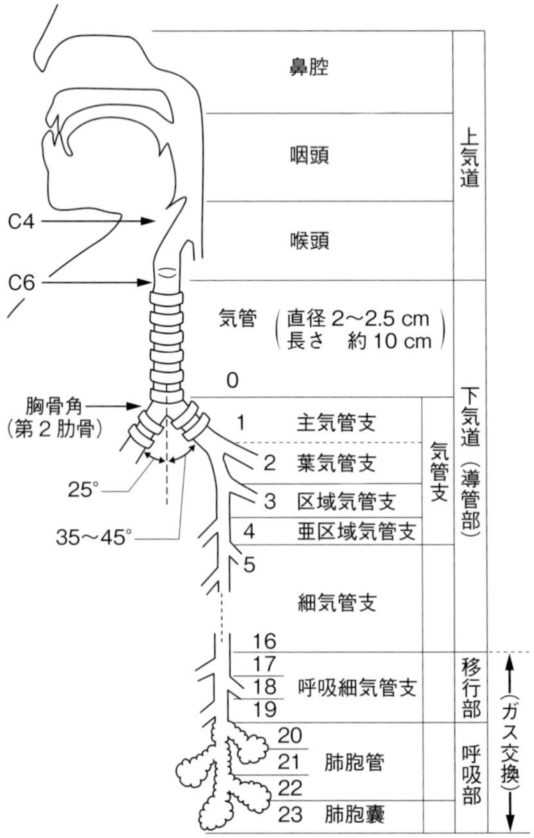

図1 気道と気管分岐

14

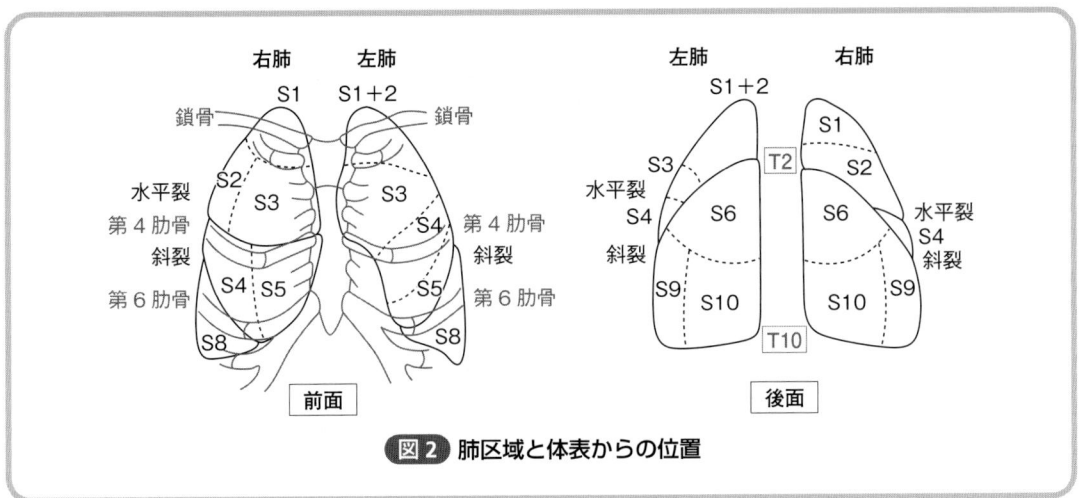

図2 肺区域と体表からの位置

- 左肺は斜裂によって，上葉と下葉とに分かれる．中葉に相当する部分は小舌として，上葉の一部分にある．
- 各肺葉は肺区域（S: pulmonary segment）に分けられ，左右とも10ずつある．
- 右上葉はS1～S3，右中葉はS4・S5，右下葉はS6～S10．
- 左上葉はS1とS2が合わさりS1+2～S5（そのうち舌区はS4・S5），左下葉はS7がないのでS6, S8～S10となる．
- 肺区域にはそれぞれ区域気管支（B: segment bronchi）が存在し，肺区域の名称と対応している（左右それぞれB1～B10まである）．

3 胸郭

- 胸郭（thorax）は，胸骨，肋骨，胸椎と，これらに付着する肋間筋や横隔膜などの筋などからなる．
- 胸腔（thoracic cavity）には，肺や心臓が収められている．

● 呼吸運動のしくみ

1 呼吸の役割

- ヒトは，肺で酸素を血液内に取り入れて二酸化炭素を肺から体外へ排出する（外呼吸）．
- 酸素や二酸化炭素は血液を使って，細胞や肺まで運ばれる．
- 細胞では酸素を取り込み，二酸化炭素を血液内に排出する（内呼吸）．
- 細胞内にあるミトコンドリアでは，酸素を用いてヒトが生きていくうえで不可欠なエネルギー（ATP）を作り出し，同時に二酸化炭素も生成される．

2 呼吸運動

- 呼吸運動には，吸気運動と呼気運動がある．
- 肺は自ら容積を増やすことができないので，呼吸筋，肋骨の動き，肺の弾性などが呼吸運動に関与する．
- 安静時呼吸における吸気と呼気の時間割合は，吸気：呼気＝1：2である．

3 呼吸筋（図3）

- 呼吸筋には，吸気筋と呼気筋がある．
- 吸気筋：横隔膜，外肋間筋，肋軟骨間筋，（吸気補助筋として，斜角筋，胸鎖乳突筋）．

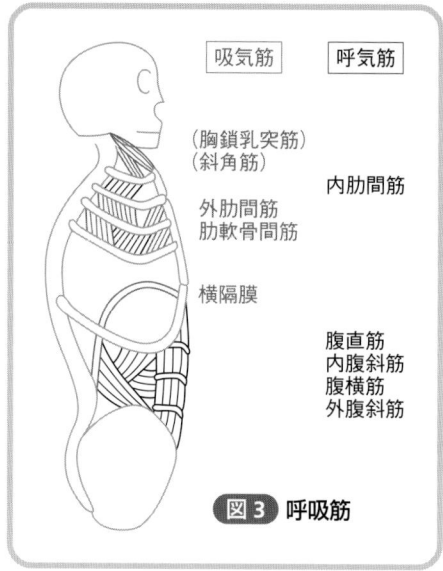

図3 呼吸筋

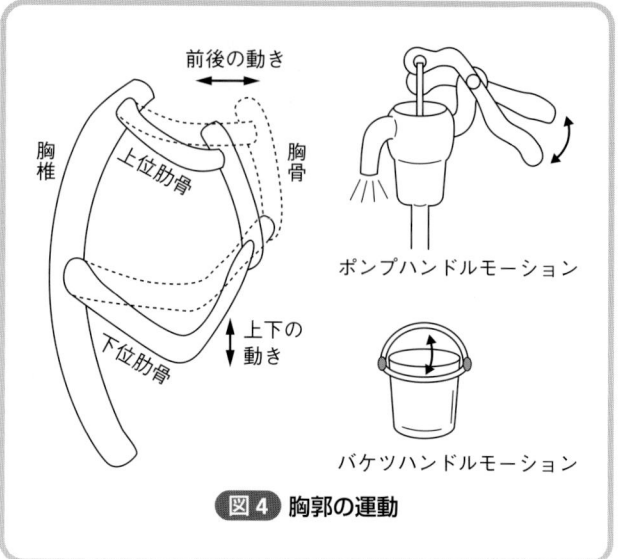

図4 胸郭の運動

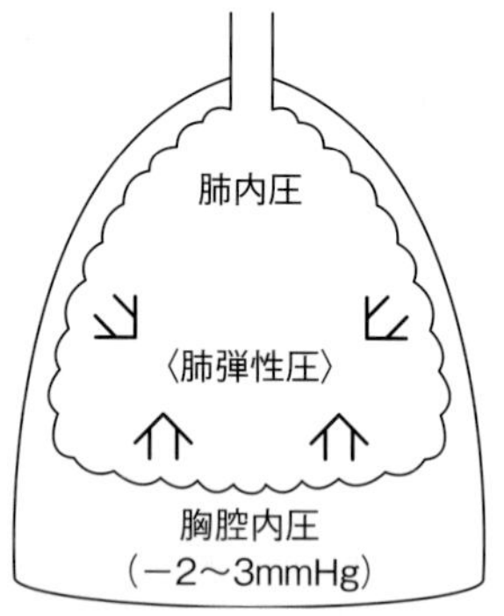

- 呼気筋：内肋間筋，腹筋群（腹直筋，腹斜筋，腹横筋）．

4 胸郭の運動（図4）

- 横隔膜と肋骨の上下運動で胸郭内が拡張されて，換気が行われる．
- 横隔膜による呼吸量は安静時で約75％を占める．
- 肋骨の動きは，肋骨頭関節と肋横突関節で行われ，この2つの関節の位置に影響される．
- 上位肋骨では，肋骨頭関節と肋横突関節は横並び（前額面）に近くなるので，胸郭前面の上下運動が側面よりも大きくなる（ポンプハンドルモーション）．
- 下位肋骨では，肋骨頭関節と肋横突関節は縦並び（矢状面）に近くなるので，胸郭側面の上下運動が前面よりも大きくなる（バケツハンドルモーション）．

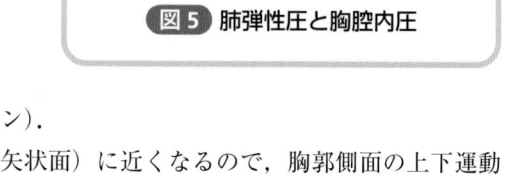

図5 肺弾性圧と胸腔内圧

5 肺の弾性（図5）

- 肺は膨らんだゴム風船のような弾性組織であり，常に縮まろうとしている（肺弾性圧）．
- 胸壁の内側と肺の外側にある胸膜で囲まれた胸膜腔は，肺の弾性圧で引っ張られるため，呼気終末の安静時で−2〜3mmHgの陰圧である（胸腔内圧）．
- 肺に空気を入れるためには，肺の弾性圧以上の力を吸気筋が発揮し，肺を広げなければならない．一方，息を吐くには，肺の縮まろうとする弾性力を利用すればよいので，普通の呼気では，筋力を必要としない．

● ガス交換のしくみ

1 肺気量

- スパイロメトリーは51頁，フローボリューム曲線は54頁を参照．

表 1　1回換気量と呼吸数が肺胞換気量に及ぼす影響

	1回換気量	呼吸数	分時換気量	死腔量	肺胞換気量
深く遅い呼吸	1,000 ml	10 回/分	10,000 ml	150 ml	8,500 ml
正常呼吸	500 ml	20 回/分	10,000 ml	150 ml	7,000 ml
浅く速い呼吸	250 ml	40 回/分	10,000 ml	150 ml	4,000 ml

2 肺胞換気量（表1）

- 肺胞換気量（alveolar ventilation）とは，肺胞でガス交換される空気の量をいう．
- ガス交換されずに死腔に残った空気の量は，約 150 ml と一定である．
- 1回換気量（tidal volume）が多いと肺胞換気量も多くなるが，1回換気量が少なければ肺胞換気量も少なくなる．浅く速い呼吸は肺胞換気量が少なくなるので，換気効率が悪い．

3 ガス交換

- ガス交換は，拡散で行われる．
- 拡散は濃度差，分圧差による物質の移動手段で，エネルギーは使われない．
- 肺胞と毛細血管でのガス拡散量は，ガス分圧差，拡散面積に比例し，肺胞-毛細血管膜の厚さに反比例する．
- 換気血流比（ventilation perfusion ratio）（$\dot{V}_A/\dot{Q}$ 比）は，肺胞におけるガス交換の効率を表す指標で，正常値は約 0.8 である．
- 換気量が少なく，血流量が正常な場合，$\dot{V}_A/\dot{Q}$ 比は低値となり，この状態をシャント効果（shunt effect）という．
- 換気量が正常で，血流量が少ない場合，$\dot{V}_A/\dot{Q}$ 比は高値となり，この状態を死腔効果（dead space effect）という．
- 換気血流比（ventilation perfusion ratio）（$\dot{V}_A/\dot{Q}$ 比）の不均等は，重力などで生じる（図6）．

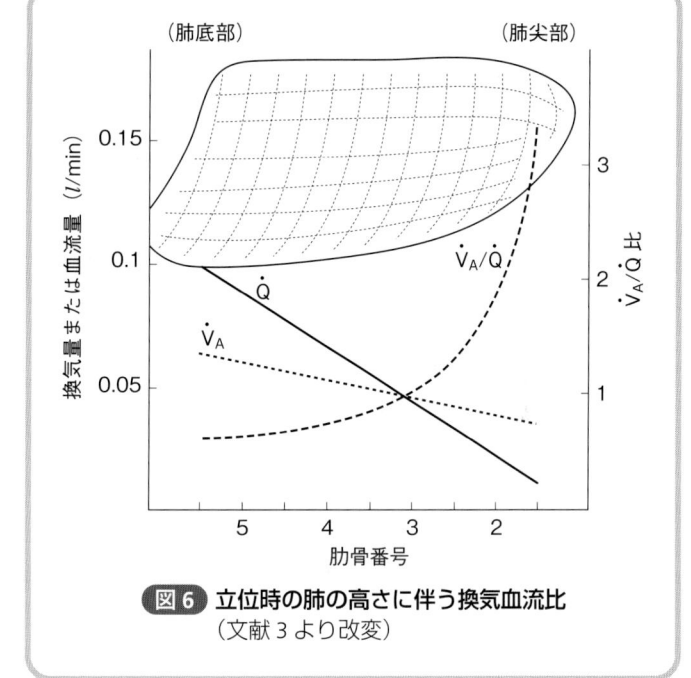

図 6　立位時の肺の高さに伴う換気血流比
（文献 3 より改変）

■文献
1) 牛木辰男, 小林弘祐. カラー図解人体の正常構造と機能. I 呼吸器. 東京: 日本医事新報社; 2002. p.2-19.
2) 能勢 博. 呼吸. In: 岩瀬善彦, 森本武利, 編. やさしい生理学. 4版. 東京: 南江堂; 2002. p.41-58.
3) West JB. Regional differences in gas exchange in the lung of erect man. J Appl Physiol. 1962; 17: 893-8.

〈佐竹將宏〉

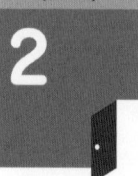

第2章 呼吸ケア・リハビリのための基礎知識

2 慢性呼吸不全とは

● 呼吸不全の定義

- 呼吸不全の定義として，1983年に厚生省特定疾患「呼吸不全」調査研究班がまとめたものが一般に広く利用されている．

  【呼吸不全の定義】
  呼吸機能障害のため動脈血ガスが異常値を示し，そのために正常な機能を営むことができない状態で，室内気吸入時のPaO_2が60Torr以下となる呼吸器系の機能障害，またはそれに相当する異常状態をいう．

  【呼吸不全の分類】
  - 慢性呼吸不全と急性呼吸不全：慢性呼吸不全とは呼吸不全状態が少なくとも1カ月以上持続する場合をいう．
  - $PaCO_2$による分類：$PaCO_2$が45Torr未満をI型呼吸不全，$PaCO_2$が45Torr以上をII型呼吸不全とする．
  - 準呼吸不全：呼吸不全には至らないが，室内空気呼吸時のPaO_2が60Torr以上で70Torr以下のものを準呼吸不全として扱う．

- この定義は，呼吸不全を血液ガスの異常（ガス交換能）として捉えたものである．
- ガス交換能の異常は軽度であるが，息切れのために日常生活に支障をきたしている患者も実際には多い．
- 低O_2血症は，組織障害から多臓器不全を引き起こしたり，肺動脈低酸素攣縮（hypoxic vasoconstriction: HPV）により肺高血圧症の原因となる．
- 低O_2血症は生体にとって致命的な要素である．
- 一方，高CO_2血症は代償機構が働き，低O_2血症を合併しないかぎり後遺症が残りにくいため，ある程度は許容される．
- 準呼吸不全の臨床的意義は不明であるが，高齢であっても生理的にはこのレベルまで低酸素血症はきたさないと考えられている．
- PaO_2が60Torr以下を呼吸不全とする根拠は，この数値を境にして以下の現象が認められるためである．
  ① 末梢組織が低O_2状態にある．
  ② 換気量・肺循環量が急激に変化する．
  ③ 乳酸値（酸素不足による嫌気的代謝の終末産物）が増加する．

● 慢性呼吸不全と急性呼吸不全

- 慢性呼吸不全と急性呼吸不全の違いは，単に持続時間だけの問題ではない．
- どちらも種々の多彩な疾患が含まれるが，病態生理が全く異なる．
- 慢性呼吸不全には，原因となる慢性経過をたどる呼吸器疾患が必ず存在する．
- 基礎にある呼吸器疾患は，確実に不可逆的に悪化する．

- ゆっくり時間をかけて進行するため，多くの場合代償機構が働いており，自覚的にも，他覚的にも安定しているように見える．
- 酸素療法は，急性呼吸不全では病態変化に対応して変更するが，慢性呼吸不全では安静時・労作時・睡眠時に分けて設定する．
- 慢性呼吸不全は，安定期でも酸素療法が必要であり，在宅医療が大きなウエイトを占める．
- 慢性呼吸不全では単なる酸素化の改善だけではなく，Ⅱ型呼吸不全による換気量不足にも対応する必要がある．
- 慢性呼吸不全では血液ガスのPO_2だけでなく，貧血の有無や心拍出量の確保が，組織への酸素運搬の点から大事である．
- 経過が長く，廃用萎縮を防ぐため，QOLの改善や維持のためのリハビリが必須である．
- 終末期医療まで見据えた包括的医療・地域医療連携が提供されるべきである．
- 急性呼吸不全では治癒（cure）を目指すが，慢性呼吸不全ではケア（care）を目指す．
- 気道感染や薬物乱用，心不全，外傷ストレス，喘息発作などの増悪因子により，代償機構に破綻をきたすと急性増悪を引き起こす．
- 慢性呼吸不全の急性増悪時は急性呼吸不全と同様の迅速な対応と治療を要する．

● 呼吸不全の病態生理

- 動脈血ガス分析は慢性呼吸不全の病態生理の鑑別に有用である（図1）．
- $PaCO_2$，PaO_2，$AaDO_2$（肺胞気動脈血酸素分圧較差）により呼吸不全の低酸素血症の鑑別ができる．
- HCO_3^-（重炭酸イオン）の代償機構は慢性呼吸不全に伴う呼吸性アシドーシスの場合，臨床現場では$\Delta HCO_3^- = 0.35 \times \Delta PaCO_2$で推定可能である．
- PaO_2は"酸素化"，$PaCO_2$は"換気"の指標である．
- 呼吸により排出すべきCO_2の産生が一定であれば，$PaCO_2$は肺胞換気量に反比例する．
- 室内空気吸入時は$AaDO_2 = 150 - 1.25 \times PaCO_2 - PaO_2$として簡単に計算できる．
- 呼吸中枢機能低下や神経・筋疾患では肺病変による$AaDO_2$の開大を認めない．
- 肺・胸郭に異常を認める多くの呼吸器疾患では肺胞でガス交換障害を伴うため$AaDO_2$の開大を認める．

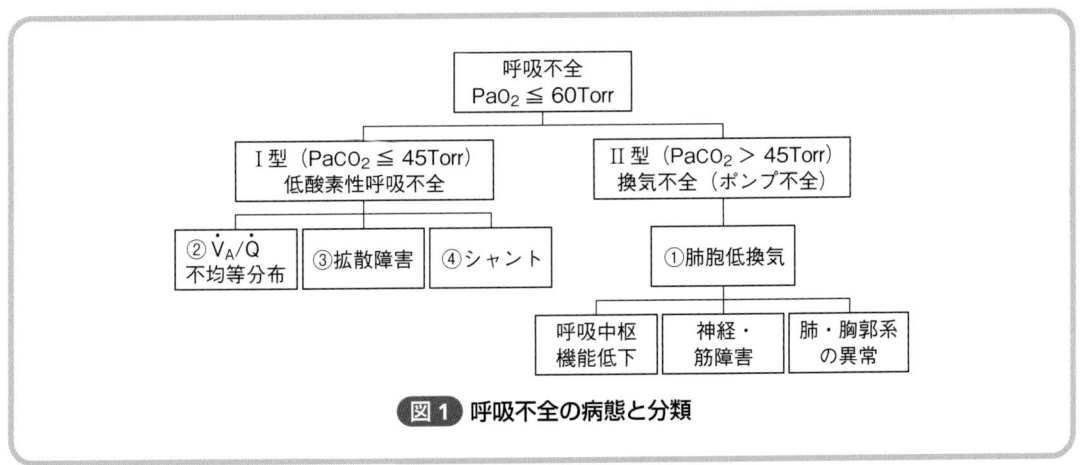

図1 呼吸不全の病態と分類

● 低酸素血症の原因

- 低酸素血症の原因は4つある（図2）．
    - ①肺胞低換気
    - ②換気血流比不均等
    - ③拡散障害
    - ④シャント
- ①はⅡ型呼吸不全であり $PaCO_2 > 45Torr$，$AaDO_2$ の開大なし（表1），②～④はⅠ型呼吸不全であり $PaCO_2 \leqq 45Torr$，$AaDO_2$ の開大を認める．

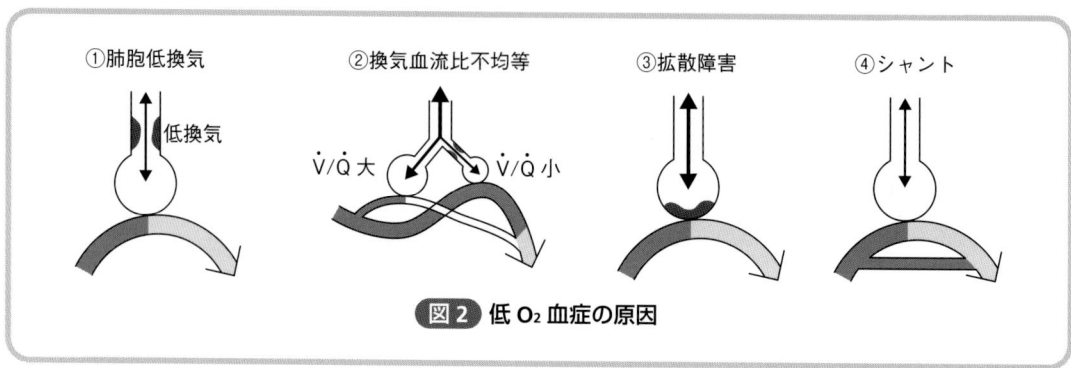

図2 低 O_2 血症の原因

1 肺胞低換気

- 肺胞換気量の低下に伴って $PaCO_2$ は上昇し，PaO_2 は低下する．
- 薬剤や脳幹部障害などの呼吸中枢機能の低下，重症筋無力症，筋萎縮性側索硬化症やギラン–バレー症候群などの神経・筋疾患でみられる．

2 換気血流比不均等

- 有効分時換気量は約 $4l$ である．分時心拍出量は約 $5l$ である．
- 肺の換気・血流比（$\dot{V}/\dot{Q}$）は，全体として 0.8 である．
- 健常人でも一定ではなく，重力の影響で，立位の肺底部では肺血流が多く $\dot{V}/\dot{Q}$ は小となる．

表1 CO_2 血症を来す代表的病態・疾患

①気道–肺胞系疾患
　　慢性閉塞性肺疾患（COPD），びまん性汎細気管支炎（DPB），気管支喘息発作，気管支拡張症，肺結核後遺症，上気道狭窄，胸部手術後など
②胸郭および胸膜疾患
　　胸膜肥厚，胸水貯留，胸郭変形，胸郭形成術後，脊柱弯曲症など
③神経・筋疾患
　　脳血管障害，脳腫瘍，高位脊髄損傷，脊髄腫瘍，運動ニューロン疾患，ポリオ，重症筋無力症，ギラン–バレー症候群，筋ジストロフィーなど
④薬剤・毒素
　　モルフィン，バルビタール，アミノグリコシド系抗菌薬の副作用，ボツリヌストキシン，テトロドトキシンなど
⑤代謝性アルカローシスに対する呼吸性代償
⑥その他の呼吸中枢機能低下に関するもの
　　肥満低換気症候群，原発性肺胞低換気症候群，甲状腺機能低下症など

- 逆に肺尖部では，換気量が大きく $\dot{V}/\dot{Q}$ は大となる．
- 混合静脈血の酸素化は $\dot{V}/\dot{Q}$ が小さな領域（血流が多く，換気が少ないところ）の低酸素化の影響を大きく受ける．
- 換気血流比の不均等分布は，気道肺胞系と肺血管系に異常をきたすほとんどの呼吸器疾患に起こる．
- $AaDO_2$ が開大する低酸素血症の主たる要因である．
- 換気血流比の不均等分布が原因の低 O_2 血症は，O_2 吸入によく反応する．

3 拡散障害
- 肺拡散は肺内で O_2 などのガスの濃度勾配にしたがって移動する現象を示している．
- 肺胞壁の厚さなどの影響を受け，間質性肺炎などの労作時の低 O_2 血症の主な原因と考えられる．
- 肺拡散能低下が原因の低酸素血症は，O_2 吸入によく反応する．

4 シャント（動静脈短絡）
- シャントは，$\dot{V}/\dot{Q}$ の不均等の極端な状態，すなわち換気がない（$\dot{V}/\dot{Q}=0$）状態と考えることができる．
- 肺胞と関連しない血管の解剖学的シャントや肺胞が浸出液で充満した肺胞性シャントがある．
- シャントでは，たとえ 100％の O_2 吸入を行っても低酸素血症は反応しない．

● 呼吸不全と呼吸器疾患
- I 型呼吸不全は間質性肺炎や COPD が主な疾患である．
- 重症の COPD や末期の間質性肺炎では，高度の換気血流不均等のために $PaCO_2$ が上昇することがある．
- COPD の急性増悪では，呼吸筋の疲労や死腔の増大で換気量が低下するため $PaCO_2$ が上昇する．
- COPD の急性増悪では，気道の浮腫・スパズム・分泌貯留により換気血流量不均等が加わり，$AaDO_2$ が開大する．
- 肺結核後遺症や胸郭変形では，種々の肺実質障害や呼吸筋疲労の程度に応じて，混合型呼吸不全がみられる．
- II 型呼吸不全は I 型呼吸不全より予後不良といわれていた．
- しかし，在宅酸素療法が普及した現在では，高 CO_2 血症の合併は肺結核後遺症にとっては予後良好の因子であり，COPD では独立した予後規定因子ではない．

● 症状と身体所見
- 慢性呼吸不全では呼吸困難が主症状である．
- 呼吸困難を来す疾患が必ずしも慢性呼吸不全があるわけではない．
- 逆に呼吸困難を訴えない慢性呼吸不全もあることを忘れてはならない．
- 急性の低 O_2 血症では $PaO_2 < 50Torr$ になると記銘力や見当識低下がみられ不穏状態となる．さらに $PaO_2 < 30Torr$ になると昏睡をきたす．
- 呼吸不全時は分時換気量の増加があるが，1 回換気量増大に続いて呼吸数が増加する．
- 呼吸数の測定は呼吸不全の所見として重要である．
- 呼吸数 20 回/分以上は頻呼吸であり，30〜40 回/分は呼吸不全の兆候である．
- ベッドサイドで呼吸数を観察し，大まかな呼吸数の目安を体感できるよう日頃から訓練しておく．
- 呼吸パターンの観察も重要である．

- COPDでは，呼気時が長いゆっくりとした口すぼめ呼吸が特徴である．
- 間質性肺炎では浅くて早い呼吸が特徴である．
- 前斜角筋・胸鎖乳突筋などの補助呼吸筋の運動・発達も観察する．
- 呼吸不全時には，吸気時に腹部が凹む奇異性呼吸が見られることがある．
- 重症心不全では，昼間でもチェーン-ストークス呼吸が出現する．
- 中枢性チアノーゼは，還元型ヘモグロビンが5g/dl以上で出現し，口唇で目立つ．低酸素血症が高度であると出現し，ある程度相関する．
- 中枢性チアノーゼは，貧血があると出現しにくくなり，血流障害による末梢性チアノーゼとの違いを理解しておく．
- 慢性呼吸不全を起こす疾患では，"ばち指"がみられる（図3）．

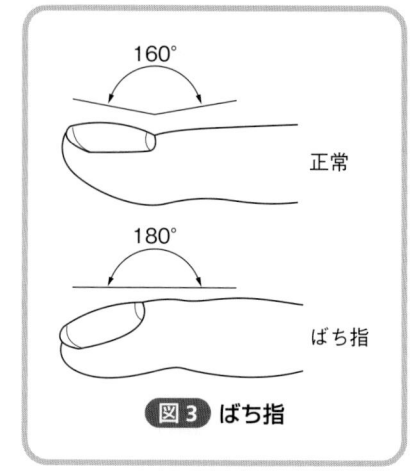

図3 ばち指

● CO_2 ナルコーシス

- CO_2 が蓄積している慢性呼吸不全状態に，種々の誘因が加わるとさらに高CO_2血症が進行する．
- 呼吸が減弱し，著明な呼吸性アシドーシスから意識障害を合併することをCO_2ナルコーシスという．
- 誘因は感染や睡眠薬の不適切な使用，高濃度酸素吸入などであり，COPDの急性増悪で多くみられる．
- II型慢性呼吸不全患者では換気刺激は，中枢受容体における高CO_2血症と末梢受容体における低O_2血症である．
- 長期に高CO_2血症が続くと，この中枢受容体への刺激は作動しなくなっている．
- この状態で不用意に高濃度O_2を投与すると，末梢受容体からの換気刺激もなくなりCO_2ナルコーシスを発症する．
- 病初期の症状は，皮膚湿潤，頭痛，多弁，頻脈，脈圧増大，多幸感，はばたき振戦である．進行すると傾眠～昏睡，縮瞳，乳頭浮腫がみられる．
- CO_2ナルコーシスの病態を十分に理解して，低酸素血症への適切かつ早期治療を行うべきである．
- 日頃から病状安定期の血液ガス所見（特にPCO_2）や呼吸数などを熟知しておくべきである．

● 慢性呼吸不全と右心不全

- 肺病変を介して慢性呼吸不全と右心不全は密接な関係にある（図4）．
- 肺血管床の減少やHPVから二次的に右心系に負荷がかかり，右心不全を引き起こす．
- 低酸素血症を回避することで肺高血圧症や右心不全への進展を予防する．
- 右心不全では，下腿や顔面浮腫の出現，労作時息切れの増強に注意する．
- 慢性肺疾患による肺高血圧の重症度とB型Na利尿ペプチド（BNP）が相関することが報告されている．
- BNPの絶対値よりも，症例毎の経時的なBNP変化を他の指標とともに評価すべきである．

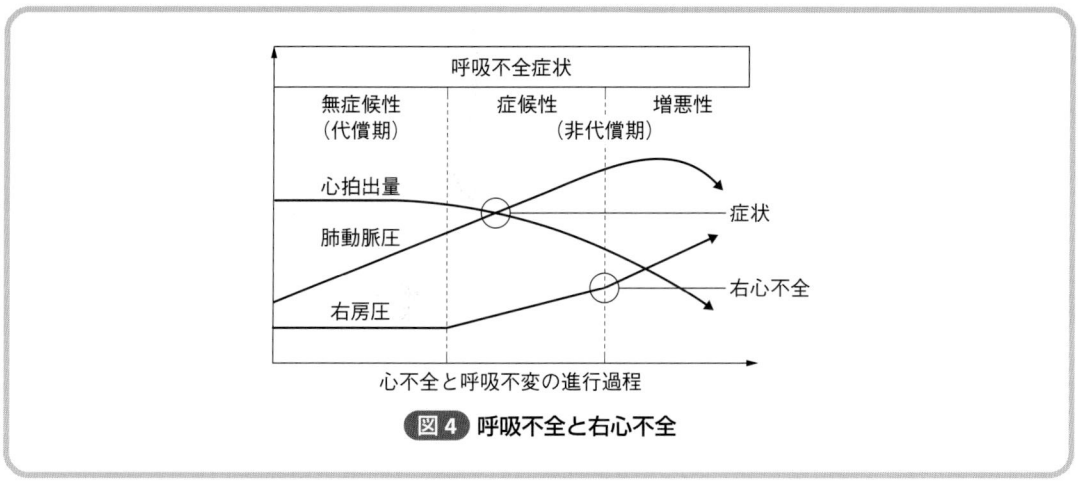

図4 呼吸不全と右心不全

- 右心不全は酸素投与と利尿薬で治療する．
- 利尿薬には高 CO_2 血症を助長する恐れがある．

● 慢性呼吸不全の疾患割合

- 在宅呼吸ケア白書第1版（2005年）によると，在宅酸素療法を行っている疾患の割合は，①COPD（48％），②肺結核後遺症（18％），③間質性肺疾患（15％），④肺癌（5％），⑤び漫性汎細気管支炎（1％）の順であった（図5）．
- 同様に第2版（2010年）によると，①COPD（45％），②肺結核後遺症（12％），③間質性肺疾患（18％），④肺癌（6％），⑤慢性心不全に伴うチェーン-ストークス呼吸（3％）の順であった．
- COPDが半数弱を占めて圧倒的に第1位である．
- COPDの割合が若干減少したのは，GOLDガイドラインの啓蒙などでCOPD治療が進歩したためかもしれない．
- 肺結核後遺症は，年々明らかに減少している．
- 間質性肺疾患は，逆に増加しつつある．
- び漫性汎細気管支炎にかわって慢性心不全に伴うチェーン-ストークス呼吸が急速に増加している．

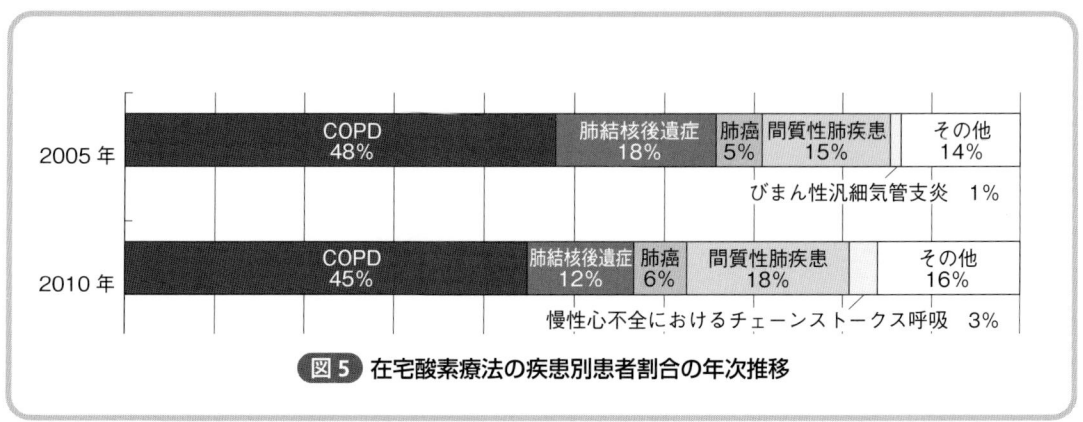

図5 在宅酸素療法の疾患別患者割合の年次推移

- PaO$_2$＞60Torr で在宅酸素療法を導入した割合が 32％であった．
- 在宅非侵襲的陽圧人工呼吸器法（在宅 NPPV 法）の疾患の割合は，①COPD（26％），②肺結核後遺症（23％），③神経筋疾患（18％），④睡眠時無呼吸症候群（14％），⑤後側弯症（5％）であった．
- 5年前と比較して順位に変動はないが，睡眠時無呼吸症候群の割合が倍増している．
- 在宅 NPPV 患者の 61％が在宅酸素療法を併用していた．

慢性呼吸不全と福祉サービス

- 身体障害者手帳の交付に関して，呼吸器の障害は内部障害として 1 級・3 級・4 級がある（表2）．指数と動脈血ガスの酸素分圧で規定されている
- 在宅ケア白書第 2 版（2010 年）によると身体障害者手帳の所有者は 79％であった．
- 在宅酸素・在宅 NPPV を実施している患者では，その 36％が呼吸器機能障害による身体障害等級の 1 級であり，56％が 3 級であった．
- 介護保険の要介護度は，その 60％が要介護 1 以下であった．

表2 慢性呼吸不全と障害者手帳

1 級	呼吸器の機能の障害により自己の身辺の日常生活活動が極度に制限されるもの	呼吸困難が強いため歩行がほとんどできないもの，指数*の測定ができないか 20 以下のもの，または動脈血酸素分圧が 50 Torr 以下
3 級	呼吸器の機能の障害により家庭内での日常生活活動が著しく制限されるもの	指数が 20 を超え 30 以下のもの，もしくは動脈血酸素分圧が 50 Torr を超え 60 Torr 以下
4 級	呼吸器の機能の障害により社会での日常生活活動が著しく制限されるもの	指数が 30 を超え 40 以下のもの，もしくは動脈血酸素分圧が 60 Torr を超え 70 Torr 以下

*指数：一秒量の予測肺活量に対する百分率

■文献
1) 厚生省特定疾患「呼吸不全」調査研究班．呼吸不全─診断と治療のためのガイドライン．大阪: メディカルレビュー社; 1996.
2) WEST JB（桑平一郎，訳）．ウエスト呼吸生理学入門．東京: メディカルサイエンスインターナショナル; 2009.
3) Murali S. Pulmonary arterial hypertension. Curr Opin Crit Care. 2006; 12: 228.
4) 日本呼吸器学会在宅呼吸ケア白書作成委員会，編．在宅ケア白書 2005．東京: 文光堂; 2005.
5) 日本呼吸器学会在宅呼吸ケア白書作成委員会，編．在宅ケア白書 2010．東京: 文光堂; 2010.

〈森　由弘〉

第2章 呼吸ケア・リハビリのための基礎知識

3 主な呼吸器疾患
① COPD，間質性肺炎，気管支拡張症

● COPD

1 定義
- タバコ煙を主とする有害物質を，長期に吸入曝露することで生じた肺の炎症性疾患である．
- 気流閉塞は，末梢気道病変と気腫性病変が様々な割合で複合的に作用することにより進行性である．
- 臨床的には，徐々に生じる体動時の呼吸困難や慢性の咳，痰を特徴とする．

2 診断
- 慢性に咳，痰，体動時呼吸困難のある患者は，COPDを疑う．
- ①気管支拡張薬投与後のスパイロメトリーで1秒率＜70％，②他の気流閉塞をきたし得る疾患を除外すること，でCOPDと診断される．

3 画像診断
- COPDの画像診断は，胸部単純X線写真（図1）と胸部CT（図2）でなされる．
- 早期の気腫性病変の検出には高分解能CT（high resolution CT: HRCT）が有用である．
- HRCTでは，気腫性病変は明瞭な壁を持たない低吸収領域（low attenuation area: LAA，図2）として認められる．

4 呼吸機能検査
- 1秒量・1秒率の低下，肺気量の異常（残気量，残気率，全肺気量の増加），拡散能低下を認める．
- 気流閉塞はスパイログラム，フローボリューム曲線で評価し，フローボリューム曲線の下行脚が下向き凸になる（図3）．

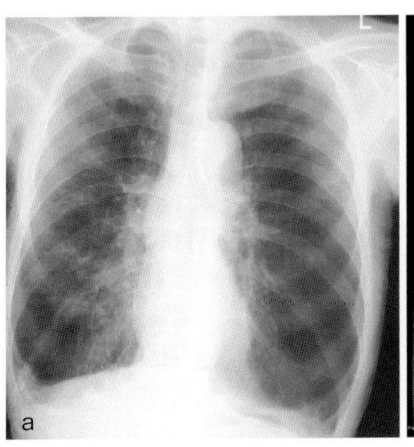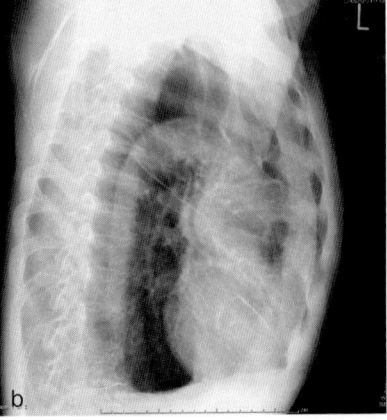

図1 COPDの胸部単純X線写真（a: 正面，b: 側面）

COPDの胸部単純X線写真の特徴は，正面像では①肺野透過性亢進，②肺野末梢血管の狭小化，③横隔膜平低化，④滴状心による心胸郭比の減少，⑤肋間腔の開大，などであり，側面像では①横隔膜平定化，②胸骨後腔の拡大，③心臓後腔の拡大，などである．

25

第2章 呼吸ケア・リハビリのための基礎知識

5 COPDと全身性炎症

- COPDでは全身性炎症，栄養障害，骨格筋機能障害，心・血管疾患，骨粗鬆症，抑うつなどの全身併存症がみられる．
- COPDを全身性疾患と捉えて，包括的な重症度の評価や治療を行う必要がある．

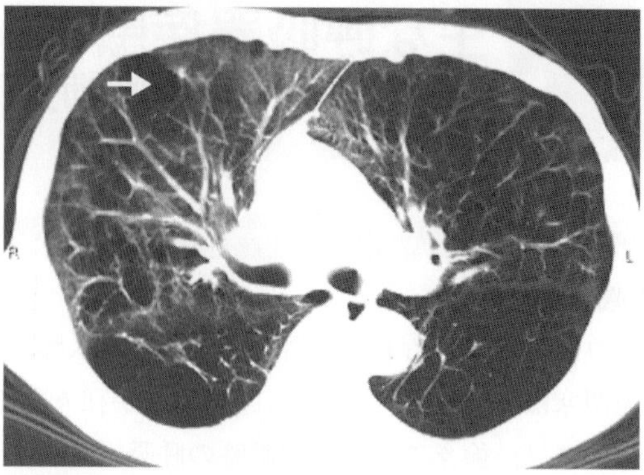

6 治療

- 慢性安定期には，薬物療法，理学療法，在宅酸素療法など様々な治療を組み合わせた包括的リハビリがQOLを改善させる．

a．薬物療法（94頁参照）

b．在宅酸素療法（home oxygen therapy: HOT）
- 呼吸困難の軽減，QOL改善，入院日数・回数の減少，生命予後改善をしうる．
- 非侵襲的陽圧換気（noninvasive positive pressure ventilation: NPPV）は $PaCO_2$ 60Torr以上で，$PaCO_2$ の低下を期待しうる．

c．呼吸リハビリ
- 上肢・下肢訓練，呼吸訓練は，呼吸困難の軽減，運動能力・QOL改善をもたらす．
- 呼吸リハビリの効果は，薬物療法に上乗せすることができる．

d．感染対策
- インフルエンザワクチン，肺炎球菌ワクチンが勧められる．
- 65歳以上に対するインフルエンザワクチンは，インフルエンザや肺炎による入院，死亡率を減少させる．

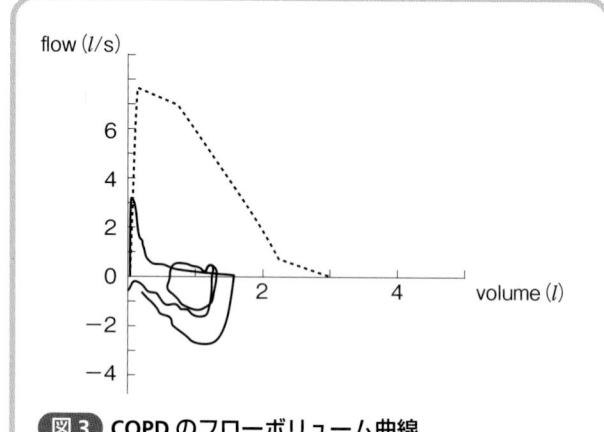

図2 COPDの胸部CT所見
両肺野の低濃度吸収領域（LAA: 白矢印）と血管の先細り・途絶を認める．著明な気腫性変化がみられる．

図3 COPDのフローボリューム曲線
下行脚は下向き凸となる．実線は実測波形，破線は予測波形．

● 間質性肺炎

1 疾患・病態

- 原因不明の炎症が主として肺胞隔壁にびまん性に起こり，結合織成分の異常あるいは増加によって肺胞壁が肥厚し，肺全体の構築が硬化，縮小する疾患．
- 病理像は多彩で，原因には薬剤，無機・有機粉じん吸入などによる場合や，膠原病やサルコイドーシスなどの全身性疾患に付随して発症する場合，さらに原因が特定できない特発性間質性肺炎など

がある．
- 特発性間質性肺炎は病理組織パターンに基づき7種類に分類（表1）[1] される．
- 特発性肺線維症（IPF）は，病理学的に通常型間質性肺炎（UIP）の組織像を示すものである．

表1 特発性間質性肺炎の分類（文献1より改変）

特発性肺線維症（IPF）
急性間質性肺炎（AIP）
非特異性間質性肺炎（NSIP）
特発性器質化肺炎 COP（BOOP）
リンパ球性間質性肺炎（LIP）
剥離性間質性肺炎（DIP）
呼吸細気管支炎/間質性肺疾患（RB-ILD）

2 診断

- 特発性間質性肺炎診断のためのフローチャートを図4[2] に示す．

a．主要症状および理学所見

- ①乾性咳，②息切れ，③ばち状指，④捻髪音様断続性ラ音（fine crackle），いわゆるベルクロラ音（「バリバリ」と表現される高調音）．

b．血液・免疫学的所見

- ①白血球，CRP上昇，②LDH，KL-6，SP-D，SP-A上昇．

c．肺機能検査

- ①肺気量の低下，②肺拡散能の低下，③低酸素血症．

d．胸部X線所見

- 初期はスリガラス状陰影，やがて斑状影，線状影となり，線維化が進むにつれて，蜂巣肺を示す多数の小輪状陰影がみられ（図5a），肺が萎縮し横隔膜が挙上する（図5b）．

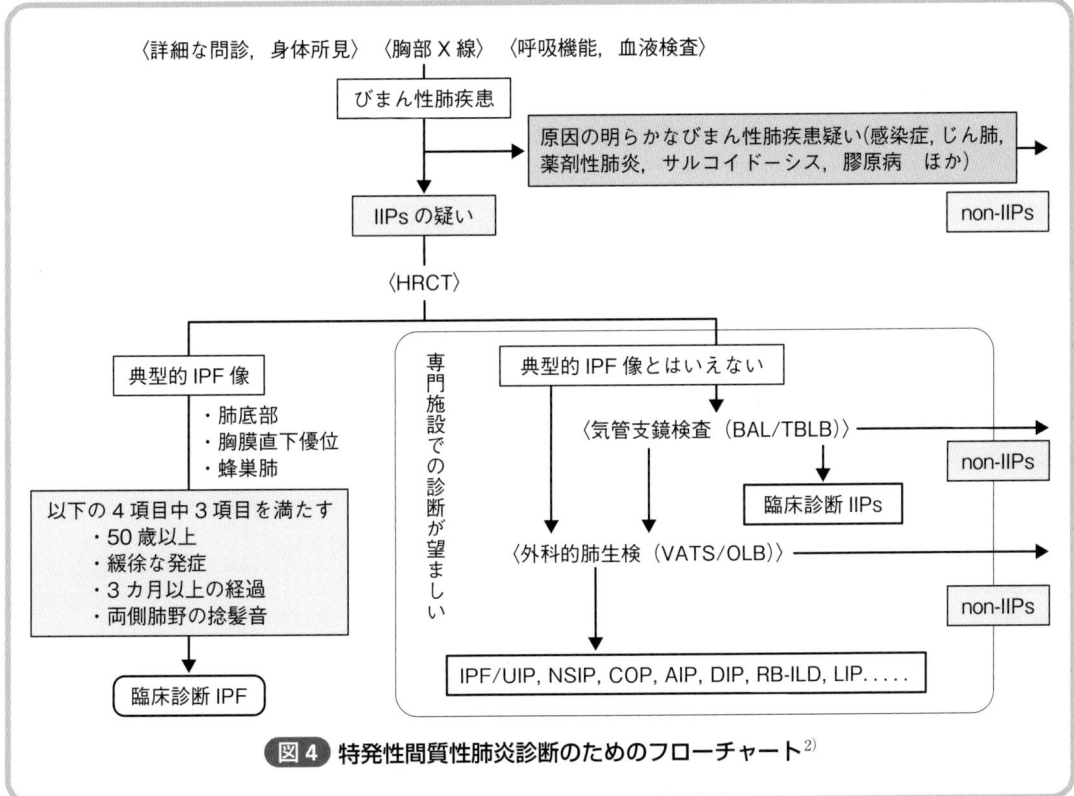

図4 特発性間質性肺炎診断のためのフローチャート[2]

第 2 章　呼吸ケア・リハビリのための基礎知識

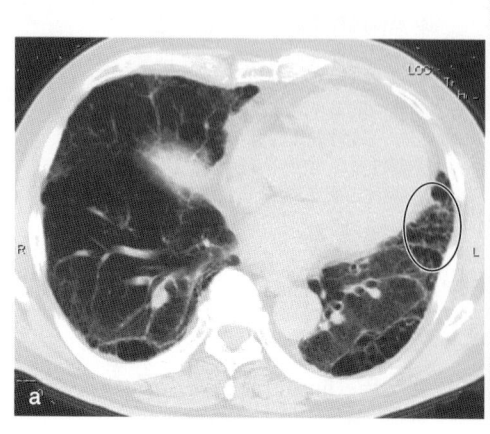
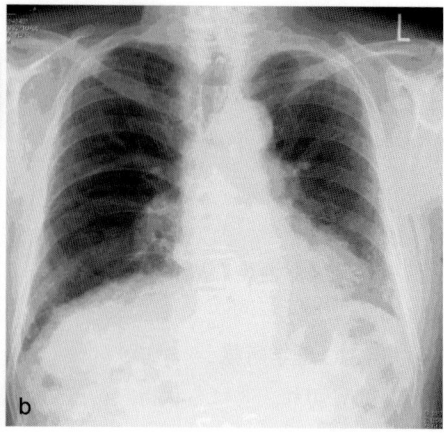

図5　IPFの画像所見
a: 胸部CT，両下肺胸膜直下に蜂巣肺（楕円内）を認める．
b: 胸部X線写真．両下肺野に網状陰影，横隔膜挙上を認める．

3 治療
a．薬物療法（95頁参照）
b．在宅酸素療法（HOT）
- 安静時にはっきりしなくても，労作時に著明な低酸素血症を呈し，しばしば肺高血圧症を合併するため，HOTの導入は積極的に行う．

c．呼吸リハビリ
- 呼吸法の指導，運動療法，ADL指導．
- 運動療法では急速な低酸素血症を起こすことが多く，パルスオキシメーターによるモニタリングを要する．

4 予後
- 一般に経過は緩徐で，平均生存期間は4〜5年．
- ただし1/3の症例で，感染，ステロイド減量，手術侵襲などを契機に急性増悪することがある．
- 肺癌の合併が多く（15％），呼吸器感染症，気胸なども予後を悪化させる．

● 気管支拡張症

1 疾患・病態
- 器質的な病変により気管支の異常な拡張が不可逆的にみられる状態．
- 拡張した気管支の周囲や末梢部には慢性炎症を伴う．
- 拡張した気管支には血管が増え，血痰や喀血も出現することがある．
- 気管支に非可逆的な拡張をもたらす病因には，感染症，気道閉塞，先天性，免疫異常などがある（表2）[3]．

2 症状
- 咳嗽と喀痰が最も多いが，咳嗽と喀痰の出るwet typeと咳嗽と喀痰の目立たないdry typeに分類

表2 気管支拡張症の病因 （文献3より改変）

特殊な病原体による肺気道感染		クレブシエラ，ブドウ球菌，百日咳，麻疹，結核菌，インフルエンザ，アデノウイルス，真菌，マイコプラズマ
気道閉塞	局所性	異物，腫瘍，粘液塞栓，リンパ節（中葉症候群を含む）
	びまん性	慢性気管支炎，びまん性汎細気管支炎，肺気腫，気管支喘息（難治性）
先天性		低形成気管支，気管気管支巨大症，気管支軟骨欠損症
遺伝性		線毛不動症候群（カルタゲナー症候群），嚢胞性線維症，α1-アンチトリプシン欠損症
免疫不全		低（無）-グロブリン血症など
その他		誤嚥性肺炎，肺線維症など

される．
- Wet type では，そのほとんどが副鼻腔異常を伴い，慢性の下気道持続感染が存在する．
- 慢性副鼻腔炎に慢性気管支炎，気管支拡張症，またはびまん性汎細気管支炎が合併したものを「副鼻腔気管支症候群」という．
- Dry type は検診で発見される例がほとんどである．

3 理学所見，検査

a. 理学所見
- 胸部聴診でcoarse crackle（「ポコポコ」と表現される低調音），rhonchi「グーグー」と表現される低調音）を聴取することが多い．

b. 検査
①胸部X線写真
- 気管支周囲組織に線維化が生じ，気管支壁が肥厚し，軌道状陰影（tramline shadow: 電車の線路の意）や輪状陰影がみられる．
- 嚢状気管支拡張症は，薄壁嚢胞状陰影を呈し，時に鏡面形成を伴う．
- 粘液塞栓によって拡張気管支がV字やY字の索状影，あるいは手袋指状陰影として認められる．

②胸部CT
- 気管支拡張症の診断に非常に有用である．
- 特に輪状・嚢状拡張は病変として捉えやすく，気管支壁の肥厚や周囲実質に及ぶ炎症も明瞭に確認できる（図6）．

③血液検査
- 感染増悪時には，WBC増加，赤沈亢進，CRP上昇が認められる．
- 慢性副鼻腔炎を合併する症例では，寒冷凝集素やIgAの上昇がみられることがある．

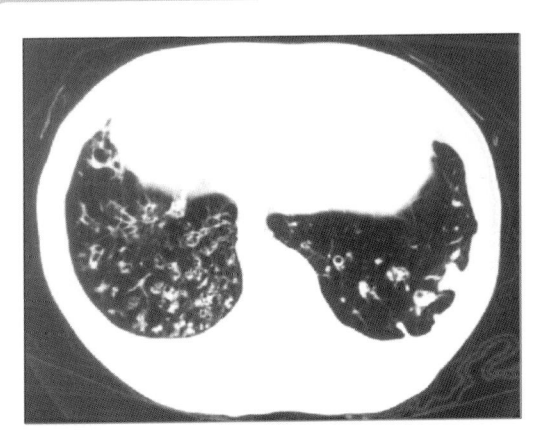

図6 カルタゲナー症候群の症例
両下肺に気管支壁肥厚，輪状影，左肺に索状影が認められる．

④呼吸機能検査
- 一般的には混合性換気障害を示すが，気管支拡張症の程度，分布，形状，合併する気管支・肺胞病変の程度により様々な呼吸機能を示す．

⑤喀痰検査
- インフルエンザ菌，緑膿菌をしばしば認めるが，肺炎桿菌，大腸菌も持続感染菌となる．
- 嫌気性菌，真菌，非結核性抗酸菌にも注意が必要である．

4 治療

①気道のクリーニング
- 去痰薬の内服，吸入療法や痰を出しやすくする体位をとる（体位ドレナージ）．

②感染対策
- 慢性下気道感染に対しては，エリスロマイシン（EM）少量療法が基本的治療である．
- 急性増悪時には，起炎菌にあったニューキノロン剤，β-ラクタム剤などを使用する．
- 血痰を伴うときは，止血薬による治療を加える．

③手術適応
- 繰り返す喀血に対しては，気管支動脈塞栓術がまず適応であり，無効例では気管支動脈結紮術や切除を考慮する．
- 外科手術適応となる症例は，原則的には限局性の気管支拡張症である．

④在宅酸素療法（HOT）

⑤呼吸理学療法
- 呼吸練習：(1) リラクゼーション，(2) 腹式呼吸
- 呼吸筋トレーニング・運動療法

■文献
1) びまん性肺疾患と特発性間質性肺炎. In: 日本呼吸器学会びまん性肺疾患診断・治療ガイドライン作成委員会, 編. 特発性間質性肺炎—診断と治療の手引き. 1版. 東京: 南江堂; 2004. p.1-2.
2) 診断の進め方. In: 日本呼吸器学会びまん性肺疾患診断・治療ガイドライン作成委員会, 編. 特発性間質性肺炎—診断と治療の手引き. 1版. 東京: 南江堂; 2004. p.3-19.
3) 永井厚志. 気管支拡張症. In: 井村裕夫, 編. 新内科学大系60 肺気腫, 閉塞性肺疾患. 東京: 中山書店; 1994. p.218-28.

〈佐野正明〉

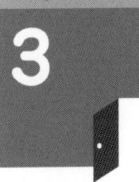

第2章 呼吸ケア・リハビリのための基礎知識

3 主な呼吸器疾患
②肺癌，誤嚥性肺炎

● 肺癌

- 肺癌による死亡者数は年々増加し1998年以降は我が国における癌死の第1位となった．
- 肺癌増加の背景には過去の高い喫煙率と人口の高齢化などがある．
- 肺癌は治療法の違いから小細胞癌と非小細胞癌に分けられる．
- 小細胞癌は進行が早いが，抗癌剤や放射線療法への反応はよい．
- 非小細胞癌は進行が遅いが，抗癌剤や放射線療法への反応は悪い．
- 我が国では小細胞癌が約15％，残りが非小細胞癌であり，その中で腺癌が最も多く約50％を占め，扁平上皮癌が30％，大細胞癌が5％である．
- 扁平上皮癌や小細胞癌は肺の中心部の太い気管支に発生することが多く，咳，痰，血痰などの症状が出やすい．
- 腺癌や大細胞癌の発生は肺野の末梢部に多く，症状に乏しいが，X線写真で発見されやすい．

1 診断と病期
- 早期発見が重要であり胸部単純写真による肺癌検診も行われているが，最近になり胸部CT写真による検診が死亡率を著明に減少させるとの報告がなされ注目されている[1]．
- 胸部単純写真やCT写真で肺癌を疑えば，細胞診や組織診により確定診断を行う．
- 喀痰細胞診は太い気管支に発生する扁平上皮癌や小細胞癌に有用である．
- 組織診は気管支鏡やCT，さらには胸腔鏡を用いた生検によって行われる．
- TNM分類は腫瘍（Tumor）の大きさ，リンパ節（Lymph Node）への転移の程度，遠隔転移（Metastasis）の有無により癌の進展度を表したもので，これらの組み合わせにより病期が決まる．
- 病期はI期からIV期に分類され（表1），身体状態の評価とともに治療方針や予後を考える際の指標となっている．
- 身体状態の呼吸機能や心肺機能は手術適応を，performance status（PS）は化学療法の適応を考えるうえで特に重要である．

2 治療法
- 治療方針は表2のようであるが，全身状態が不良の場合には施行困難となる．
- なお，高齢，心肺機能低下，合併症などのため手術ができない場合には定位放射線療法が行われることがあり，早期肺癌では手術に匹敵する成績が得られている．

3 小細胞癌
- 小細胞癌は放射線療法の観点から病期分類のIA～IIIB期を限局型，IIIB期の対側肺門リンパ節転移とIV期を進展型に大別されることがある．
- 小細胞癌は早期より転移していることが多く，手術はI期に限られ，術後には再発予防のため化学療法が追加される．
- I期より進行した限局型では，抗癌剤のシスプラチン＋エトポシド療法と胸部放射線療法の併用療法が標準療法である．
- 身体状態が良好で十分な抗癌剤と放射線により治療ができれば，限局型の5年生存率は25％程度

表1 TNM分類と病期分類（文献2より改変・追加）

鎖骨上窩リンパ節	斜角筋	縦隔対側	縦隔同側	気管分岐部	肺門対側	肺門同側	同側気管支周囲	N因子	T1a	T1b	T2a	T2b	T3	T4	T因子
									IV期（M1aまたはM1bの遠隔転移があるものでT因子，N因子を問わない）						
+	+	+		+				N3	IIIB期						
		+/+						N2	IIIA期						
					+/+			N1	IIA期			IIB期			
								N0	IA期	IB期	IIA期	IIB期			
									≤2 cm	>2 cm ～≤3 cm	>3 cm ～≤5 cm	>5 cm ～≤7 cm	>7 cm	大きさは問わない	大きさ
									葉気管支より中枢に浸潤なし		主気管支（腫瘍の中枢側が気管分岐部より2 cm以上離れている）		主気管支（腫瘍の中枢側が気管分岐部から2 cm未満におよぶ）	—	気管支内での位置
									肺組織，または臓側胸膜に囲まれている		臓側胸膜への浸潤 肺門におよぶ無気肺あるいは閉塞性肺炎はあるが，一側肺全体におよばない		胸壁，横隔膜，縦隔胸膜，壁側心膜のいずれかに浸潤	縦隔，気管，心臓，大血管，食道，椎体，気管分岐部のいずれかに浸潤	局所浸潤
													無気肺あるいは閉塞性肺炎が一側肺全体におよぶ	同側肺に存在する腫瘍結節であるが，原発巣は違った肺葉内にある	その他

/：かつ，または

M因子
M0：遠隔転移なし（IIIB期以下になる）
M1a：対側肺葉内に存在する離れた腫瘍結節あるいは胸膜結節または悪性胸水
M1b：遠隔転移あり

表2 肺癌の病期分類と治療方針

	小細胞癌		非小細胞癌
IA, B期	手術＋化学療法	限局型	手術 or 手術＋化学療法（腫瘍径2 cm以上）
IIA, B期	化学療法＋放射線療法		手術＋化学療法
IIIA, B期	化学療法＋放射線療法 or 化学療法	進展型	手術＋化学療法 or 化学療法＋放射線療法
IV期	化学療法		化学療法

である.
- 限局型より広がった進展型では放射線療法が困難であり,抗癌剤のシスプラチン＋イリノテカン療法またはシスプラチン＋エトポシド療法が標準療法となる.
- 進展型においても,身体状態に問題がなく十分な抗癌剤が投与できれば,2年生存率は20％程度となる.

4 非小細胞癌

- 非小細胞癌ではIA期からIIIA期の一部まで手術が行われるが,早期であっても微小転移している場合が多くあり,我が国ではI期で腫瘍径が2cm以上あれば術後にユーエフティによる化学療法が追加される.
- IIA,B期,IIIA期の一部で手術が行われれば,微小転移を死滅させる目的で術後に化学療法が追加される.
- 手術適応のない局所進行癌（IIIA期,IIIB期）は化学療法と放射線療法の併用療法,さらに進行したIV期癌では化学療法が行われる.
- 非小細胞癌で化学療法が行われる場合には,癌細胞でのEGFR遺伝子の変異の有無を調べることが必須となっている.
- 理由は,EGFR遺伝子に変異があると分子標的薬（商品名イレッサ,タルセバ）が著効するためである.
- 従来の殺細胞型抗癌剤を使用する場合は組織型を参考にして薬剤が決められる.
- 扁平上皮癌ではシスプラチン＋ゲムシタビン療法などが,腺癌と大細胞癌よりなる非扁平上皮癌ではシスプラチン＋ペメトレキセド,出血の危険性がなければベバシズマブ追加の3剤併用療法などが行われる.
- 以上より非小細胞癌の化学療法の流れは図1のようであるが,全身状態が不良の場合には化学療法の適応はなくなる.
- 最近になりEML4-ALK融合遺伝子（変異遺伝子）が発見され,新たな分子標的薬が臨床の場に導入されるものと思われる.

5 緩和医療

- 癌の進展とともに呼吸不全などから死亡に至るが,担癌のため生じる栄養障害,代謝異常,deconditioning等の全身性機能障害も死亡の過程に影響する.

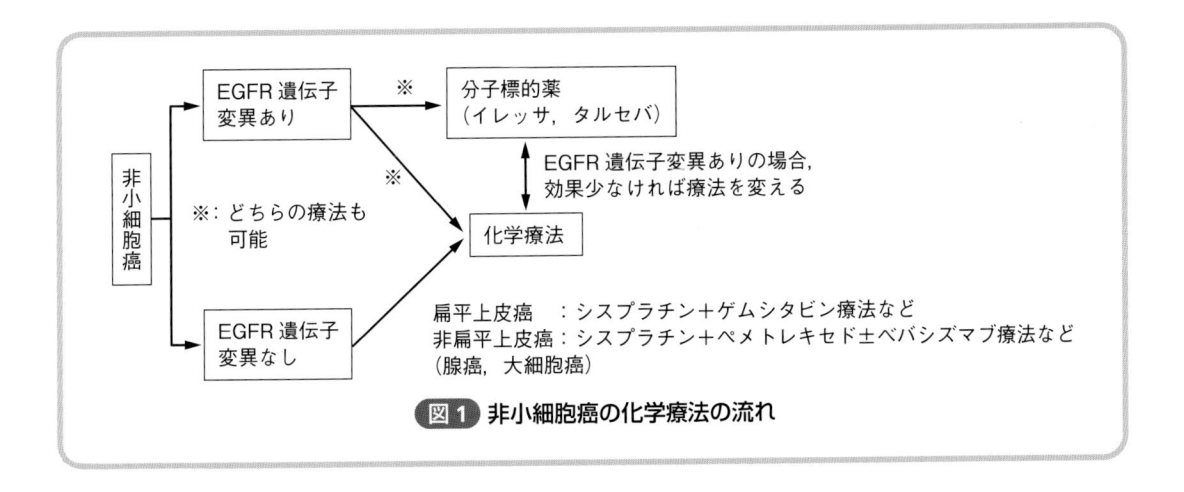

図1 非小細胞癌の化学療法の流れ

- 最近，機能障害などに対して早期より介入（緩和）すれば生存期間の有意な延長がみられると報告され[3]，生命予後に対する緩和医療の意義が注目されている．

6 予後

- 現在の小細胞癌の5年生存率はIA期38％，IB期21％，IIA期38％，IIB期18％，IIIA期13％，IIIB期9％，IV期1％と報告されている[4]．
- 非小細胞癌の5年生存率はIA期73％，IB期58％，IIA期46％，IIB期36％，IIIA期24％，IIIB期9％，IV期13％と報告されている[5]．
- 現在のところ，手術，化学療法，放射線療法を行っても肺癌の予後は不良であるが，今後は分子標的薬や緩和医療の導入などで予後の改善が見込まれている．

● 誤嚥性肺炎

- 誤嚥性肺炎は誤嚥が原因で発症する肺炎の一部である（表3）．
- 通常，誤嚥性肺炎という場合は，口腔・咽頭や胃に増殖した細菌が唾液などの誤嚥物とともに吸引され生じる肺炎のことを指す．
- また，誤嚥とは食塊，唾液，胃内容物などが声帯をこえて気道内へ進入することをいう．
- 我が国で肺炎のため入院する患者の75％は70歳以上の高齢者であり，また70歳以上の肺炎の80％が誤嚥性肺炎で占められると報告されている[6]．
- 高齢者に誤嚥性肺炎の多い理由としては，①高齢者では誤嚥性肺炎の原因菌が体内で増殖しやすい状態にあること，②誤嚥のリスクファクターである嚥下障害や呼息反射・咳反射の低下をきたす疾患に罹患しやすいこと，③吸引された細菌を肺から喀出する能力や免疫能などが低下していることが考えられている．

表3 誤嚥が原因で発症する肺炎

1	異物誤嚥による肺炎
2	誤嚥性肺臓炎（メンデルソン症候群）
3	**誤嚥性肺炎**
4	びまん性嚥下性細気管支炎
5	人工呼吸器関連肺炎

1 細菌の増殖

- 高齢者では口腔の病気が多く，また唾液分泌量の低下などにより口腔・咽頭で病原性細菌の増殖が起こりやすい．
- 同様に，高齢者では制酸薬，経管栄養のため胃液のpHが上昇し，胃内で病原性細菌が増殖するなど誤嚥性肺炎発症の素地が作られやすい．

2 嚥下障害と呼息反射・咳反射の低下

a．嚥下障害

- 食塊などを運搬する嚥下運動が障害されることは，誤嚥のリスクファクターとなる．
- 嚥下障害は口腔・咽頭での障害（oropharyngeal dysphagia）と食道での障害（esophageal dysphagia）に分けることができるが，いずれの原因疾患も高齢者に多い．
- Oropharyngeal dysphagiaは食塊などを口腔から食道へスムーズに嚥下（運搬）することができない病態で，脳卒中やパーキンソン病などの神経・筋疾患，口内乾燥症，頭頸部腫瘍などでみられる．
- Esophageal dysphagiaは食塊などが食道を通過する際にトラブルの生じることで，食道憩室やアカラシアなどは食道通過の困難を，胃食道逆流は喉頭への食塊や胃液の逆流を生じる．

b．呼息反射・咳反射の低下

- 嚥下障害がすべて誤嚥につながるのではなく，通常，誤嚥は喉頭での呼息反射と咳反射（laryn-

geal cough reflex）により防がれている．
- しかし，神経・血管障害など誤嚥をきたしやすい疾患では，呼息反射と咳反射は減弱し，咳反射は時に消失する．

3 誤嚥
- 多くの誤嚥は嚥下障害の存在下に呼息反射と咳反射が十分に機能していない病態で生じる（表4）．
- なお，咳反射は意識の低下した状態で著明に低下することが知られ，細菌を含む唾液などの誤嚥は睡眠中に多く発生する．

4 顕性誤嚥と不顕性誤嚥
- 誤嚥すれば，むせや咳で誤嚥とわかる顕性誤嚥と，むせや咳のない不顕性誤嚥に分けられる．
- 不顕性誤嚥は，睡眠中に咳がなく気づかないうちに誤嚥が生じるため診断は困難であるが，発生頻度も高く臨床的には重要である．

5 細菌を肺から喀出する能力や免疫能などの低下
- 誤嚥したら必ず肺炎になるというわけではなく，発症には細菌を咳（tracheobronchial cough）で肺から喀出する能力や免疫能などの低下が関与している（表5）．
- 例えば，慢性閉塞性肺疾患では咳嗽力の低下，線毛機能障害などのため細菌を含む誤嚥物を喀出できず誤嚥性肺炎へ進展しやすい．
- 以上の誤嚥性肺炎の成立過程を図2に示した．

表4 誤嚥をきたしやすい病態

神経・筋疾患
　神経疾患（脳卒中，パーキンソン病，多発性硬化症など）
　筋疾患（皮膚筋炎，重症筋無力症，筋ジストロフィーなど）
認知症
寝たきり状態
口腔の異常
　歯周病
　口腔乾燥
　口腔内悪性腫瘍
胃食道疾患
　胃切除
　食道憩室，食道裂孔ヘルニア
　食道アカラシア
　悪性腫瘍
　強皮症
　胃食道逆流
医原性
　睡眠薬，胃ろう，経鼻胃管など

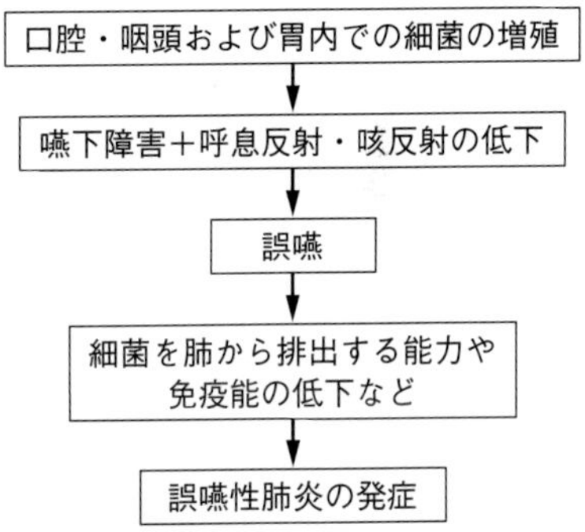

図2 誤嚥性肺炎の成立過程

口腔・咽頭および胃内での細菌の増殖
↓
嚥下障害＋呼息反射・咳反射の低下
↓
誤嚥
↓
細菌を肺から排出する能力や免疫能の低下など
↓
誤嚥性肺炎の発症

表5 誤嚥性肺炎の発症に関与する因子

- 吸引した細菌の種類，菌量
- 咳反射の低下：脳血管障害など
- 咳（咳嗽）力の低下：神経筋疾患，慢性閉塞性肺疾患
- 線毛機能障害：喫煙，慢性閉塞性肺疾患
- 免疫能低下：寝たきり，低栄養，基礎疾患（糖尿病，癌など）

> **表6** 誤嚥性肺炎の診断

- 症状：発熱，むせ・咳，痰量増加，呼吸困難，食欲低下，日常活動低下など
- 既往歴：脳卒中など
- 理学的所見：頻脈，呼吸数の増加，SpO_2 の低下，肺野に副雑音
- 検査所見：血液検査で白血球数の増加，CRP 値上昇の炎症所見，胸部写真で下肺背側の肺炎像

6 誤嚥性肺炎の診断

- 誤嚥を起こしやすい脳卒中などの既往歴があり寝たきり状態で，発熱，咳などの症状と炎症所見陽性，胸部写真で肺炎像を認めれば臨床的に誤嚥性肺炎と診断される（表6）．
- ただし，不顕性誤嚥が肺炎発症の契機となる場合には，むせ・咳などの誤嚥のエピソードのないことに注意する．

7 誤嚥性肺炎の治療

- 肺炎に対してはβラクタマーゼ阻害薬配合ペニシリン系薬などの抗菌薬の投与を行う．
- 脱水，低栄養状態があれば補液等で補正し，低酸素血症には酸素投与を行う．
- 誤嚥性肺炎は反復して起こることが多いため，肺炎の治療に加えて予防対策も行う．

■文献
1) http://www.cancer.gov/newscenter/pressreleases/NLSTresultsRelease
2) UyBico SJ, Wu CC, Suh RD, et al. Lung cancer staging essentials: the new TNM staging system and potential imaging pitfalls. Radiographics. 2010; 30: 1163-81.
3) Temel JS, Greer JA, Muzikansky A, et al. Early palliative care for patients with metastatic non-small-cell lung cancer. N Engl J Med. 2010; 363: 733-42.
4) Rami-Porta R, Crowley JJ, Goldstraw P. The revised TNM staging system for lung cancer. Ann Thorac Cardiovasc Surg. 2009; 15: 4-9.
5) Goldstraw P, Crowley J, Chansky K, et al. The IASLC Lung Cancer Staging Project: proposals for the revision of the TNM stage groupings in the forthcoming (seventh) edition of the TNM Classification of malignant tumours. J Thorac Oncol. 2007; 2: 706-14.
6) Teramoto S, Fukuchi Y, Sasaki H, et al. High incidence of aspiration pneumonia in community-and hospital-acquired pneumonia in hospitalized patients: a multicenter, prospective study in Japan. J Am Geriatr Soc. 2008; 56: 577-9.

〈河崎雄司〉

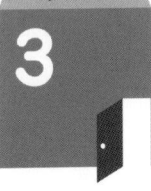

第2章 呼吸ケア・リハビリのための基礎知識

3 主な呼吸器疾患
③肺結核，肺非結核性抗酸菌症

● 肺結核

1 疫学

- 今なお世界においても日本においても最も重要な感染症の一つであり，世界の総人口の 1/3 が結核菌に感染しており，世界的に見ると，今日，結核は歴史上最悪の状況にあると言われている．その大きな要因として発展途上国における爆発的人口増加と HIV 感染の拡大が考えられており，薬剤耐性結核も大きな問題となっている．
- このような深刻な状況を鑑み，WHO は 1993 年に全世界に対し結核緊急事態宣言を発令し，結核対策の強化を訴えると同時に，標準治療の実施を目指し，規則正しい服薬による治療完遂を支援する Directly Observed Treatment, Short course（DOTS）戦略を立ち上げた．
- 我が国は依然として中蔓延国の状態で，年間 2 万 4 千人が新たに結核を発症し，2 千人以上が死亡しており，罹患率は 19.0 で[1]，10 以下である低蔓延国の仲間入りができるまでには今後 10 年以上要すると予測されている．
- 抗結核薬の登場と，世界に誇るべき結核予防法に基づく国をあげての結核対策により，戦後順調であった我が国の結核罹患率低下速度に鈍化の傾向が認められ始めた一番の原因は，人口の高齢化と過去の結核蔓延の影響によると考えられている．
- 結果として，今日の我が国の結核患者の高齢化は著しく，年代別にみると 80 歳以上の超高齢者の占める割合が年々増加して最多となり，それに伴い，基礎疾患合併例，相対的重症例，抗結核薬による副作用発現例が増えて，治療に難渋するようになっている．

2 感染と発病

- 通常，肺結核，気管・気管支結核・喉頭結核患者が咳をした時に飛散する飛沫の核になっている結核菌を吸入することによって感染し，この感染様式を飛沫核感染あるいは空気感染と呼ぶ．
- しかし，結核菌の感染を受けても，発病するのは感染者の 10 ％程度であり，しかも初感染から特異的免疫が確立される前に発病に至る一次結核症は少ないが，発症例は感染後 2 〜 5 カ月までが多い．
- それに対し，特異的免疫成立後に冬眠状態で宿主である人間の体内で生存し続けていた結核菌が，加齢や他疾患の発病等による宿主の免疫能低下に伴って分裂/増殖を開始し，発病するのが二次結核症である．二次結核症の発症までの期間は，感染後 5 カ月くらいから 20 年以上まで様々であるが，2 年後までの発症例が多いと言われている．

3 感染の診断

- 従来，結核の感染診断は長年に渡ってツベルクリン反応によって行われてきた．しかし，ツベルクリン反応は BCG 接種や非結核性抗酸菌感染の影響を受け，注射の手技や判定に際しての技術的な誤差等の問題も抱えた診断法であった．
- 近年，結核菌には存在するが，BCG や MAC を含むほとんどの非結核性抗酸菌には存在しない結核菌特異抗原とも言える ESAT-6 [2] と CFP-10 [3] が発見された．これらを用いて結核感染者の血液中に存在する感作 T 細胞を刺激し，放出されるインターフェロン γ を測定することにより，結核

感染の有無を判定する IGRA（interferon-gamma release assay）という画期的な診断法が開発された．本検査法の感度は 89.0％，特異度は 98.1％で[4]，非常に優れたものと言える．

4 発病の診断

- 症状や胸部の画像検査所見から肺結核が強く疑われたとしても，確定診断のためには病巣部における結核菌の存在の証明が必要となる．
- 肺結核の場合の検体は喀痰，胃液，気管支肺胞洗浄液等になる．
- 検体の採取回数と菌の塗抹，培養の陽性率の関係をみると，検査回数が増えるに従って，累積陽性率が上昇する[5]ため，診断時には一般に連続3日間の喀痰塗抹および培養検査を行うことが推奨されている．また微量排菌でも検出可能で，菌種の同定もできる核酸増幅法は，これに加えて1回のみ行うことが保険診療で認められている[6]．

● 肺非結核性抗酸菌症

1 疫学

- 我が国における非結核性抗酸菌症の罹患率は結核とは相反し，年々増加の傾向にあり，2007年には人口10万対率で6を超えた．菌種別に見るとMAC症が最も多く，約80％を占めている．
- MAC症は *M. avium* 症と *M. intracellulale* 症に二分され，以前は前者が東日本で，後者が西日本で多い傾向にあり，ほぼ半々と言われていたが，近年の調査では *M. intracellulale* 症の比率が高いのは四国だけで，日本全体でのMAC症の70％が *M. avium* 症，30％が *M. intracellulare* 症となり，両者の間に差が認められるようになった．
- MAC症に次いで多いのは *M. kansasii* 症で非結核性抗酸菌症全体の10％を占めている[7]．また，MAC症は性差が顕著ではないが，*M. kansasii* 症は男性が圧倒的多数を占める．

2 感染と発症

- 非結核性抗酸菌の感染は環境中の様々な水系に存在する菌がエロゾル化したものを吸入することによって成立するものと考えられている．すなわち環境常在菌であることから，我々は日常的に曝露を受けていることになる．
- しかし，一部の菌種を除けば，そのビルレンスは低いため，AIDS患者等の易感染性宿主，また肺に基礎疾患を有する患者に二次感染の形で感染，発病し，ヒトからヒトへの感染は起こらないと考えられている．

3 診断

- 米国胸部学会と米国感染症学会は肺非結核性抗酸菌症に関するガイドラインの大幅な改訂を10年ぶりに行い，2007年3月に発表した[8]．
- これを受けて日本結核病学会非結核性抗酸菌症対策委員会も2003年に発表した我が国の診断基準[9]の改訂が必要と考え，2008年4月に日本結核病学会と日本呼吸器学会合同での新たな診断基準を策定し，発表した（表1）．

4 MAC症の病型

- 以下に非結核性抗酸菌症の80％を占めるMAC症の臨床病型について述べる．

a．結核類似型（fibrocavitary disease）
- 中年以上の男性に多く，陳旧性肺結核，慢性閉塞性肺疾患等の既存の肺疾患に併発する例が多く，中葉・舌区型に比較し進行が速く，予後不良と考えられている[10]．

表1 肺非結核性抗酸菌症の診断基準（日本結核病学会・日本呼吸器学会基準）

A. 臨床的基準（以下の2項目を満たす）
1. 胸部画像所見（HRCTを含む）で、結節性陰影、小結節性陰影や分枝状陰影の散布、均等性陰影、空洞性陰影、気管支または細気管支拡張所見のいずれか（複数可）を示す。ただし、先行肺疾患による陰影が既にある場合は、この限りではない。
2. 他の疾患を除外できる。

B. 細菌学的基準（菌種の区別なく、以下のいずれか1項目を満たす）
1. 2回以上の異なった喀痰検体での培養陽性。
2. 1回以上の気管支洗浄液での培養陽性。
3. 経気管支肺生検または肺生検組織の場合は、抗酸菌症に合致する組織学的所見と同時に組織、または気管支洗浄液、または喀痰での1回以上の培養陽性。
4. 稀な菌種や環境から高頻度に分離される菌種の場合は、検体種類を問わず2回以上の培養陽性と菌種固定検査を原則とし、専門家の見解を必要とする。

以上のA、Bを満たす。

b. 中葉・舌区型（nodular bronchiectatic type）

- 80％以上が中年以上の女性で、我が国に多いタイプである。
- 画像上、中葉・舌区に好発する胸膜直下の多発小結節影とその灌流気管支の拡張所見が特徴的である。
- この型の長期経過観察が可能であった報告例より、初めに小結節影が出現。次いで灌流気管支の拡張、そして末梢肺組織の虚脱に至るものと考えられ[11]、Fujitaら[12]の切除肺の病理組織像の検討での、気管支拡張所見が認められない病変部における気道に沿った肉芽腫の存在の確認からも、MAC感染が先行し、結果として気管支拡張が生ずるものと推測される。

c. 肺野孤立結節型（solitary nodule type）

- 比較的稀なタイプで菌の証明が困難であり、肺癌を否定できずに切除され、初めて診断される例も存在する。
- ATSの基準には当てはまらないが、Isemanが本病型の存在を記載している[13]。

d. 全身播種型（disseminated disease）

- AIDS末期でCD4陽性リンパ球数が50/μl以下になった症例に高率に発症する。
- 胸部X線写真では縦隔リンパ節の腫脹が特徴的とされ、肺野所見には乏しい。
- ほとんどが *M. avium* によるもので、*M. intracellulare* による例は認められず、AIDS患者の入院原因中、一般細菌による肺炎、*Pneumocystis carinii* 肺炎に次いで重要とされている[14]。

e. Hot tub lung

- 24時間循環型のジェット噴流を備えた浴室を使用した際に発症する。
- MACが増殖しやすい環境のためエロゾル化された菌を吸入し、発症すると考えられている。
- 臨床的にも病理組織学的にも典型的な過敏性肺炎と思われる例が多いが、感染症か過敏性肺炎様病態かについては議論が残されている。

■文献
1) 結核予防会, 編. 結核の統計 2010. 東京: 結核予防会; 2010.
2) Sorensen AL, et al. Purification and characterization of a low-molecular-mass T-cell antigen secreted by Mycobacterium tuberculosis. Infect Immun. 1995; 63: 1710-7.
3) Berthet FX, et al. A Mycobacterium tuberculosis operon encording ESAT-6 and a novel low-molecular-mass culture filtrate protein (CFP-10). Microbiology. 1999; 144 (Pt 11): 3195-203.
4) Mori T, et al. Specific detection of tuberculosis infection: an interferon-gamma-based assay using new antigens.

Am J Respir Crit Care Med. 2004; 170: 59-64.
5) Al Zahrani K, Al Jahdali H, Poirier L, et al. Yield of smear, culture and amplification tests from repeated sputum induction for the diagnosis of pulmonary tuberculosis. Int J Tuberc Lung Dis. 2001; 5: 855-60.
6) 日本結核病学会治療・社会保険・抗酸菌検査法検討合同委員会．新しい結核菌検査法の臨床での利用について．結核．2000; 75: 681-4.
7) 坂谷光則．非結核性抗酸菌症．結核．2005; 80: 25-35.
8) Griffith DE, et al; on behalf of the ATS Mycobacterial Diseases Subcommittee. An Official ATS/IDSA Statement: Diagnosis, Treatment, and Prevention of Nontuberculous Mycobacterial Diseases. Am J Respir Crit Care Med. 2007; 175: 367-416.
9) 日本結核病学会非定型抗酸菌症対策委員会．肺非結核性抗酸菌症診断に関する見解—2003年．結核．2003; 78: 569-72.
10) 原田　進，原田泰子，落合早苗，他．肺MAC症の死亡例の検討—5年以上経過を観察した生存例と比較して—．結核．2002; 77: 709-16.
11) 高倉俊二，田中栄作，李　雲柱，他．基礎疾患のない中年女性に発症し，30年以上にわたる画像所見の変化を観察しえた肺Mycobacterium aviun complex症の2症例．結核．1997; 72: 15-20.
12) Fujita J, Ohtsuki Y, Suemitsu I, et al. Pathological and radiological changes in resected lung specimins in Mycobacterium avium intracellulare complex diease. Eur Respir J. 1999; 13: 535-40.
13) Iseman MD. Pulmonary disease due to Mycobacterium avium complex. In: Korvick JA, Benson CA, editors. Mycobacterium avium-complex infection: progress in research and treatment. New York: Marcel Dekker, Inc; 1955. p.45-77.
14) Miguez-Burbano MJ, et al. Non-tuberculous mycobacteria disease as a cause of hospitarization in HIV-infected subjects. Int J Infect Dis. 2006; 10: 47-55.

〈本間光信〉

第2章 呼吸ケア・リハビリのための基礎知識

3 主な呼吸器疾患
④神経筋疾患（ALS, DMD）

● 筋萎縮性側索硬化症（ALS）

- ALSは，上位運動ニューロンと下位運動ニューロンが共に変性することで，運動機能が失われていく疾患である．上位運動ニューロンとは，大脳運動野にある運動神経細胞（ベッツ細胞）から脊髄前角へ下降する神経軸索を有し，随意運動に関連する．下位運動ニューロンは，脊髄前角にあって上位運動ニューロンからの支配を受けている．脊髄前角細胞からのびる神経軸索は神経根から末梢神経を構成し，それぞれが支配する筋に至る．さらに，神経筋接合部を経て筋細胞が活動する（図1）．

- 従って，ALSでは随意運動が障害され，その障害は全身に至る．一方で，感覚系や協調運動，自律神経系，高次脳機能などは通常では障害されない．

- ALSは，発症部位により4つのタイプに分けられる．上肢の筋萎縮・筋力低下で始まる上肢型，構音・摂食・嚥下の問題から始まる球麻痺型，下肢から始まる下肢型または偽性神経炎型，呼吸障害から始まる呼吸筋型がある．どのタイプから発症しても症状は進行し全身に至る．病巣の拡がりに関する法則はまだ明らかでない．しかし，呼吸筋や球筋障害の出現が生命予後に関連する．

- ALSの死因は呼吸筋麻痺による呼吸不全がほとんどである．また，ALSでは疾患の進行が早いこともあり，診断早期から呼吸障害の進行を的確に評価し，呼吸管理に取り組むことが重要である．

- ALSの85〜90％は孤発性である．孤発性ALSには，TDP43という蛋白の異常が関係している場合がある．

- 遺伝歴のあるALSを家族性ALSという．家族性ALSの多くは，第21染色体上のSOD1遺伝子に異常がある．その他，多くの遺伝子異常の部位が見つかっている．

- 家族性ALSの臨床症状は孤発性と似るが，感覚障害を伴う家系，筋線維束攣縮（fasciculation）が目立たない家系などの特色ある症状を示す場合がある．

- ALSの呼吸管理は診断と共に始まる．そして，ALSに対する呼吸管理は包括的であることが推奨される．包括的とは，呼吸障害の病態評価，呼吸リハビリ，非侵襲的陽圧換気療法（NPPV），気管切開と陽圧換気療法（TPPV），吸引行為や機械的排痰（MAC: mechanical assisted cough）な

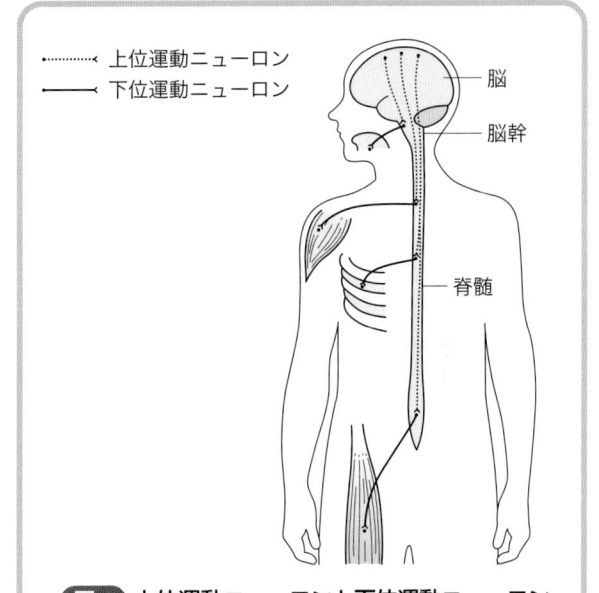

図1 上位運動ニューロンと下位運動ニューロン
（http://www.alsont.ca/about-als/）

上位運動ニューロンは大脳から脳幹や脊髄まで至る（破線）．下位運動ニューロンは，脳幹や脊髄前角に細胞体があり支配筋に神経軸索を延ばす（実線）．

どが含まれるという意味である（表1）．

- 包括的呼吸ケアには，多職種が関わる．医師，看護師，保健師，理学療法士，作業療法士，言語聴覚士，臨床工学技士，呼吸器業者，行政・福祉担当者等であり，最近ではヘルパーも関わることがある．
- 呼吸筋障害の評価には，努力性肺活量，最大吸気圧・呼気圧，ひと嗅ぎ時の鼻腔圧（SNIP）（図2），最大呼気流量などの呼吸機能と横隔膜からの横隔神経誘発筋電位振幅（横隔膜CMAP）（図3）な

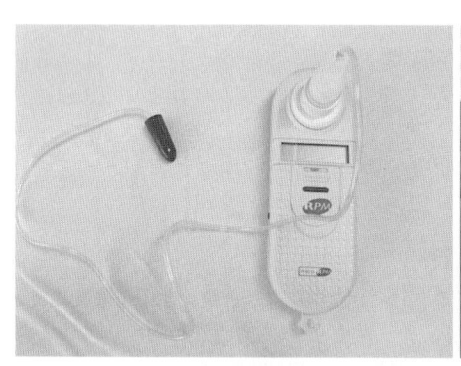

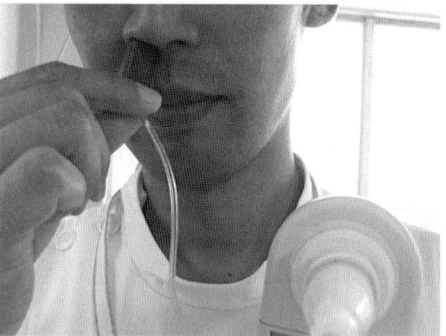

表1 ALSにおける包括的呼吸ケア

- NPPV（非侵襲陽圧換気療法）
  - 導入から限界まで
  - 球麻痺との関連
    - 経管栄養
    - 経内視鏡的胃瘻造設
    - 喀痰への対策
- 呼吸理学療法
  - 呼吸筋力維持
  - 喀痰排出のサポート
- 客観的呼吸機能評価の方法
  - 呼吸機能
  - 吸気筋力
  - 呼気筋力，呼気流量
  - 電気生理検査
- TPPV（気管切開・陽圧換気療法）

図2 「ひと嗅ぎ時」の鼻腔圧を測定する機器
プローベを鼻腔に刺し，「ひと嗅ぎ」する．

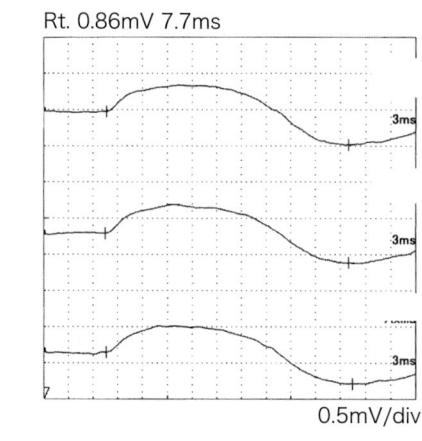

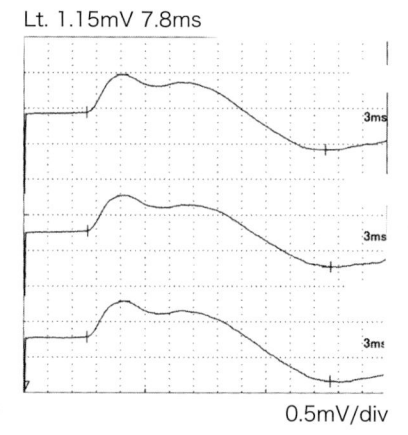

図3 正常者の横隔神経伝導検査所見
潜時と振幅で評価する．波形は陰陽二相性，左右差は少ない．

3. 主な呼吸器疾患—④神経筋疾患（ALS, DMD）

表2 ALSへの呼吸理学療法プログラム

(1) 肋間筋・体幹筋のストレッチ（脊柱・胸郭可動域訓練）
　　①背臥位での体幹の回旋運動
　　②側臥位での体幹の回旋運動
　　③背臥位で吸気時の胸腰椎の持ち上げ
　　④背臥位での胸郭と肩甲帯の分離運動
　　⑤背臥位で肋骨捻転
　　⑥肋間筋のストレッチ
(2) 呼吸パターンの改善（呼吸介助法）
　　上部・下部胸郭介助手技
　　深くゆっくりした口すぼめ呼吸
　　横隔膜呼吸
(3) 最大吸気圧（PImax）の30％ないし15％のThreshold™負荷，またはabdominal padによる横隔膜への500 g〜1 kgの加重負荷を10分間，1〜2回/日（吸気筋訓練）

表3 NPPVの開始を考える基準

①血液ガス分析でPaCO₂が45 mmHg以上
②睡眠中SpO₂≦88％が5分以上持続
③％FVC（努力性肺活量）が50％以下か，最大吸気圧が60 cmH₂O以下

以上のいずれか1つがあれば慢性呼吸不全でのNPPVの適応がある．

どがある．これらの多くは患者の協力なしに測定できないため，口輪筋など顔面筋や頚部筋の筋力が低下しているALSでは測定誤差が大きくなる．その点，横隔膜CMAPは患者の協力が不要で安定した評価が可能である．

- 呼吸リハビリは，ALSの呼吸管理のうち診断後直ちに導入を検討する必要がある．呼吸不全の症状は，呼吸筋障害がある程度進行しないと明らかにならないので，症状がない時期から呼吸筋や胸郭のメンテナンスとして呼吸リハビリを実施することが推奨される．内容は，脊柱・胸郭可動域訓練，呼吸介助法に加え呼吸筋訓練が3つの柱である（表2）．ALSは症状の進行に従って，必要とされる訓練内容や負荷量が大きく変わるので，患者の状態に応じた訓練内容の指針が示されている．

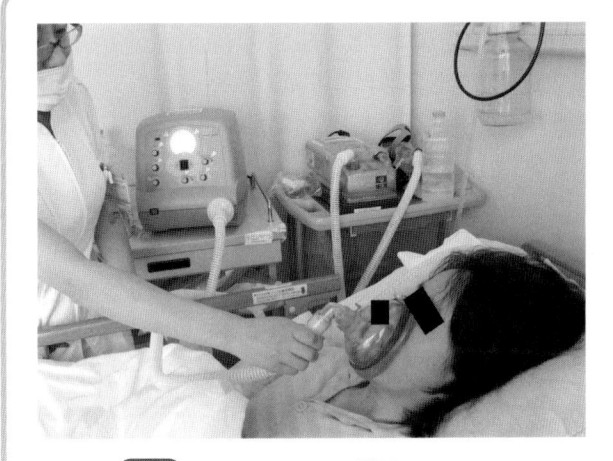

図4 NPPVとMACの併用
ベッドサイドに並べて有効に利用している．
右がNPPV，左がMAC．

- 我が国でNPPVがALSに使われ始めたのは1996年以降であるが，今では呼吸管理の中心的方策として認知されるようになった．NPPVは，球麻痺が強い場合や気道クリアランスに問題があると上手に使えないことがある．従って，呼吸機能評価や動脈血二酸化炭素分圧を参考にしながら，自覚症状の軽度なうちに導入を検討することがよい（表3）．NPPVは導入準備期，導入期，維持

期，維持困難期に分けて考えると管理を整理しやすいことが提案されている．NPPVが継続的に使用できる維持期は大切で，患者・家族は機器を使った在宅療養を体験しながら安定した療養生活の中で，NPPVが使えなくなった場合の方策について考える時間を共有することができる．NPPVの維持には，気道クリアランスが大切で呼吸リハビリやMACとの上手な組み合わせを考えることも必要である（図4）．

- NPPVによる換気が困難になると，TPPVに移行するかを判断することになる．
- TPPVによる呼吸管理の歴史は30年を超える．近年では在宅療養することが多く，在宅人工呼吸療法の知見は豊富である．TPPVを継続するにあたり，気道クリアランスの確保は重要な問題で呼吸管理の中心課題である．そのために，呼吸リハビリを継続するのがよい．TPPVでの療養生活は，ALSの最大の死因である呼吸不全を超越することになるが，その他の身体機能は，疾患の進行に伴って低下する．

● Duchenne型筋ジストロフィー（DMD）

- 筋ジストロフィーは遺伝性であって，全身の筋萎縮・筋力低下が進行する筋疾患の総称である．
- いくつもある筋ジストロフィーの中でDMDは代表的疾患であり，慢性の呼吸管理を要する疾患である．
- DMDは，伴性劣性遺伝する．従って，発症は男児に限られる．
- X染色体短腕上にあるジストロフィン遺伝子の異常により，筋細胞膜を裏打ちするジストロフィン蛋白が形成されないことにより，筋細胞壊死が起こる．
- DMDの初発症状は歩きの遅さや起立障害が主で，3歳頃に病院を受診して診断されることが多い．10歳前後で歩行困難になり車いすを使用する．また，呼吸筋障害が進行し，20歳頃までには人工呼吸器を装着する．最近20年程の間にNPPVを最初に導入し，必要に応じてTPPVに移行することが増加している．
- 疾患の進行が緩徐で呼吸不全の到来と球麻痺の進行に時間的差が大きいので，長期間NPPVを使用できる．
- 脊柱側彎・後彎など胸郭の変形が起こることが気道クリアランスに苦労する要因となる．
- 呼吸不全と共に心不全が予後に大きく影響する．この点がALSと異なる．
- 心不全への治療は補助呼吸より早期から開始されることが多い．
- 球麻痺症状は30歳ぐらいまでに明らかとなり，経管栄養を実施する．多くは，胃瘻を増設して，栄養状態を維持する．
- DMDで40歳を超える患者も珍しくなくなった．
- 我が国のDMDの多くは，国立病院機構の諸病院に入院していることが多かったが，成人となったのち在宅療養する場合も増えてきている．
- 近年，遺伝子異常の詳細が明らかとなるにつれ，遺伝子治療が考案された．異常のあるエクソンを読み飛ばす方法（エクソンスキッピング）で，ジストロフィン蛋白が生成できる場合があることがわかり，エクソン51を読み飛ばす方法で，2011年2月から本邦でも臨床試験が開始されている．

〈小森哲夫〉

第3章

訪問呼吸ケア・リハビリに
必要な評価

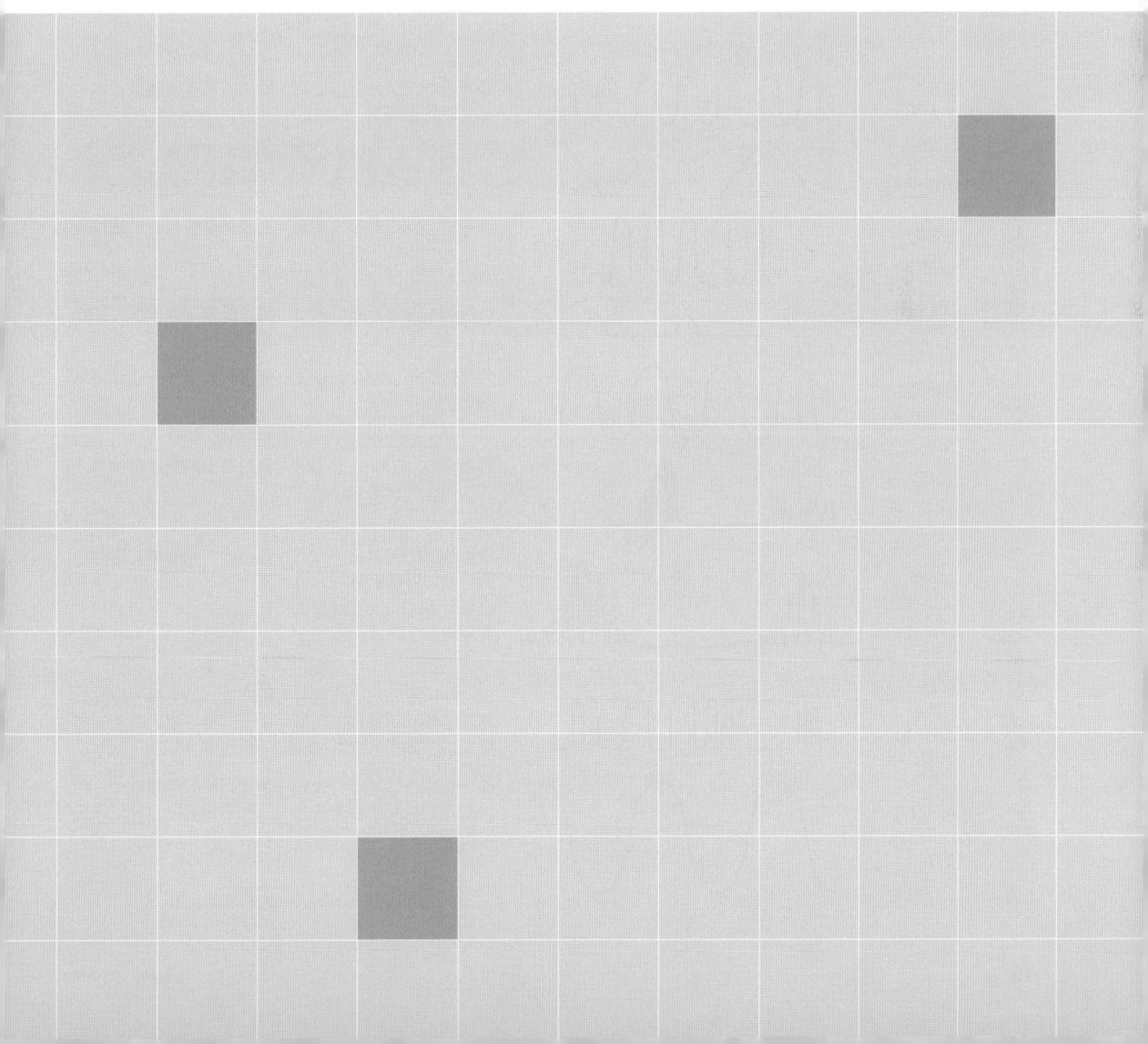

第3章 訪問呼吸ケア・リハビリに必要な評価

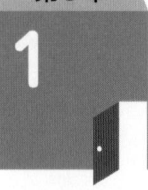

1. フィジカルアセスメント

● 視診

- 呼吸運動の評価では,呼吸の型,数,深さ,リズムを観察し,左右差を比較する.
- 成人の呼吸数は毎分10〜20回で,20回以上を頻呼吸,10回以下を徐呼吸と呼ぶ.
- 頻呼吸は,肺炎,発熱,うっ血性心不全などのさまざまな急性疾患で認められ,徐呼吸は糖尿病性昏睡,尿毒症,脳疾患,鎮静薬や麻薬による薬物中毒などで認められる.
- クスマウル呼吸,チェーン-ストークス呼吸などの呼吸運動も視診で観察できる(表1).
- 陳旧性胸膜癒着,広範無気肺,気胸,大葉性肺炎,急性胸膜炎などでは,患側の胸郭運動が制限され,健側の運動は代償性に増加するため左右非対称性の胸郭運動となる.
- 気道狭窄があると,吸気時に下部肋骨や剣状突起部の陥凹や呼気の延長を観察できる.

表1 呼吸状態と代表疾患

	呼吸パターン		状態	代表疾患
規則的な呼吸	頻呼吸(tachypnea)		呼吸数が25/分以上に増加,深さは不変	肺炎,気管支喘息,ARDS,肺水腫など
	徐呼吸(bradypnea)		呼吸数が12/分以下に減少,深さは不変	頭蓋内圧亢進,麻酔・睡眠薬投与時など
	多呼吸(polypnea)		呼吸数・深さともに増加	過換気症候群,肺塞栓など
	少呼吸(oligopnea)		呼吸数・深さともに減少	肺胞低換気症候群,死亡直前など
	過呼吸(hyperpnea)		呼吸数は不変だが,深さが増加	過換気症候群,運動後など
リズム異常の呼吸	睡眠時無呼吸(sleep apnea)		睡眠中に10秒以上の気流の停止を伴う無呼吸	睡眠時無呼吸症候群など
	チェーン-ストークス(Cheyne-Stokes)呼吸		ごく浅い呼吸から,深く数の多い呼吸となり,再び浅くなり20〜30秒の周期的な無呼吸	脳出血,脳腫瘍,重症心不全など
	ビオー(Biot)呼吸		深さが一定しない呼吸と無呼吸が,不規則に交互に出現.周期性はない	脳腫瘍,脳外傷,脳膜炎など,特に橋の障害時にみられる
	クスマウル(Kussmaul)呼吸		ゆっくりとした深く大きい規律的な呼吸が発作性に出現	糖尿病や尿毒症など,代謝性アシドーシスにみられる

● 触診

- 両方の手指と手掌を胸郭に軽く当てて胸郭運動の左右差を触診で評価する（図1）.
- 胸郭の動きが非対称のときには，一側の胸膜の肥厚や癒着，無気肺，気胸，気管支閉塞などの病変が疑われる.
- 比較的中枢部の気管支に喀痰の貯留があると，ガラガラとした振動〔ラトリング（rattling）〕が触知できる.
- 肺内の空気が皮下に漏れ皮下気腫が生じると，皮膚を圧迫したり摘んだりするとプツプツという音を発する.
- 手掌をそれぞれ左右側胸郭におき，患者に低い声で長く「ひとーつ，ふたーつ」と発声してもらい，振動の左右差を比較するのを音声震盪といい，肺に浸潤性・硬化性病変が存在し，かつ病巣へ通じる気道が開通していると振動が増強し，逆に胸水貯留，気胸，気管支閉塞，COPDでは振動が減弱する.
- 頸部や腹部の呼吸補助筋群の収縮を触知し，筋緊張状態や圧痛も観察する.

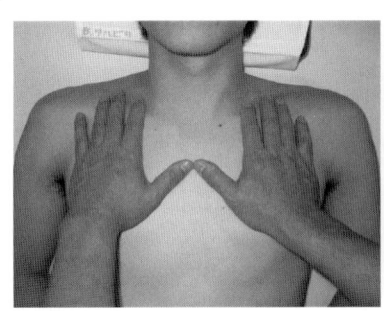

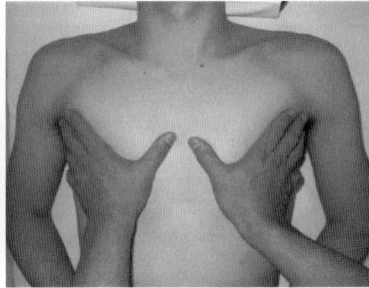

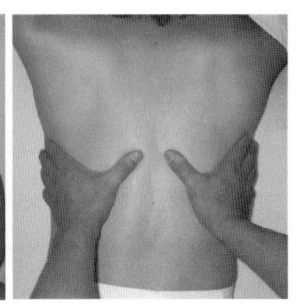

| 上葉の触診 | 中葉・舌区の触診 | 下葉の触診 |

図1 胸郭の触診法
胸郭を触診する際は，体表からみた肺の位置を理解して行う．左右差，可動範囲，動くタイミングなどを調べる．

● 聴診

- 聴診の姿勢は座位を基本とするが，起き上がれない場合は可能な限り側臥位で背部を聴診する.
- 止むを得ず仰臥位のまま聴診する際には，マットを押し下げ聴診器を奥に入れて背部の広い範囲を聴診する.
- 聴診では，どの肺葉，どの区域を聴診しているかを念頭におきながら聴くことが重要である.
- 呼吸音には健常肺に聴こえる正常呼吸音と，異常な雑音である副雑音とがある（図2）.

1 正常呼吸音の特徴と聴取部位

- 正常呼吸音は，肺胞呼吸音，気管支呼吸音，気管呼吸音に分類される.
- 肺胞呼吸音は，胸壁正中部，肺尖区以外の肺野で，吸気全体で聴くことができる「スー」という感じの小さい音で，呼気では呼気の初めの少しか，またはほとんど聴き取れないほど弱い音である（図3）.
- 気管呼吸音は，頸部気管上で聴くことができる荒々しい大きな音で，気管支呼吸音に比べると，呼気で強く長くなり，呼気と吸気との間に明らかな音の切れ目がある（図4）.

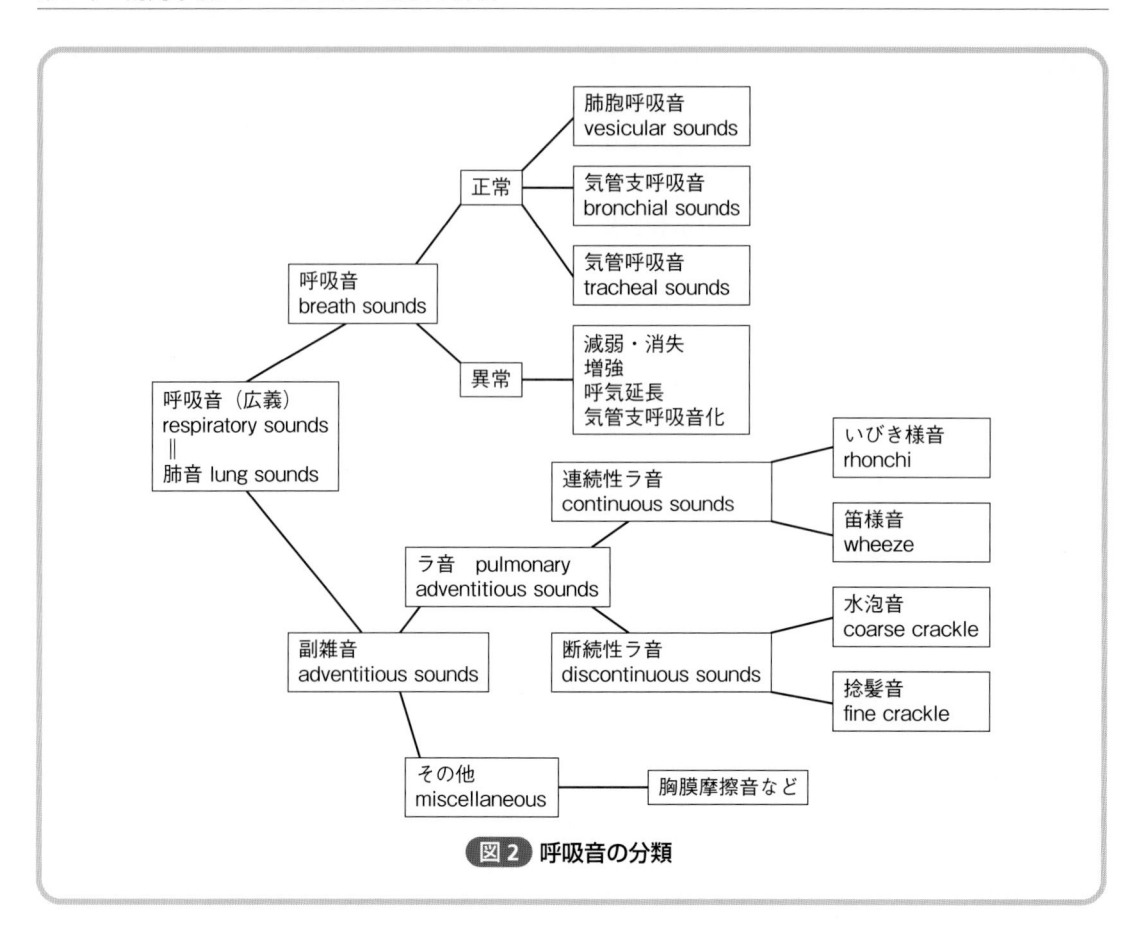

図2 呼吸音の分類

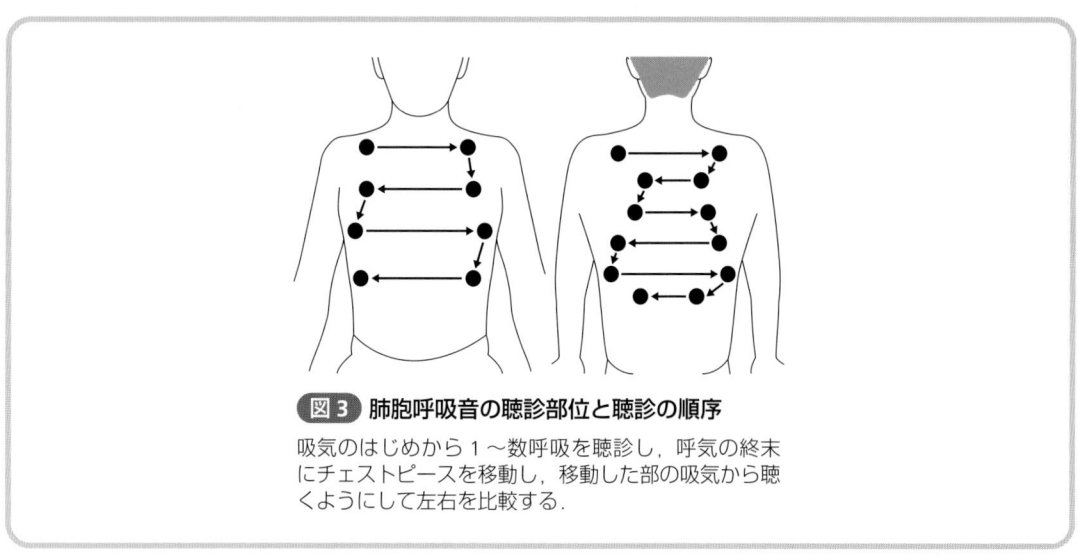

```
呼吸音（広義）          ┌ 呼吸音 ──┬ 正常 ──┬ 肺胞呼吸音 vesicular sounds
respiratory sounds     │ breath   │        ├ 気管支呼吸音 bronchial sounds
＝                     │ sounds   │        └ 気管呼吸音 tracheal sounds
肺音 lung sounds       │          └ 異常 ── 減弱・消失
                       │                    増強
                       │                    呼気延長
                       │                    気管支呼吸音化
                       │
                       └ 副雑音 ──┬ ラ音 ──┬ 連続性ラ音 ──┬ いびき様音 rhonchi
                         adventitious    pulmonary    continuous     └ 笛様音 wheeze
                         sounds          adventitious  sounds
                                         sounds      └ 断続性ラ音 ──┬ 水泡音 coarse crackle
                                                     discontinuous  └ 捻髪音 fine crackle
                                                     sounds
                                         └ その他 ── 胸膜摩擦音など
                                           miscellaneous
```

図3 肺胞呼吸音の聴診部位と聴診の順序

吸気のはじめから1〜数呼吸を聴診し，呼気の終末にチェストピースを移動し，移動した部の吸気から聴くようにして左右を比較する．

- 気管支呼吸音は，前胸部胸骨上，背部両肩甲骨間などの狭い範囲でのみしか聴くことができない肺胞呼吸音よりは大きく，高調な音で，吸気よりは呼気がやや大きく，吸気と呼気の持続時間は同じくらいである（図4）．

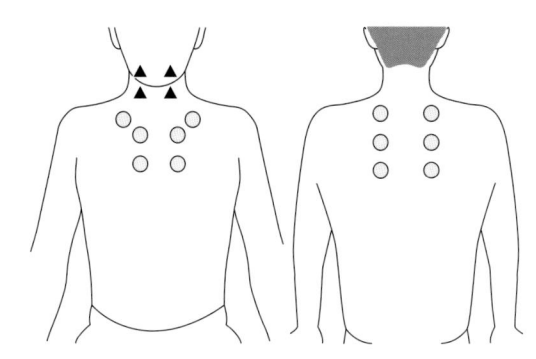

図4 気管呼吸音・気管支呼吸音の聴診部位
▲は気管呼吸音，○は気管支呼吸音の聴診できる部位である．

2 呼吸音の異常

a．正常呼吸音の異常

- 呼吸音の異常には，正常呼吸音の強弱，部位，および長さの異常と，副雑音とがある．
- 呼吸音の減弱は，換気が低下した状態を示し，気胸，胸膜肥厚，胸水貯留などによる換気低下や気管支喘息の重篤な発作，肺気腫，無気肺などによって生じる．
- 呼吸音消失は，換気が消失した状態で，全肺野での呼吸音の消失は呼吸停止や窒息のほか，人工呼吸器を使用している場合では，人工呼吸器の停止やリークなどを示唆する．
- 一側の気動閉塞では，閉塞側の呼吸音は減弱するが，対側では代償性に増強する．
- 気管・気管支呼吸音を肺野で聴取（気管支呼吸音化）される場合は，肺実質の音の伝播が亢進している状態を示し，その部の肺実質の含気の低下する無気肺，大葉性肺炎，肺水腫などが疑われる．
- 呼気延長は，気道の狭窄が疑われ，気管支喘息，肺気腫，気道狭窄などが示唆される．

b．副雑音

- 副雑音とは，病的な雑音で，肺内で発生するラ音とその他の異常音に分類され，ラ音は連続性ラ音と断続性ラ音に分けられる．
- 連続性ラ音は，一般には250msec以上持続するラ音をいい，気道の一部が狭窄し，その部位の気流速度が増大することにより気道壁が振動し発生するとされ，高音性連続性ラ音，低音性連続性ラ音に分類される．
- 高音性連続性ラ音とは笛様音，または笛声音（wheeze =「あえぐ」を意味）といい，比較的末梢の気道狭窄で，呼気延長を伴いピー，ヒューというような笛のような音である．
- 笛様音は，気管支喘息発作などの閉塞性疾患で聴かれ，呼気，吸気ともに聴取され，特に呼気時に強く聴こえる．
- 低音性連続性ラ音は，いびき様音，類鼾（るいかん）音（rhonchus =「いびき」を意味）といい，比較的中枢側の気道狭窄で，ガー，グーというような鼾のような音となる．
- いびき様音は，気管支拡張症，慢性閉塞性肺疾患などの急性増悪時，心不全などの喀痰貯留時や，気道異物，肺癌などによる中枢の気道狭窄で起こり，呼気と吸気のどちらか，または両方に聴かれる．
- 断続性ラ音とは，持続時間の短い不連続に発生するラ音をいい，気管支の開通や喀痰などの破裂で

- 発生すると考えられ，細かい断続性ラ音と粗い断続性ラ音に分類される．
- 細かい断続性ラ音は，捻髪音（fine crackle）といい，細かい，音の小さい，高調な断続性ラ音で，その音はパリパリ，チリチリというような，髪を耳元で捻る音に類似している．
- 捻髪音は，肺線維症，間質性肺炎，軽度心不全，肺水腫初期の吸気終末に下肺野（特に肺底区）で聴取され，体位に影響され，ファウラー位や座位で背部に出現しやすく，腹臥位では背部でも聴こえにくくなる．
- 粗い連続性ラ音は，水泡音（coarse clackle）といい，粗い，音の大きい，低調な断続性ラ音で，ブツブツというような音である．
- 水泡音は，気道内分泌物（喀痰）の多い疾患である気管支拡張症，慢性気管支炎などの慢性呼吸器疾患の急性増悪時，心不全，進行した肺水腫で聴取され，吸気前半から出現し，呼気でも聴こえる．
- 胸膜摩擦音は，音の発生間隔が不規則で粗い感じの音で，ゴソゴソ，バリバリという音で，呼気，吸気いずれでも聴こえるのが特徴である．

● 打診

- 打診音は大まかに静音，鼓音，濁音に分類される．
- 鼓音（tympanic）とは腹部ガスや，胸壁に近い空洞上を打診したときの音で，いわば空気成分の打診音となる．
- 清音（normal resonance, clear）とは正常肺野の打診音で，いわば空気と水成分の混合物を打診したときの音である．
- 濁音（decreased resonance, dull）とは心，肝，もしくは横隔膜上を打診したときの音で，いわば水成分の打診音となる．
- COPDや喘息発作時には肺が過膨張するため横隔膜の動きは小さくなり，下部肺境界は下方に位置する．
- 胸膜癒着，肺萎縮，無気肺，横隔神経麻痺，腹部膨満（腹水，鼓腸，妊娠，腹部腫瘤）などでは下部肺境界は上方に位置する．
- 胸水が存在するとその部分は濁音となり，座位では下部肺境界は上昇する．
- 肺炎，肺結核，肺化膿症，腫瘍などにより，胸壁に接するような肺の浸潤・硬化性病変が存在すれば，局所的に濁音を呈する．
- 鼓音は，肺内の大きな空洞病変，進行したCOPD，気胸などで認められる．

■文献　1) 高橋仁美, 佐藤一洋. フィジカルアセスメント徹底ガイド呼吸. 東京: 中山書店; 2009.

〈高橋仁美〉

第3章 訪問呼吸ケア・リハビリに必要な評価

2 呼吸に関する検査所見

● 呼吸機能検査

- 呼吸機能の評価は，換気障害の有無とその程度，診断および治療プランの設定，治療効果判定において不可欠である．
- 呼吸不全症例では，その原因の検索および酸素療法や補助呼吸の選択，治療効果判定に必要であり，COPDや気管支喘息などの疾患においては重症度の指標にもなっている．
- どこの施設でも簡便に行える代表的な検査として，スパイログラム，フローボリューム曲線があり，スクリーニングとしても重要である．
- スクリーニングで異常を認めた時は，残気量測定や肺拡散能試験，クロージングボリューム，呼吸筋力測定などの測定を行う．
- 呼吸機能検査は運動や薬剤の負荷により運動負荷試験，薬剤負荷試験，気道可逆性試験，気道過敏性試験などへ応用できる．

1 スパイロメトリー（図1，表1）

- 1回換気量（TV），肺活量（VC），最大呼気量（IC）など呼吸による肺の中の空気の変化（肺気量）を測ることができる．
- ポータブルで移動可能な機器もあるため，在宅での計測も可能である．
- 残気量や機能的残気量は通常のスパイロメトリーで検査，測定することはできないため，ヘリウム

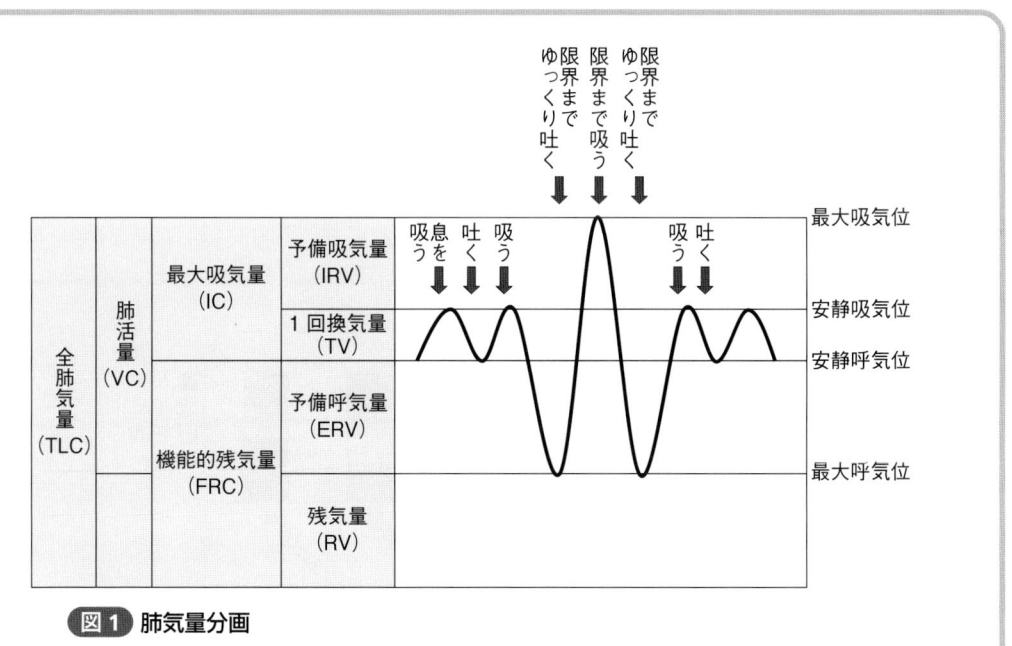

図1 肺気量分画

肺気量は最大吸気位，安静吸気位，安静呼気位，最大呼気位の4つのポジションにより分割され，測定結果は図のように分類されている．

第3章 訪問呼吸ケア・リハビリに必要な評価

表1 肺気量分画の名称と意味

最大吸気位	maximal inspiratory position（MIP）	胸郭や肺が縮もうとする力に対抗して，最大の呼吸筋筋力より肺が最も広がった時の点
安静吸気位	end inspiratory position（EIP）	普通に息を吸った時の点
安静呼気位	end expiratory position（EEP）	胸郭の広がろうとする力と肺の弾性収縮力が釣り合った点
最大呼気位	maximal expiratory position（MEP）	胸郭が広がろうとする力に対抗して，最大の呼吸筋筋力により肺がもっとも縮んだ時の点
予備吸気量	inspiratory reserve volume（IRV）	普通に空気を吸った時からさらに最大限まで空気を吸った時の量
1回換気量	tidal volume（TV）	普通の1回の呼吸運動により出し入れする空気の量
予備呼気量	expiratory reserve volume（ERV）	普通に空気を吐いた時からさらに最大限まで空気を吐いた時の量
残気量	residual volume（RV）	空気を最大限吐いた時にまだ肺の中に残っている空気の量
最大吸気量	inspiratory capacity（IC）	普通に空気を吐いた時から，最大限まで空気を吸った時の量（IRV＋TV）
機能的残気量	fanctional residual capacity（FRC）	普通に空気を吐いた時に肺の中に残っている空気の量（ERV＋RV）
肺活量	vital capacity（VC）	最大限吸った時から最大限吐くことのできる空気の量（IRV＋TV＋ERV）
全肺気量	total lung capacity（TLC）	最大限空気を吸った時に肺にある空気の量（IRV＋TV＋ERV＋RV）

肺気量分画の中で予備吸気量，一回換気量，予備呼気量，残気量はこれ以上分割できない気量であり，英語でvolumeと表記する．それ以外のものはこれらの和であり，英語でcapacityと表記する．

希釈法やN₂洗い出し法，あるいは体プレチスモグラフ法などを使った測定方法が必要になる．

2 呼吸器疾患における肺機能の変化（図2）

- 加齢により肺活量は低下し，残気量が増加する．仰臥位では安静呼気位が低下し機能的残気量は低下する．
- 肺気量分画は呼吸筋力や肺の弾性収縮力，胸郭の弾性力で決定されるため，そこに障害をきたす疾患で大きく変化する．呼吸筋力の低下や胸郭の変形では全肺気量が低下する．
- COPDでは肺の弾性収縮力低下，気道閉塞により安静呼気位が上昇し，全肺気量も増加する．
- 肺線維症では肺の弾性収縮力が増加し全肺気量が低下する．

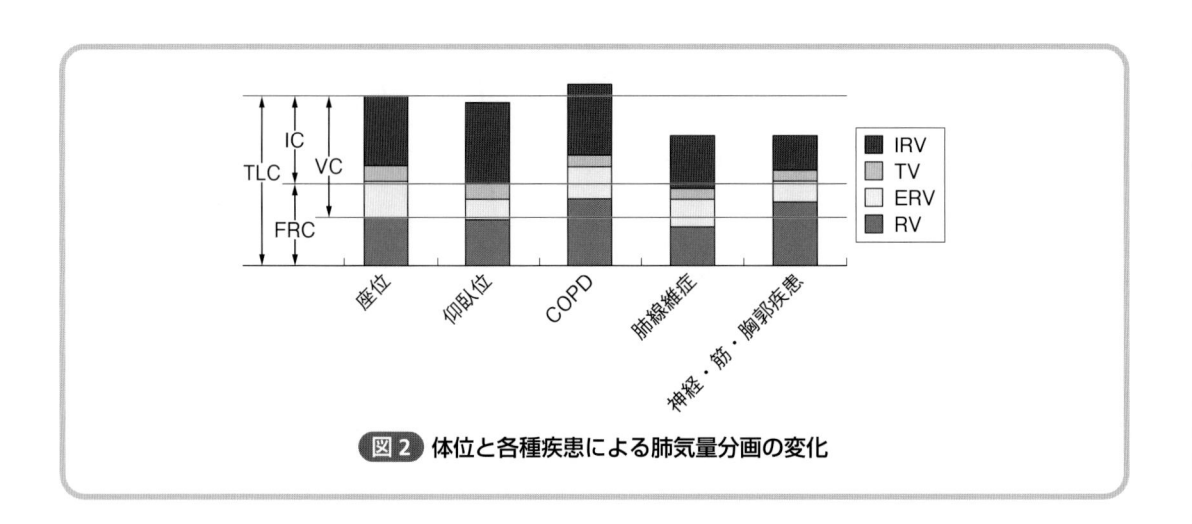

図2 体位と各種疾患による肺気量分画の変化

- 肺結核後遺症では，胸郭の変形により全肺気量は低下し，胸郭のコンプライアンスの低下により肺活量は低下する．

3 換気障害

- 最大努力で呼出させることで努力呼気曲線を測定し，努力肺活量（FVC），1秒量（FEV$_1$），1秒率（FEV$_1$/FVC）が得られる．
- %VC＜80％を拘束性換気障害，FEV$_1$/FVC＜70％を閉塞性換気障害，両者の合併を混合性換気障害と分類する（図3，表2）．
- 拘束性換気障害をきたす疾患には間質性肺炎，肺線維症，肺結核後遺症，側弯症，神経・筋疾患などがある．
- 閉塞性換気障害をきたす疾患にはCOPD，気管支喘息，びまん性汎細気管支炎などがある．COPDでは実測1秒量が予測1秒量の何％かを計算した値（%FEV$_1$）を，重症度分類などに用いている．

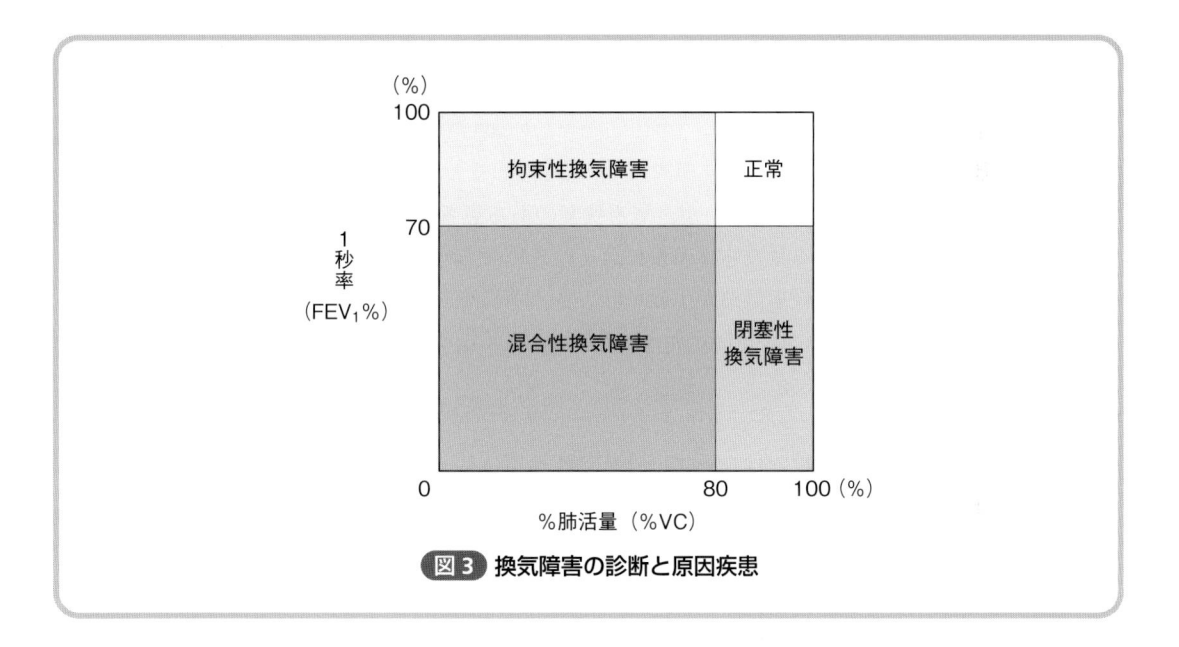

図3 換気障害の診断と原因疾患

表2 換気障害の分類と疾患

分類	病態	疾患
正常 %VC＞80%, FEV$_1$%＞70%	吸気も呼気もスムーズに行える	
拘束性換気障害 %VC＜80%, FEV$_1$%＞70%	胸郭の変形や肺病変などで肺が広がらないため，吸気が十分できない．呼気はスムーズに行える	・肺の異常（間質性肺疾患，肺実質の容量減少をきたす疾患） ・肺外の異常（胸水，胸膜肥厚，胸郭変形，神経筋疾患，腹水など）
閉塞性換気障害 %VC＞80%, FEV$_1$%＜70%	閉塞性障害があっても吸気は楽に行える．閉塞があるため，呼気は十分に行えない	・COPD，気管支喘息，びまん性汎細気管支炎
混合性換気障害 %VC＜80%, FEV$_1$%＜70%	拘束性＋閉塞性．過膨張の肺がこれ以上膨らまないため吸気ができないこともある．閉塞があるため呼気は十分にできない	・拘束性と閉塞性の両方の疾患の合併 ・重症COPD

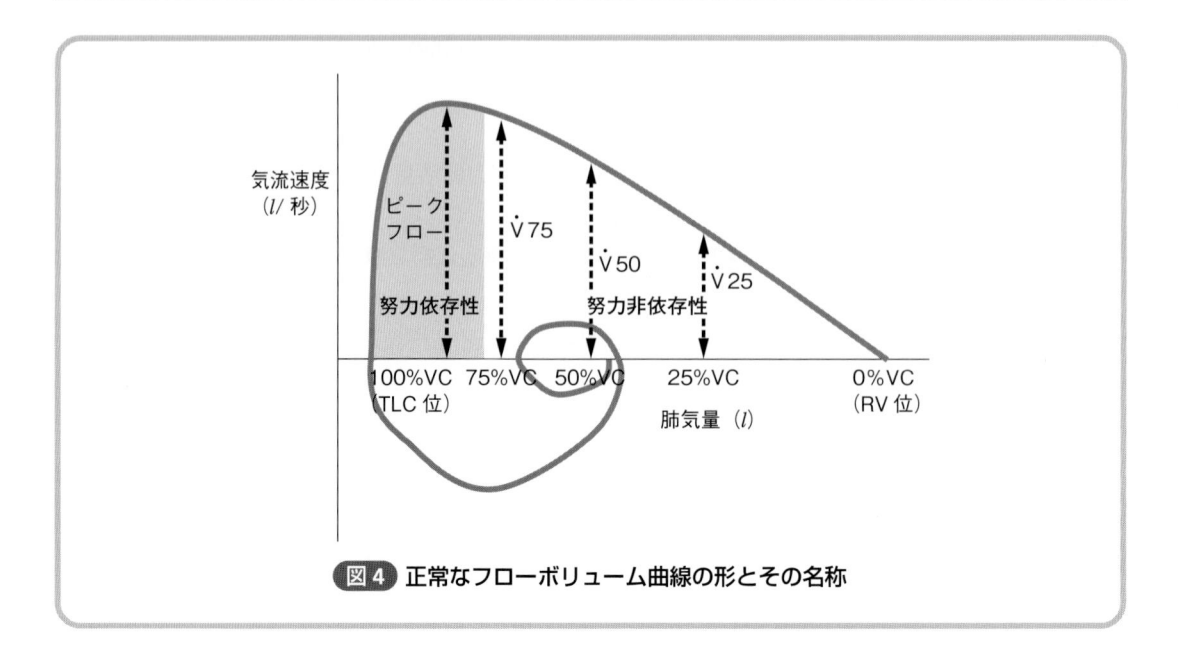

図4 正常なフローボリューム曲線の形とその名称

- 健常者ではFVCはVCとほぼ等しいが，気道狭窄のある患者においてFVC＜VCとなることがある．閉塞性肺疾患でもゆっくりならば多量に息を吐き出せるが，努力呼気では，過剰にコンプライアンスの高い（柔らかい）終末気道が十分に吐ききる前に虚脱するためである．
- （VC−FVC）/VC×100をair-trapping index（空気とらえこみ指数）といい，健常者では5％以下である．

4 フローボリューム曲線

- 正常なフローボリューム曲線ではループの呼気気流速度はピークまで急激に直線的に上昇し，その後，努力肺活量レベルに向かい直線的に低下していく．各肺気量レベルでの呼出障害を検出できることから，気道の障害部位を知るのに有用である（図4）．
- 肺気量の80％までの範囲では呼気フローは努力により値が左右されるが，それ以下の肺気量では一定以上の努力が行われていれば，それ以上努力しても値は改善しない．
- 曲線のピーク部分の最大気流速度（V̇max）をピークフロー（peak flow）といい，中枢気道の閉塞性変化を反映している．
- 努力性肺活量の75％，50％，25％肺気量位におけるV̇maxをV̇75，V̇50，V̇25と表す．V̇25は末梢側の気道の閉塞性変化を反映し，V̇25の低下は1秒率の低下より鋭敏であり，閉塞性換気障害を早期から検出できる．
- フローボリュームカーブの下降脚が直線であればV̇50/V̇25の比は2になるが，下降脚が下に凸であれば2より大きくなる．この比が3以上だと末梢気道病変の存在を示唆する．
- 拘束性障害や閉塞性障害では，フローボリューム曲線の形状に特徴的な変化が生じる（図5）．
- スパイロメトリーから得た所見から検査を進めていく流れを図6に示す．

5 呼吸筋機能検査

- 呼吸筋力の測定では最強の呼吸筋である横隔膜を除くと個々の呼吸筋測定することは困難であり，臨床的意味は少ない．そのため呼吸筋力の評価は，すべての呼吸筋の総和として，最大吸気口腔内圧（PImax），最大呼気口腔内圧（PEmax）を測定する．

2. 呼吸に関する検査所見

図5 各種疾患によるフローボリューム曲線の変化（日本呼吸器学会. 呼吸機能検査ガイドライン）

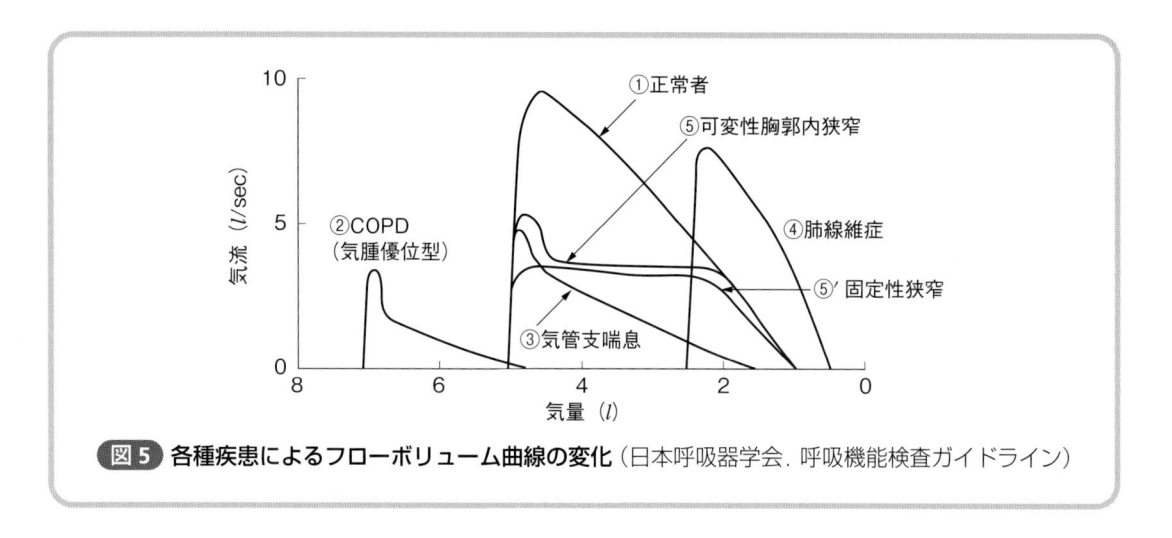

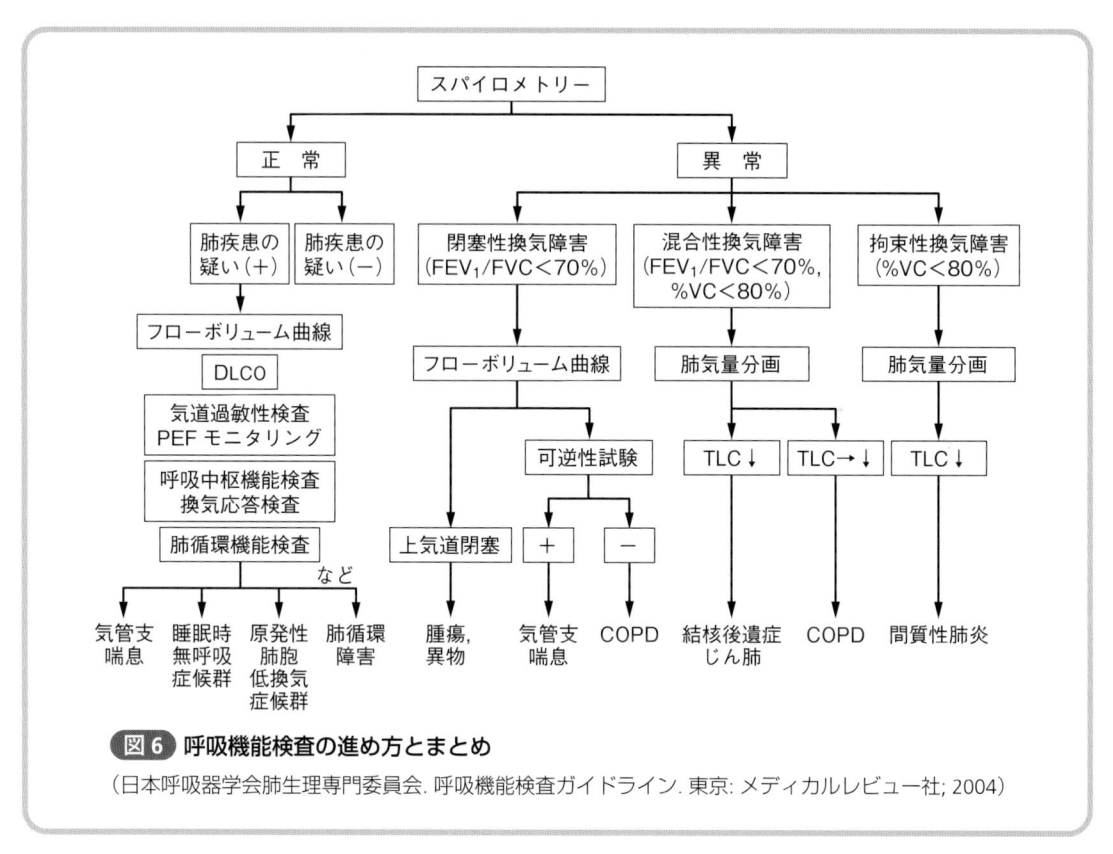

図6 呼吸機能検査の進め方とまとめ
（日本呼吸器学会肺生理専門委員会. 呼吸機能検査ガイドライン. 東京: メディカルレビュー社; 2004）

- 正常値はおよそPImaxが−75〜−100cmH2O，PEmaxが150cmH2Oであるがこの正常値は報告間で差が大きい．もし，PImaxが−80cmH2O以下の場合は一般的には吸気筋力低下は除外できる．PImaxが−25cmH2O以上になると補助換気を要することが多い．

● 血液ガス分析

- 動脈血ガス分析は呼吸不全の評価に必要である．さらに酸素の投与方法も病態により異なるため，

治療法の選択にも有用である．
- $PaCO_2$ が正常か，低下している I 型呼吸不全では，はじめから高い濃度で投与できるが，$PaCO_2$ が高値の II 型呼吸不全では低濃度からの投与が望まれる．そのため，訪問ケアの場でも，呼吸不全患者，酸素療法患者の血液ガス値を知っておくと，病態把握および対処方法の選択に役立つ．
- 動脈血ガス分析では，ガス交換の指標となる血液中の酸素や二酸化炭素分圧を測ることができる．同時に，酸塩基平衡の指標である血液の pH や HCO_3^- なども測定できる．
- 測定値から，呼吸に複雑に絡み合っている肺や心臓，腎臓，呼吸運動などにおける異常を探し出すことができるようになっている．
- 臓器の状態を把握できるため，診断にもきわめて有用であるが，簡便かつ迅速にできる検査であるため，経過の評価にこそ力を発揮する．

1 動脈血ガスの評価

- 低酸素血症は PaO_2 値で評価できる．通常は PaO_2 が 60Torr 以下を呼吸不全とよび，酸素投与が必要な状態である．
- 低酸素血症の原因の 1 つとして，肺胞への空気の出し入れである換気に問題が生じる場合がある．もう 1 つは拡散障害，シャント，換気血流不均等で，肺胞での酸素の受け渡しに問題が生じている．
- 換気の障害をみるためには $PaCO_2$ が適している．$PaCO_2$ は 35〜45Torr が正常換気を意味しており，$PaCO_2$ > 45Torr は肺胞低換気，$PaCO_2$ < 35Torr は肺胞過換気を示している（表3）．
- $PaCO_2$ 上昇の原因となる換気障害には拘束性障害と閉塞性障害があり，呼吸機能検査で評価できる．前者の障害部位は神経・筋・胸郭の形態等であり，胸郭運動が低下すること（胸郭変形，胸膜肥厚，気胸，胸水，神経筋疾患）で起こる．また高度な肺のコンプライアンス低下（肺線維症）などでも起こる．後者の障害部位は気道であり，気道の通過障害（喘息，COPD）によって換気が低下する．
- $PaCO_2$ は PaO_2 との相対的な評価を行うことも重要である．例えば，低酸素血症にもかかわらず $PaCO_2$ が正常である場合，潜在的に低換気をきたす病態を合併している可能性が考えられる．
- 肺胞での酸素の受け渡しの障害をみるためには肺胞動脈分圧較差（A-aDO_2）が適している．A-aDO_2 は正常では 10 以下だが，ここに障害があると上昇する（表4）．
- 酸素の受け渡し障害の部位は肺胞および血流である．原因として拡散障害（肺炎，間質性肺炎，肺水腫など），シャント（肺炎，無気肺，肺動静脈奇形など），換気血流不均等（COPD，肺塞栓など）

表3 動脈血ガス分析で得られる項目とその正常値

動脈血ガス分析で得られる項目とその正常値	
〔直接測定されている項目〕	
・pH	7.35〜7.45
・動脈血酸素分圧（PaO_2）	80 Torr 以上（年齢によって異なる）
・動脈血炭酸ガス分圧（$PaCO_2$）	35〜45 Torr
〔計算で得ている項目〕	
・重炭酸イオン濃度（HCO_3^-）	22〜26 mEq/l
・過剰塩基（BE）	−3〜3 mEq/l
・酸素飽和度（SaO_2）	95% 以上（年齢によって異なる）

$PaCO_2$ は年齢に影響を受けないが，PaO_2 値は年齢に伴い低下する

正常 PaO_2 = 109 − (0.43×年齢)

〔PaO_2 の年齢ごとの正常値〕
20 歳	100 Torr
30 歳	96 Torr
40 歳	92 Torr
50 歳	87 Torr
60 歳	83 Torr
70 歳	79 Torr
80 歳	74 Torr
90 歳	70 Torr

表4 肺胞動脈血ガス分圧較差 A-aDO₂ の求め方とその異常

A-aDO₂: 肺胞−動脈血ガス分圧較差　alveolar-arterial oxygen difference
　　　　　　　　　　　　　　　　　肺胞　動脈　酸素　較差

A-aDO₂ の計算式
A-aDO₂＝PAO₂－PaO₂ で求める.
吸入気の酸素分圧 PIO₂ は大気圧（760 mmHg）では
（760－47）×0.21＝150 であるが

肺胞には CO₂ もあるので PAO₂＝150－$\frac{PaCO_2}{0.8}$
となる.

よって，大気圧　室内気呼吸中であれば

$$A\text{-}aDO_2 = 150 - \frac{PaCO_2}{0.8} - PaO_2$$

で示される.

PaO₂ 低下の原因病態と A-aDO₂

原因	A-aDO₂ 上昇
呼吸性	
肺胞低換気	なし
拡散障害	あり
換気血流不均等	あり
肺性右左シャント	あり
非呼吸性	
吸入気の酸素分圧低下	なし
心臓性右左シャント	あり
混合静脈血酸素含量低値	あり

表5 動脈血ガス分析の手順とまとめ

動脈血ガス分析の評価項目	結果の解釈
①低酸素症の有無	低酸素であれば原因疾患が存在
②二酸化炭素（炭酸ガス）の変化	上昇していれば換気障害あり
③ A-aDO₂ の計算から低酸素の原因を探る	開大していればガス交換障害あり
④ pH（酸塩基平衡）を評価する	呼吸性？代謝性？
⑤ HCO₃⁻ を評価する	急性期？代償された慢性期？

PaO₂ 低下なし	PaCO₂ 低下	：過換気，潜在的なガス交換障害（代表疾患：過換気症候群，間質性肺炎）
	PaCO₂ 正常	：正常
	PaCO₂ 軽度上昇	：軽度の換気障害（代表疾患：COPD）
PaO₂ 低下あり	PaCO₂ 低下（A-aDO₂ は必ず開大）：換気障害なし，ガス交換障害あり（代表疾患：間質性肺炎，肺塞栓症，肺内・心内の右左シャント）	
	PaCO₂ 上昇　A-aDO₂ 開大：換気障害あり，ガス交換障害あり	
	pH 低下（HCO₃⁻ 正常）：急性期の換気，拡散障害（代表疾患：COPD 急性増悪，急性肺水腫）	
	pH 正常（HCO₃⁻ 増加）：慢性期の換気，拡散障害（代表疾患：高度の COPD による慢性呼吸不全，慢性心不全）	
	A-aDO₂ 正常：換気障害あり，ガス交換障害なし	
	pH 低下（HCO₃⁻ 正常）：急性期（代表疾患：気管支喘息重責発作，神経・筋疾患，胸郭の拘束性肺疾患（筋ジストロフィー，肺結核後遺症）の急性増悪）	
	pH 正常（HCO₃⁻ 増加）：慢性期（代表疾患：慢性期の神経・筋疾患，胸郭疾患に伴う換気障害）	

がある.

- pH は PaCO₂ と腎からの HCO₃⁻ によって決定される．呼吸因子である PaCO₂ の低下が pH 上昇の原因の場合を呼吸性アルカローシス，PaCO₂ の上昇が pH 低下の原因の場合を呼吸性アシドーシスという．代謝因子である HCO₃⁻ の上昇が pH 上昇の原因である場合を代謝性アルカローシス，HCO₃⁻ の低下が pH 低下の原因の場合を代謝性アシドーシスという．
- 呼吸器疾患では，換気障害があると PaCO₂ が上昇し呼吸性アシドーシスを示す．換気に異常を認めない低酸素血症では，より酸素を得るため過換気となる．その結果，PaCO₂ は低下し呼吸性アル

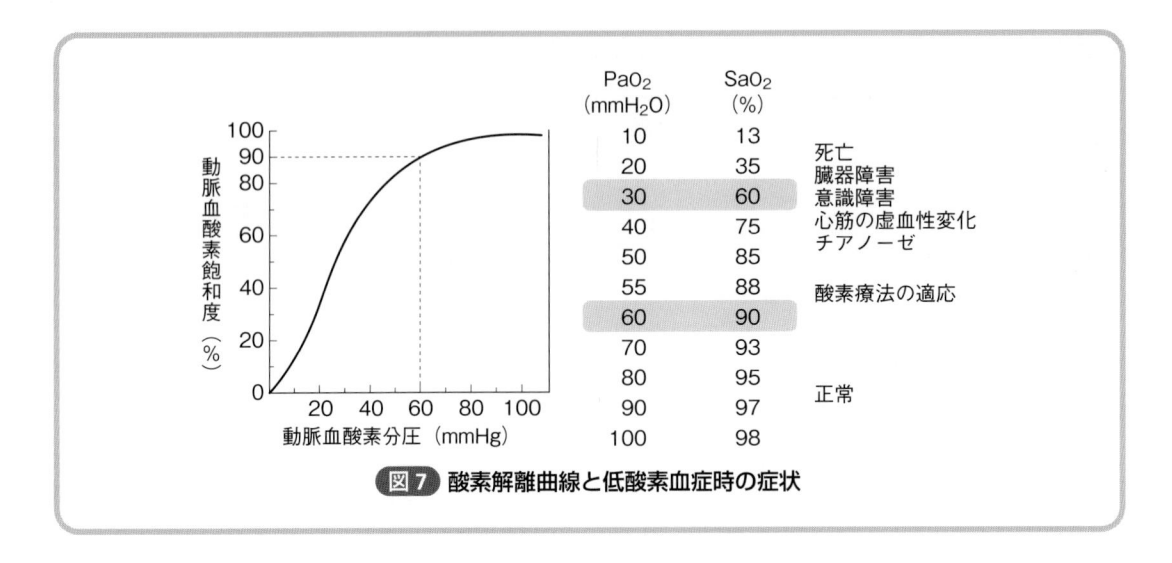

図7 酸素解離曲線と低酸素血症時の症状

PaO₂ (mmH₂O)	SaO₂ (%)	
10	13	死亡
20	35	臓器障害
30	60	意識障害
40	75	心筋の虚血性変化
50	85	チアノーゼ
55	88	酸素療法の適応
60	90	
70	93	
80	95	正常
90	97	
100	98	

カローシスを示す.

- 体内の恒常性維持のため，HCO_3^-と$PaCO_2$の比を一定に保とうとする代償機構が腎臓，肺において働く．代償には1〜2日かかるため，すでに代償されている場合は慢性期など時間が経過した状態と判断できる．
- 動脈血ガス分析から得た所見から，病態を理解する流れを表5に示す．

2 経皮的酸素飽和度

- 動脈血酸素飽和度（SaO_2）を非侵襲的に測定することができる，最も簡便で有用なモニターとしてパルスオキシメーターがある．その測定値はSpO_2と表記され，動脈血ガス分析での実測値と区別される．
- 血流に依存する測定器具であるため，センサーを付ける部位としては血流の豊富な手指，足趾，耳朶，鼻梁などが一般的である．
- 酸素飽和度と酸素分圧の関係はS字型の酸素解離曲線で表され，SpO_2からPaO_2が推測できる（図7）．
- パルスオキシメーターの問題点として，①極度の低血圧，極度の末梢の血流低下では測定値が正常より低く出る，②一酸化炭素中毒，メトヘモグロビン血症では正確に測定できない，③機種，機器の違いにより測定値に差異がある，などがあり，注意を要する．

〈佐藤一洋〉

第3章 訪問呼吸ケア・リハビリに必要な評価

3 口腔ケアの評価

- 適切な口腔ケアを提供するためには患者の評価をすることが最も重要である．
- 患者の評価後には口腔ケアプランを作成し，口腔ケアを実施する．
- 口腔ケア実施後の再評価により問題点を明確化することができる．
- 評価の情報には口腔ケアの必要度，全身の状態，口腔内の状態が含まれる．

● 口腔ケアの必要度

- 口腔ケアの目標を定めるために必要度を評価することが重要である．
- BDR指標は口腔ケア実施の程度の目安となるもので歯磨き，義歯の着脱，うがいの3項目について自立，一部介助，全部介助の3段階で評価をする[1]（表1）．
- 表2に示す患者群はセルフケアが困難なことが多いため注意する必要がある．
- 例として，脊髄損傷で呼吸筋機能の低下があり喀痰の排出がうまくできない．また，上肢に麻痺を伴っている患者の場合，まず麻痺によって自分でブラッシングを行うことはできない．口腔内にはプラークや食物残渣だけではなく喀痰の貯留があり，口腔清掃状態が不良なため，誤嚥性肺炎のリスクも増加する．このような患者には口腔ケアの必要度は高いといえる．

● 全身の状態

- 口腔ケアのリスク管理には介入前に全身の状態を評価することが重要である．
- 既往歴および現在の意識状態，呼吸状態，栄養状態，可能体位，麻痺の有無などの情報が必要で，可能であれば血液検査データ等も参考にするとよい．

表1 口腔清掃の自立度判定基準（BDR指標）[1]

項目	自立	一部介助	全介助	介護困難
B Brushing（歯磨き）	a. ほぼ自分で磨く 1. 移動して実施する 2. 寝床で実施する	b. 部分的には自分で磨く 1. 座位を保つ 2. 座位は保てない	c. 自分で磨かない 1. 座位，半座位をとる 2. 半座位もとれない	有　無
D Denture wearing（義歯着脱）	a. 自分で着脱する	b. 外すか入れるかどちらかはする	c. 自分では全く着脱しない	有　無
R Mouse rinsing（うがい）	a. ブクブクうがいをする	b. 水は口に含む程度はする	c. 口に含むこともできない	有　無

表2 セルフケアが困難な患者

運動機能的問題	高次脳機能的問題
● 可動域制限 ● 麻痺 ● 失調	● 記憶障害 ● 遂行機能障害 ● 注意障害 ● 失認 ● 失行

- 例として，脳梗塞後の嚥下障害で水分誤嚥のある患者の場合，普段の意識状態や呼吸状態，また適切な体位にしてから口腔ケアを行わないと，ケア時の汚染された水分が原因で誤嚥性肺炎を発症させる危険がある．

● 口腔内の状態

- 口腔ケアプラン作成には口腔内の状態を評価することが重要である．
- 口腔内の状態を評価するには問診に加えて視診，触診さらに臭診なども有用である．
- 問診では現在の口腔内に関する主訴，既往歴を中心に聞くことが大事である．
- 患者の口腔内に関する主訴がある場合には，これらのことを最優先に確認し，専門職への依頼が必要となることがある．
- 視診，触診により口腔内の病変（う蝕，歯周病，粘膜病変など）や口腔清掃状態（食物残渣，歯垢，カンジダなど），症状（口腔乾燥，唾液過多など），口腔機能（舌や口唇，頬粘膜の動きなど），口腔内装具の状態（義歯の汚れ，義歯の破折など）等の確認をする．
- 口臭は細菌由来のものが多く口腔衛生状態の悪化を表す指標として使用できる．
- 口腔内の状態を把握するには，正常な口腔の構造を知る必要があり，常に観察の目を持つことも大切である．

1 口腔の構造 （図1）

- 口腔は消化管の入り口で，前方を口唇，後方を口峡，側方を頬，上方を口蓋，下方を舌・口腔底で囲まれる．
- 口腔は歯列と口唇・頬との狭い間隙である口腔前庭と，上・下顎の歯列より後方の固有口腔とに分けられる．
- 固有口腔の大部分を舌が占める．口腔内面は口腔粘膜で覆われ，唾液により常に湿潤している．

a．歯・歯周組織

- 成人では親知らずを除く28本の永久歯がある．
- 歯は歯冠と歯根からなり，通常，口腔内に露出している部分を歯冠と呼ぶ．正常な状態では，歯根は組織の中に埋まっており，外部からは見えない．
- 歯周組織は図2のように歯肉，歯槽骨，歯根膜，セメント質からなる．
- 歯を観察するときには，その残存歯数とう蝕の有無や根面の露出，磨耗の状態とともに歯の動揺などを確認する．

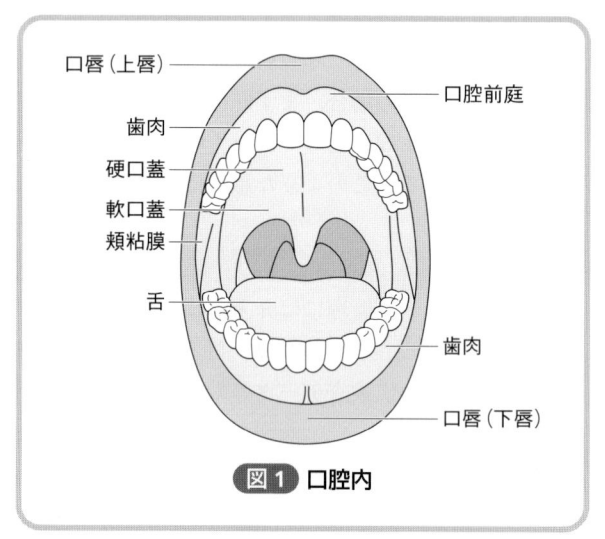

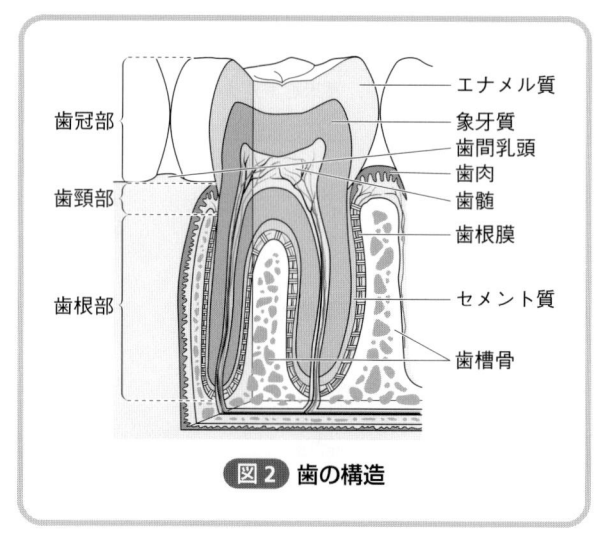

図1 口腔内

図2 歯の構造

3. 口腔ケアの評価

- 歯周組織は，口腔内から確認できる歯肉の腫脹や色調，排膿の有無などとともに付着している食物残渣や歯垢，歯石などの有無を確認する．

b．軟組織
- 正常な口唇，舌，口腔粘膜の色調はピンク色で湿潤している．
- 軟組織の観察においては発赤，腫脹，びらん，潰瘍，出血などがないか確認する．また，色調や光沢ならびに乾燥の有無などについて観察する．

c．唾液腺
- 唾液腺は，唾液を分泌する消化器で，通常成人1日あたり1〜1.5l分泌する．

図3 唾液腺

- 唾液腺は，その分泌量の90％以上を担う大唾液腺（耳下腺，顎下腺，舌下腺）と，その他の小唾液腺（舌腺，頬腺，口蓋腺，口唇腺など）に分かれる（図3）．
- 耳下腺は漿液腺で，排泄管は耳下腺乳頭（図4）に開口している．
- 顎下腺は漿液と粘液の混合腺で，粘液腺の舌下腺とともにその排泄管は舌下小丘（図5）に開口している．
- 口腔乾燥がある場合には，これら大唾液腺のマッサージを行いその排唾を確認する．

2 アセスメントシート

- 海外で標準的に使用されている口腔ケアの評価として ROAG（Revised Oral Assessment Guide）[2] や OHAT（Oral Health Assessment Tool）[3,4] などが有名である．
- 特に OHAT（表3）はオーストラリアにおける高齢者施設の認知症患者の評価に使用されその有用性が報告されている[3,4]．
- 日本では，口腔ケア指数（oral health care index：OCI）や介護保険における口腔機能向上サービ

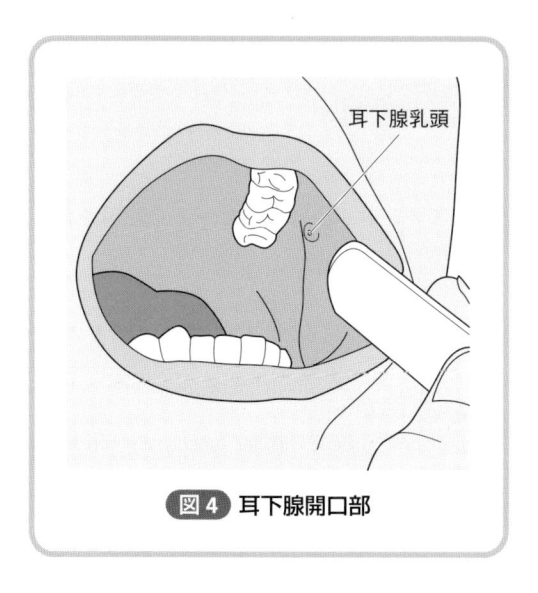

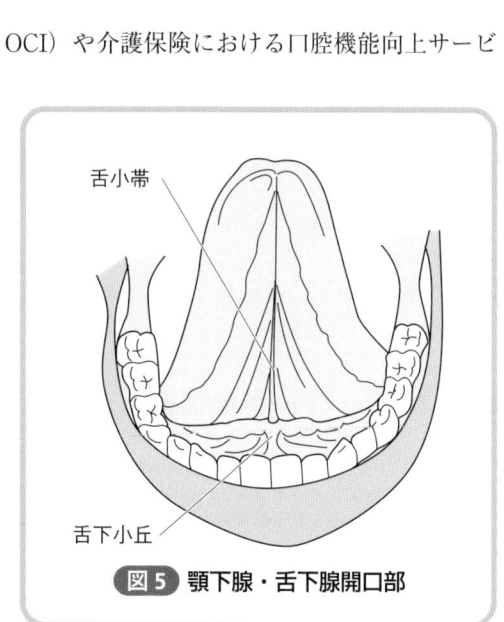

図4 耳下腺開口部

図5 顎下腺・舌下腺開口部

61

表3 Oral Health Assessment Tool（文献3より和訳，一部改変）

患者　　　：＿＿＿＿＿＿＿＿＿＿　　記載者　　：＿＿＿＿＿＿＿＿＿＿　　日時；＿＿／＿＿／＿＿

スコア：最終的なスコアは8つのカテゴリーの合計で0の健康から16の病的までで表される．口腔衛生状態の評価をするにあたり，トータルスコアが重要であるとともに，それぞれの項目のスコアを個々に考慮すべきである．下線を引かれる症状が当面注意を要する．
＊1または2のスコアがあるなら，患者が歯科医によって診察されるよう手配する．

カテゴリー	0＝健康	1＝変化*	2＝病的*	カテゴリースコア
口唇	平滑，ピンク，湿潤	乾燥，唇の荒れ，<u>口角の発赤</u>	<u>腫張や腫瘤，潰瘍性出血・口角潰瘍</u>	
舌	正常，湿潤，乳頭あり，ピンク	不整，亀裂，発赤，舌苔	<u>赤色斑，白色斑，潰瘍，腫張</u>	
歯肉と粘膜	ピンク，湿潤，平滑，出血なし	乾燥，光沢，粗糙，発赤，腫張，義歯床下一部潰瘍・びらん	<u>腫張，歯肉出血，潰瘍，白色斑，赤色斑，義歯下の広汎な発赤または潰瘍</u>	
唾液	湿潤した粘膜，漿液性の排唾あり	乾燥，粘稠な粘膜，少量の唾液	<u>赤く乾燥した粘膜，唾液が少量・全く出ていない，粘性の高い唾液</u>	
残存歯あり・なし	う蝕なし，歯冠・歯根の破折なし	<u>1〜3本のう蝕，歯冠・歯根の破折歯，咬耗</u>	<u>4本またはそれ以上のう蝕または，歯冠・歯根の破折歯，あるいは4本以下の歯，または非常に強い咬耗</u>	
義歯あり・なし	義歯床または，人工歯の破損なし，定期的に装着あり	1部位の義歯床・人工歯の破折，毎日1〜2時間装着，義歯，不適合義歯	<u>一部分以上の壊れた義歯床・人工歯，義歯紛失または未装着，義歯用接着材が必要</u>	
口腔清掃状態	口腔清掃状態良好，食物残渣なし，口腔内および義歯上の歯石なし	食物残渣・歯石・歯垢を口腔内・義歯の1〜2カ所に認める，口臭がある	食物残渣・歯石・プラークを口腔内や義歯全体に認める，口臭が強い	
歯痛	歯の痛みにつながる発言や行動，身体的徴候なし	歯の痛みにつながる発言や行動がある，顔を引きつらせる，口唇を噛む，食事しない，攻撃的になる	<u>身体的徴候として顔面の腫張，歯肉に瘻孔，歯牙破折，大きな潰瘍，発言や行動として顔を引きつらせる，口唇を噛む，食事しない，攻撃的になる</u>	

□患者が歯科受診できるよう手配してください
□患者または家族・保護者が歯科治療を希望しません
□患者の口腔衛生状態の再評価をしてください（日付）：＿＿／＿＿／＿＿

トータルスコア　／16

スで使用されている解決すべき課題の把握・口腔機能アセスメント（表4）などがよく使用されている．

■文献
1) 寝たきり者の口腔衛生指導マニュアル作成委員会，編，厚生省老人保健福祉局老人保健課，監修．寝たきり者の口腔衛生指導マニュアル．東京：新企画出版；1993．
2) Andersson P, Hallberg IR, Renvert S. Inter-rater reliability of an oral assessment guide for elderly patients residing in a geriatric rehabilitation ward. Spec Care Dent. 2002; 22: 181-6.
3) Chalmers J, Johnson V, Tang JH, et al. Evidence-based protocol: oral hygiene care for functionally dependent and cognitively impaired older adults. J Gerontol Nurs. 2004; 30: 5-12.
4) Chalmers JM, King PL, Spencer AJ, et al. The Oral Health Assessment Tool-validity and reliability. Aust Dent J. 2005; 50: 191-9.

3. 口腔ケアの評価

表4 解決すべき課題の把握・口腔機能アセスメント

記入者：＿＿＿＿＿＿＿＿＿＿　職種（□ 言語聴覚士・□ 歯科衛生士・□ 看護職員）
実施年月日　　年　　月　　日

【Ⅱ】

氏　名	（ふりがな）	男・女	病名・障害名
	明・大・昭　　年　　月　　日		

口の中の状態や訴えに関する利用者及び家族の希望	

	質問項目	評価項目	事前	事後
理学的検査	視診による口腔内の衛生状態	1 良好　　2 不良		
	反復唾液嚥下テスト（RSST）	1 3回以上　　2 3回未満		

		質問項目	評価項目	事前	事後
衛生	1	食物残渣	1 なし・少量　　2 中程度　　3 多量		
	2	舌苔	1 なし・少量　　2 中程度　　3 多量		
	3	義歯あるいは歯の汚れ	1 なし・少量　　2 中程度　　3 多量		
	4	口腔衛生習慣（声かけの必要性）	1 必要がない　　2 必要あり　　3 不可		
	5	口腔清掃の自立状況（支援の必要性）	1 必要がない　　2 一部必要　　3 必要		
	6	ここ1ケ月の発熱回数	（　）回/月　※37.8度以上の発熱回数を記入		
機能	1	反復唾液嚥下テスト（RSST）の積算時間	1回目（　）秒 2回目（　）秒 3回目（　）秒	1（　） 2（　） 3（　）	1（　） 2（　） 3（　）
	2	オーラルディアドコキネシス	パ（　）回/秒　※パ，タ，カをそれぞれ10秒間に タ（　）回/秒　　言える回数を測定し，1秒間あた カ（　）回/秒　　りに換算	パ（　） タ（　） カ（　）	パ（　） タ（　） カ（　）
	3	頰の膨らまし（空ぶくぶくうがい）	1 左右十分可能　　2 やや十分　　3 不十分		
その他	1	今回のサービス等の満足度	1 満足　　2 やや満足　　3 どちらでもない 4 やや不満　　5 不満		

実施のための利用者の情報

義歯の状況	□なし　□あり □上顎　□全部床義歯　□部分床義歯 □下顎　□全部床義歯　□部分床義歯	□腔内状況
清掃用具や食事環境の状況		
主治の歯科医師又は連携する歯科医師等からの指示		
特記事項		

解決すべき課題の把握・口腔機能アセスメントの様式例（厚生労働省老健局老人保健課）

〈金森大輔〉

第3章 訪問呼吸ケア・リハビリに必要な評価

4. 呼吸困難の評価

● 呼吸困難について

- 呼吸困難は，呼吸が不快であるという主観的な感覚である．
- 呼吸困難は，呼吸器疾患患者の主な自覚症状でその訴えは主観的感覚のものである．この呼吸困難は，日常生活動作の制限の要因となる症状である．
- 主観的感覚のため，「息苦しい」，「息が詰まる」，「酸素が足りない」，「息が吸いにくい」，「息が吐きにくい」，「ゼーゼーする」あるいは「ハーハーする」など様々な表現で訴える．そのため呼吸困難の性状を知ることが大切になる（表1）．
- 呼吸困難の発生機序は，気道抵抗の増加などの換気能障害，肺胞レベルでのガス交換能障害，肺胸郭過膨張，呼吸筋力低下や中枢-末梢ミスマッチ[1]など様々な理由が考えられる．必ずしも低酸素血症が呼吸困難を招くとは限らない．例えば，パルスオキシメーターには異常を示さなくとも呼吸困難を訴える患者も少なくない．そのためパルスオキシメーターの数値が正常値だからといって「息苦しい」という訴えを不定愁訴のように扱うことは避けるべきであり，より詳細な評価が必要である．
- またその逆に，低酸素血症を呈しても呼吸困難を訴えない場合もあるので注意が必要である．

表1 呼吸困難の性状について

- いつから息苦しいのか
- どのようなとき（運動，感情，姿勢）に息苦しさは改善あるいは増悪するのか
- 短期的，長期的にはどのように変動しているのか
- どのくらい強いのか
- どのように息苦しいのか
- 局所性はあるのか
- 原因として何が思いつくか

● 呼吸困難の評価について

- 呼吸リハビリをすすめていくにあたり，呼吸困難が日常生活のなかでどのような動作に関与しているか，客観的評価が必要である．
- その方法は，問診などにより間接的に評価する間接的評価法と，直接に患者の呼吸困難の程度を評価する直接的評価法がある．

1 間接的評価法

a. F, H-J（Fletcher, Hugh-Jones）分類
- 本邦において従来から用いられてきた評価法である．5段階に分類され問診などにて臨床的重症度を評価する（表2）．
- 「COPD（慢性閉塞性肺疾患）診断と治療のためのガイドライン第3版」では国際的に使用されているMRC息切れのスケールを推奨している[2]．

b. MRC（Medical Research Council）息切れのスケール
- 日常生活動作から経験する息切れあるいは遂行できない動作を選択することにより臨床的重症度を

4. 呼吸困難の評価

表2 Fletcher, Hugh-Jones 分類[3]

Ⅰ度	同年齢の健常者とほとんど同様の労作ができ，歩行，階段昇降も健常者並みにできる
Ⅱ度	同年齢の健常者とほとんど同様の労作ができるが，坂，階段の昇降は健常者並みにはできない
Ⅲ度	平地でさえ健常者並みには歩けないが，自分のペースでなら1マイル（1.6 km）以上歩ける
Ⅳ度	休みながらでなければ50ヤード（約46 m）も歩けない
Ⅴ度	会話，着物の着脱にも息切れを自覚する．息切れのために外出できない

表3 呼吸困難（息切れ）を評価するMRC質問票

グレード分類	あてはまるものにチェックしてください（1つだけ）	
0	激しい運動をした時だけ息切れがある	☐
1	平坦な道を早足で歩く，あるいは緩やかな上り坂を歩く時に息切れがある	☐
2	息切れがあるので，同年代の人よりも平坦な道を歩くのが遅い，あるいは平坦な道を自分のペースで歩いている時，息切れのために立ち止まることがある	☐
3	平坦な道を約100 m，あるいは数分歩くと息切れのために立ち止まる	☐
4	息切れがひどく家から出られない，あるいは衣服の着替えをする時にも息切れがある	☐

注）上記の息切れスケールの0,1,2,3,4は，ATS/ERS 2004に従った．なお，呼吸リハビリテーションの保険適用における息切れスケールは1,2,3,4,5であるため，+1を加算して評価する．

Grade 0〜4の5段階で評価する（表3）．
- F, H-J分類およびMRC息切れのスケールは，大まかな重症度を評価するには適しているが再現性，弁別性に問題があり，呼吸リハビリの効果判定に使用する評価には適さないとされる[3]．

c．修正・酸素コストダイアグラム（Oxygen Cost Diagram: OCD）

- 100mmの線分上に日常生活の種々動作内容が記載されている．患者が異なる活動を行う際の酸素の必要量を示す概算的指標となる．
- 呼吸機能，日常生活動作などの機能的側面を反映する評価法である（図1）．

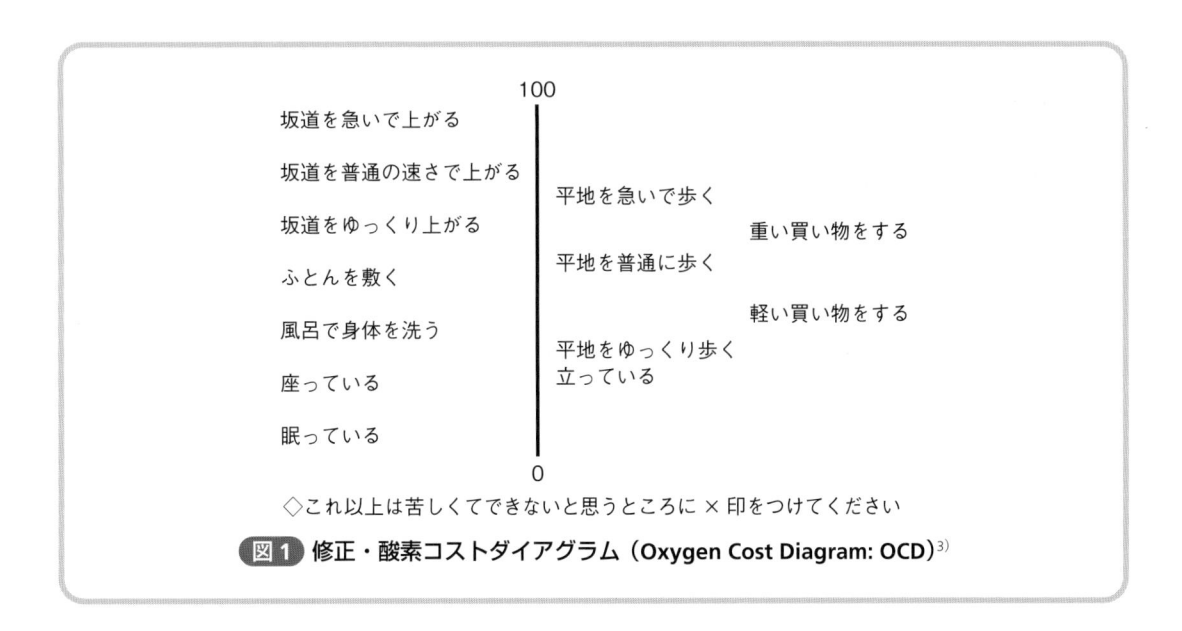

```
                              100
  坂道を急いで上がる           │
                              │
  坂道を普通の速さで上がる     │
                              │  平地を急いで歩く
  坂道をゆっくり上がる         │
                              │           重い買い物をする
  ふとんを敷く                 │  平地を普通に歩く
                              │
  風呂で身体を洗う             │           軽い買い物をする
                              │  平地をゆっくり歩く
  座っている                   │  立っている
                              │
  眠っている                   │
                              0
```

◇これ以上は苦しくてできないと思うところに×印をつけてください

図1 修正・酸素コストダイアグラム（Oxygen Cost Diagram: OCD）[3]

d. Baseline Dyspnea Index（BDI）および Transition Dyspnea Index（TDI）[4]

- BDI は，呼吸困難による機能障害，呼吸困難が生じる仕事量と労力の程度の 3 項目について 0（強度困難）～ 4（障害なし）の 5 段階（0 点～ 12 点）で評価する方法である．
- TDI は，BDI の結果を参照し機能障害の変化，努力の程度の変化，仕事量の変化を －3（大きな悪化）～＋3（大きな改善）の 7 段階（－9 点～＋9 点）で評価する方法である[5]．

2 直接的評価法

- 呼吸困難の程度を定量化するためにスケールを用いてより客観的に評価する方法である．

a．視覚アナログ尺度（Visual Analogue Scale: VAS）

- 100mm の水平直線の一端に「息切れまったくなし」，反対の端に「耐えられないほど息苦しい」として，その時の呼吸困難の程度を直接マーキングして定量的に評価する（図 2）．

```
まったく                              耐えられないほど
息苦しくない                          息苦しい
```

図2 視覚アナログ尺度（Visual Analogue Scale: VAS）
患者が直接ライン上に×をつける．

b．修正 Borg スケール

- 0 ～ 10（0.5 を加えて）の比例的尺度で呼吸困難の程度を定量的に評価する方法（表 4）．
- あらゆる体力レベルの者が運動強度を容易に把握し，表現できるようになっている．
- VAS，修正 Borg スケールともに運動中の呼吸困難感の評価に有用である[6]．

c．フェイススケール

- 一般に痛みの程度を評価するときに用いられる方法で，表情の変化で程度を表す（図 3）．
- 簡単で，子供や高齢者に使用しやすい．しかし VAS，修正 Borg スケールに比べると呼吸困難以外の症状も拾い上げてしまい定量的評価精度に劣る面がある．

表4 修正 Borg スケール

0	感じない	nothing at all
0.5	非常に弱い	very, very weak
1	やや弱い	very weak
2	弱い	weak
3		
4	多少強い	somewhat strong
5	強い	strong
6		
7	とても強い	very strong
8		
9		
10	非常に強い	very, very strong

0　1　2　3　4　5

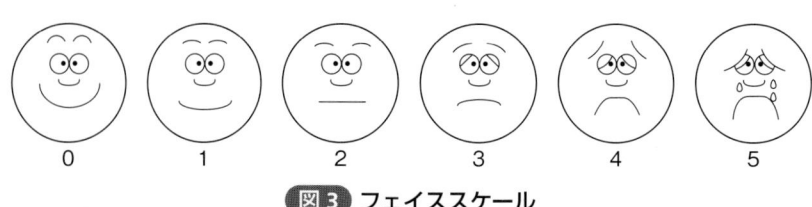

図3 フェイススケール

3 日常生活動作から

- 上記評価に加えて，日常生活動作における呼吸困難感の評価も大切である．
- どのような動作にどの程度の呼吸困難が生じるのか，呼吸困難により制限される動作はどのようなものがあるのかを詳細に評価し把握することで，呼吸リハビリの治療計画につながるものと思われる．

■文献
1) 本間生夫. 呼吸困難. In: 塩谷隆信, 編. 包括的呼吸リハビリテーション I. 基礎編. 1 版. 東京: 新興医学出版社; 2007. p.110-8.
2) 日本呼吸器病学会. COPD（慢性閉塞性肺疾患）診断と治療のためのガイドライン. 3 版. 東京: メディカルレビュー社; 2009.
3) 日本呼吸管理学会・日本呼吸器学会・日本理学療法士協会, 編. 呼吸リハビリテーションマニュアル—運動療法—. 1 版. 東京: 照林社; 2003. p.18-20.
4) Mahler DA, Weinberg DH, Wells CK, et al. The measurement of dyspnea: contents, interobserver agreements, and physiologic correlates of two new clinical indexes. Chest. 1984; 85: 751-8.
5) 宮本顕二. 呼吸困難. In: 永井厚志, 編. 呼吸ケア実践ハンドブック・管理とリハビリテーションのすべて. 1 版. 東京: 南江堂; 2005. p.50-7.
6) 寺本信嗣, 福地義之助. 実地臨床からみた息切れの定量的評価. The Lung. 1996; 4: 256-65.
7) Mahler DA, Wells CK. Evaluation of clinical methods for rating dyspnea. Chest. 1988 ; 93: 580-6.
8) Chhabra SK, Gupta AK, Khuma MZ. Evaluation of three scales of dyspnea in chronic obstructive pulmonary disease. Ann Thorac Med. 2009; 4: 128-32.

〈染谷光一〉

第3章 訪問呼吸ケア・リハビリに必要な評価

5 運動耐容能の評価

● はじめに

- COPDなどの呼吸器疾患患者は，安静時に症状がなくても，階段や坂道を登ったときに呼吸困難や動悸が出現して運動を中断することが多い[1]．
- 運動によって惹き起こされる呼吸困難のために，座ってばかりの不活動の生活が続くと，心機能や下肢骨格筋機能の低下が生じて運動耐容能に影響を及ぼしてくる[1]．
- 運動耐容能の評価には，運動負荷テストが用いられる．

● 運動負荷テストの目的・方法

- 呼吸器疾患を対象にした運動負荷テストの目的は，診断，重症度や病態の把握，治療やリハビリへの応用に分けられる（表1）[1]．
- 運動負荷テストの適応は，病状の安定期にある多くの呼吸器疾患が含まれる[1]．
- 運動時に呼吸困難，動悸，胸痛などの自覚症状が出現する患者でも，負荷テストによりその原因を検索したり，病態の把握を行った後，治療，リハビリ，日常生活の指導に利用する[1]．
- 運動負荷テストは，トレッドミルや自転車エルゴメータなどの機器を用いた方法が一般的である．
- また，6分間歩行テストやシャトル歩行テストなど一定の条件で平地歩行させる方法もある．

1 6分間歩行テスト（6MWT）

- 6MWTは，平坦なコースを6分間にできるだけ長く歩行するテストで，そのときの歩行距離を測定する[2]．
- 比較的実施が容易で，安全性が高く，特別な器具や装置を必要としないため，広く用いられている．
- 6MWTの最大の目的は，中等度から重症の心疾患または呼吸器疾患患者への医療介入の効果を測定することである[3]．

表1 呼吸器疾患に対する運動負荷試験の目的

診断	1. 潜在性心疾患（狭心症，虚血性心疾患）や運動に伴う不整脈の診断 2. 運動誘発性喘息，運動誘発性低酸素血症の検出 3. 各疾患の重症度判定（心疾患，COPD，代謝性疾患など） 4. その他，運動誘発性アナフィラキシーなどの診断
病態の評価	1. 運動能力の評価（最大運動能力，嫌気性代謝閾値，乳酸緩衝能など） 2. 心機能，換気機能，肺でのガス交換能の評価 3. 筋肉機能や筋内でのO_2利用能の評価 4. 運動制限要因の解析 5. 薬物の運動能に及ぼす効果の判定 6. O_2吸入効果の判定 7. リハビリの適応の決定 8. 手術適応の判定 9. 予後の評価
治療	1. 運動処方の作成（運動療法，リハビリのための運動プロトコルの設定） 2. 運動療法，リハビリの実施

表2 高齢者の6分間歩行距離

年齢	男性 標本数	男性 平均値(m)	男性 標準偏差	女性 標本数	女性 平均値(m)	女性 標準偏差
65〜69	872	612.40	89.56	889	571.76	101.13
70〜74	887	581.02	116.38	879	539.23	98.38
75〜79	867	562.02	93.74	826	515.97	81.06

〔平成21年度　体力・運動能力調査結果統計表（文部科学省）より一部抜粋〕

- 平成21年度体力・運動能力調査の結果[4]（表2）を参考にすると，健常者との比較ができる．
- 2002年に米国胸部医学会（ATS）が，「ATSステートメント：6MWTのガイドライン」[2]を発表し，6MWTの標準のテスト方法を公表している．

a．測定の実際[3]

- テスト前のウォームアップは必要ない．
- 少なくともテスト前10分間，スタートライン付近で椅子に座り安静にする．
- この間に検者は脈拍，血圧を測定，記録する．
- 患者を起立させ，ベースラインの呼吸困難と全体的な疲労感を修正Borgスケールで測定する．
- 患者に，6分間できるだけ距離を長く歩くこと，息切れや疲労が強い場合は途中で休んでもよいができるだけ早く歩き始めることを説明する．
- 患者をスタートラインに立たせ，歩き始めたら同時にストップウォッチをスタートする．
- 患者への声かけは決まった言葉で，1分ごとおよびテスト終了の15秒前に行う．
- テスト中に患者が歩行を中断したり，休息が必要となったら，壁にもたれかかって休むようにする．
- その間，ストップウォッチは止めない．
- 患者が6分経過しないうちにテストの継続を拒否したり，検者が継続できないと判断した場合は，椅子に座らせテストを中断する．そして記録用紙に距離，中断した時間，中止理由を記録する．
- テスト後，修正Borgスケールの呼吸困難と全体的な疲労感，脈拍を測定する．
- 総歩行距離を記録する．

b．声かけ[3]

- 最初の1分：「うまく歩けてますよ．残り時間はあと5分です．」
- 2分後：「その調子を維持してください．残り時間はあと4分です．」
- 3分後：「うまく歩けてますよ．半分が終了しました．」
- 4分後：「その調子を維持してください．残り時間はもうあと2分です．」
- 5分後：「うまく歩けてますよ．残り時間はもうあと1分です．」
- 残り15秒：「もうすぐ止まってくださいと言います．私がそう言ったらすぐに立ち止まってください．私があなたのところに行きます．」
- 6分後：「止まってください．」

2 シャトル歩行テスト（SWT）

- SWTは，CDプレーヤーからの発信音にあわせて9mの標識間を往復歩行するテストである[5]．
- 発信音は，はじめの1分間は20秒間隔，次の1分間は15秒間隔で鳴り，それ以降も1分ごとに歩行速度が増していく漸増負荷である．

- 被験者は次の発信音が鳴るまでに，向かいの標識までたどり着かなければならない．
- 漸増するスピードについていけなかった時点で終了とする．そのときの歩行距離を最大歩行距離とする．
- 呼気ガス分析において，時間とともに酸素摂取量が漸増していくことが示されており[6]，歩行距離と最高酸素摂取量との相関も高い．
- SWTで得られた最高酸素摂取量もトレッドミルや自転車エルゴメータから得られた値と差がないことが示されている．
- 注意点：SWTの実施にあたっては登録制なので，登録者（登録施設）以外のテキストの使用，学会発表，論文発表は認められていない．

3 心肺運動負荷テスト（CPEX）

- トレッドミルや自転車エルゴメータなどの機器を用いた運動負荷テストも行われる．
- これらは検査室で行われ，身体に呼気ガス分析装置や12誘導心電計，血圧計などが装着できるので，身体の反応を細かくチェックすることができる．
- CPEXには一定負荷テストと漸増負荷テストがあるが，1回のテストで多くの情報が得られる症候限界性漸増負荷テストが一般に施行される．
- 漸増負荷テストの負荷法は，一定時間ごとに負荷量を増加させる多段階漸増負荷テストと，連続して直線的に負荷量を増加させる連続的漸増負荷テスト（ランプ負荷）がある．
- 検査結果は，呼気ガス分析を行って酸素摂取量，二酸化炭素排泄量，分時換気量を測定するとともに，呼吸数や1回換気量，呼吸パターンなど，さまざまなデータで表される[7]．
- また，心電計による心拍数の測定や不整脈の検出，血圧，SpO_2のモニターも行う[7]．
- 運動耐容能は，最大酸素摂取量，最高酸素摂取量，無酸素性代謝閾値，最大仕事量で評価する．
- エルゴメータやトレッドミルを用いたCPEXは，循環器領域において標準的方法が確立されて頻用されているが，呼吸器領域においては必ずしも標準的なプロトコールが確立されておらず，また高価な機器が必要であるために，限られた施設で施行されているのが現状である[8]．

■文献
1) 藤本繁夫．各種疾患と心肺運動負荷テスト（呼吸器疾患）．In: 谷口興一，他編．心肺運動負荷テストと運動療法．1版．東京: 南江堂; 2007. p.216-37.
2) ATS Committee on Proficiency Standards for Clinical Pulmonary Function Laboratories. ATS statement:guidelines for six-minute walk test. Am J Respir Crit Care Med. 2002; 166:111-7.
3) 日本呼吸管理学会呼吸リハビリテーションガイドライン作成委員会，日本呼吸器学会ガイドライン施行管理委員会，日本理学療法士協会呼吸リハビリテーションガイドライン作成委員会．呼吸リハビリテーションマニュアル―運動療法―．1版．東京: 照林社 2003. p.76-82.
4) 文部科学省ホームページ．http://www.mext.go.jp/
5) Singh SJ, Morgan MD, Scott S, et al. Development of a shuttle walking test of disability in patients with chronic airways obstruction.Thorax. 1992; 47:1019-24.
6) 佐竹將宏，塩谷隆信，高橋仁美，他．健常高齢者における6分間歩行試験とシャトル歩行試験の呼気ガス反応の検討．日呼管誌．2004; 14: 256-62.
7) 日本呼吸器学会COPDガイドライン第3版作成委員会．COPD（慢性閉塞性肺疾患）診断と治療のためのガイドライン．3版．東京: メディカルレビュー社; 2009. p.54-8.
8) 一和多俊男．運動負荷試験．In: 塩谷隆信，編．包括的呼吸リハビリテーション（I. 基礎編）．1版．東京: 新興医学出版社; 2007. p.171-8.

〈清川憲孝〉

第3章 訪問呼吸ケア・リハビリに必要な評価

6 四肢筋力の評価

- 呼吸リハビリテーションマニュアル[1]では，運動療法のための評価項目を3段階に分けている（表1）．
- この中で，握力は「必須の評価」であり，上肢・下肢筋力測定は「可能であれば行う評価」と位置づけられている．
- 在宅での筋評価の特徴
  - 訪問での筋力評価は，測定機器の揃った病院と違って簡便な方法に限られる．
  - 時間の限られた在宅で筋力を測定する際，個々の筋力を細かく測定するのは困難である．

表1 運動療法のための評価項目[1]

必須の評価
- 問診および身体所見
- スパイロメトリー
- 胸部X線
- 心電図
- 呼吸困難感（安静時，労作時）
- 経皮的酸素飽和度（SpO_2）
- パルスオキシメーターを使った歩行試験
- 握力

行うことが望ましい評価
- 時間内歩行試験（6分間歩行試験，シャトルウォーキング試験）
- 栄養評価（BMIなど）
- ADL評価

可能であれば行う評価
- 検査室での運動負荷試験（エルゴメータ，トレッドミル）
- 上肢筋力，下肢筋力の測定
- 呼吸筋力の測定
- 健康関連QOL評価（一般的，疾患特異的）
- 動脈血液ガス分析
- 心臓超音波検査

● 上肢の筋力評価

- 上肢の筋力は呼吸と関連が深く，筋力低下は息切れの悪化，ADLの低下を招きやすい．

1 握力

- 立位で左右それぞれ3回ずつ測定し，その最大値を測定値とする．
- 平均値（表2）との比較を行うと，筋力トレーニングへの動機づけとなる．
- 握力は更衣や食事などの上肢を使用する作業の可否を直接的に評価・判断できるだけでなく，間接的に上肢筋の代表値として体力などを推定する場合にも使用されている[2]．
- 利点：簡便．高齢者も理解しやすい．
- 難点：機器が必要．

表2 日本人の握力の平均値（文部科学省．平成20年度体力・運動能力調査．調査結果統計表より抜粋）

年齢	男子平均（kg）	女子平均（kg）
50～54	46.62	28.50
55～59	44.47	26.89
60～64	42.12	25.85
65～69	39.34	24.68
70～74	36.56	23.26
75～79	34.26	21.98

2 徒手筋力検査法

- 利点：簡便．道具が不要．
- 難点：ある程度熟練が必要．高齢者では検査の指示理解が難しい．

3 ハンドヘルドダイナモメータ（図1）

- 利点：結果を数値で残すことができる．比較的簡便．
- 難点：機器が必要．高齢者では検査の指示理解が難しい．

4 周径（上腕周径，前腕周径）

- 利点：簡便．栄養状態の評価にもなる．
- 難点：筋力の目安となるが，筋力の評価として周径だけでは不十分．

5 主に上肢を使用する動作での評価（表3）

- 個別の筋力評価が困難であれば，動作の確認だけでもしておくとよい．
- 認知症が疑われなければ，本人への問診でもよい．
- 認知症が疑われる場合は，家族への問診あるいは，実際に評価する．
- 評価する動作は初期評価時に決めておくと定期的な評価が導入しやすい．
- 理学療法士が評価を行う場合，解釈と統合は普段通り行わなければならない．現象を動作レベルや身体機能レベルの問題に分節化し，解釈をつける作業を省略してよいわけではない[3]．

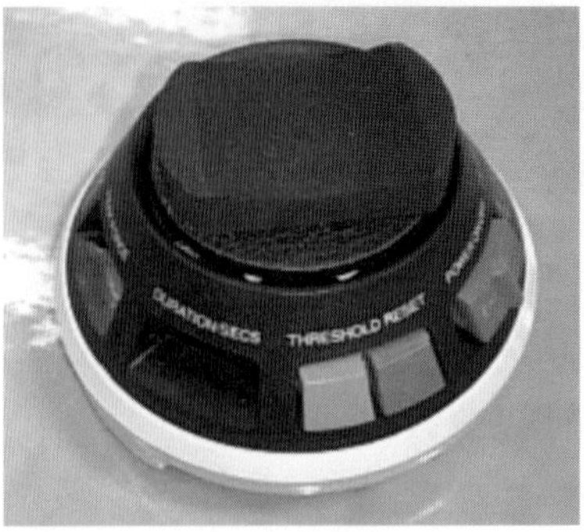

図1 ハンドヘルドダイナモメータ
（株式会社日本メディックス）

表3 上肢を使用する動作での評価（一例）

食事
更衣
洗顔，洗髪
家事（炊事，洗濯，掃除など）

● 下肢の筋力評価

- 下肢の筋力低下は，ADL，QOL低下に直結するので，注意が必要である．
- 大腿四頭筋，ハムストリングス，下腿三頭筋のような大きな筋肉は評価したほうがよい．
- 徒手筋力検査法，ハンドヘルドダイナモメータ，周径（大腿周径，下腿周径）の利点，難点は上肢の筋力評価と同様である．
- 主に下肢を使用する動作での評価の一例を表4に示す．

表4 下肢の動作での評価（一例）

寝返り
起き上がり
立ち上がり（椅子，ベッド，便座など）
歩行（転倒，ふらつき，疲労，痛みの有無）
階段（転倒，ふらつき，疲労，痛みの有無）
家事（炊事，買い物など）

- いくつかの評価法を列記したが，全て実施する必要はもちろんなく，それぞれの環境，設備で可能なものを選択する．
- 評価結果は多職種で共有できることが望ましい．

■文献
1) 日本呼吸管理学会，日本呼吸器学会，日本理学療法士協会．運動療法の実際．In: 日本呼吸管理学会呼吸リハビリテーションガイドライン作成委員会，他編．呼吸リハビリテーションマニュアル―運動療法―．1版．東京: 照林社; 2003. p.17-24.
2) 阿部 勉，戸津喜典，大沼 剛．効果的な在宅理学療法のプランニング．PTジャーナル．2010; 44: 561-6.
3) 吉田俊之．訪問理学療法のポイント．PTジャーナル．2010; 44: 573-8.

〈渡邊　暢〉

第3章 訪問呼吸ケア・リハビリに必要な評価

7 栄養状態の評価

● 在宅患者の栄養管理

- 栄養管理は，自宅へ訪問し実施される．そのため病院とは異なり，生活環境を率直にみることになる．特に食行動や食環境など，さまざまな情報を得ることから，より実践的なサポートが求められる．
- 寝たきりや動けない患者では，通常の身長計・体重計を用いた実測が困難なことがある．身長は巻き尺を用い，仰臥位で計測し，巻き尺でも計測不能な場合は推定値を用いる[1]（表1, 2）．また体重測定不能の場合は，推定式を用いることもできる（表3）[2]．
- 生化学データは，必ずしも身体の情報を正確に反映しないことも多い．したがって，毛髪，皮膚，爪，腹水，浮腫，口腔内，咀嚼・嚥下の状態など，身体所見からの十分な観察力も重要である．
- 要介護認定を受けていれば介護保険「居宅療養管理指導」，受けていなければ医療保険「在宅訪問栄養食事指導」と位置づけられ算定要件は異なっている．
- 入院・外来栄養食事指導（各130点）と比較し，訪問栄養指導は最も高い報酬がつけられているが（介入は医療・介護保険ともに月2回が限度で，対象となる特別食に該当した場合算定額は530点，ただし居住形施設入居者は450点），日本栄養士会全国病院協議会栄養部門実態調査ではここ数年の算定率は4〜5％と低く，厚生労働省介護給付費実態調査月報でも0.3％と低いのが現状である[3]．

表1 身長の推定

膝高による推定
　男性：身長 cm＝64.19－(0.04×年齢)＋(2.02×膝高 cm)
　女性：身長 cm＝84.88－(0.24×年齢)＋(1.83×膝高 cm)

表2 寝たきり患者の身長予測法

膝高による推定
　男性：身長 cm＝膝高 cm÷0.301, 女性：身長（cm）＝膝高 cm÷0.297
膝高と年齢による推定
　男性：身長 cm＝64.02＋(膝高 cm×2.12)－(年齢×0.07)　誤差±3.43
　女性：身長 cm＝77.88＋(膝高 cm×1.77)－(年齢×0.10)　誤差±3.26

（膝高による推定：東口ら鈴鹿総合病院計測データより）
（膝高と年齢による推定：宮澤ら日本静脈経腸栄養学会発表より，2004）

表3 寝たきり患者の体重予測法

男性：体重kg＝1.01×膝高 cm＋上腕囲 cm×2.03＋上腕三頭筋皮下脂肪厚 mm×0.46
　　　＋年齢×0.01－49.37　誤差±5.11 kg
女性：体重kg＝1.24×膝高 cm＋上腕囲 cm×1.21＋上腕三頭筋皮下脂肪厚 mm×0.33
　　　＋年齢×0.07－44.43　誤差±5.11 kg

（宮澤ら日本静脈経腸栄養学会発表より，2004）

● 栄養評価とは

- 食事摂取状況，身体計測値，臨床検査データ等より得たさまざまな情報をもとに，患者の栄養状態について総合的に判断することである．初回訪問時にアセスメントを行い，患者個々に適したプランニングを行う．栄養療法開始後は定期的にアセスメントを行い，効果を確認し，再プランニングを行い適切で質の高い栄養管理を行っていく．

● 栄養評価の実際

- 高齢者の栄養スクリーニングに用いられるものに「MNA®」がある．それをさらに簡便にして臨床現場に取り入れやすくしたのが MNA®-Short Form（MNA®-SF）である（図1）[4]．MNA®-SF は，①単独で栄養スクリーニング法として使用できる，②BMIの代わりにふくらはぎの周囲長を使用してもよい，③高齢者の栄養状態を，正常・栄養不良の危険性あり・栄養不良の3段階で診断できるというものである[5,6]．
- 主観的包括的栄養評価（SGA）は面接による質問と簡単な身体検査によって評価するが，評価項目は「病歴」と「身体状況」の2大項目に分かれ，両者を総合して栄養状態を3段階で評価する（表4）．
- 客観的栄養評価（ODA）は体重減少の具体的な割合，身体測定値，生化学検査データなど複数の指標から客観的に評価する方法である．
- 日本呼吸器学会の「COPD（慢性呼吸器疾患）診断と治療のためのガイドライン第3版」では，COPDの栄養評価項目（表5）と推奨される栄養評価項目（表6）が示されている[7]．

● 食習慣，食事（栄養）摂取量，食事摂取時の臨床症状の有無

- 食習慣の詳細や食事を妨げる要因として，摂食時の息切れや腹部膨満感の有無，咀嚼・嚥下の状態，食材の購入や調理，喫食環境などに関して問診や質問票などにより幅広く評価する．食事調査では，実際に使っている食器を見せてもらう，食事の写真をとってもらうなど，その把握にも工夫をし，評価する．食環境に乏しい場合には，配食サービスなどの社会サービスを利用することもできる．

● 身体組成

- 体重測定は，最も簡便な栄養評価法で％IBWやBMIが指標として用いられる．また体重減少率も評価する．算出方法は，体重減少率（％）＝（通常体重－現体重）÷通常体重×100で求め，1カ月で5％，3カ月で7.5％，6カ月で10％以上の減少があれば，中等度以上の栄養障害を疑う．ただし，薬物による体重増加や心疾患による浮腫に注意する．
- 上腕周囲長（AC）と上腕三頭筋皮下脂肪厚（TSF）の計測により上腕筋囲長（AMC）を算出し（AMCcm＝ACcm－TSFcm×3.14），それぞれJARD2001（表7）[8]と比較し栄養状態の変化を評価する（60％以下：高度栄養不良，60〜80％：中等度栄養不良，80〜90％：軽度栄養不良）．％AMCは筋蛋白量，％TSFは体脂肪量の指標として用いられる．
- 生体電気インピーダンス分析法（Bioelectrical Impedance Analysis: BIA）や二重エネルギーX線吸収測定法（Dual Energy X-ray Absorptiometry: DXA）で除脂肪体重（LBM）や脂肪量（FM）の評価が可能である．％IBW＜80％の場合は，LBMも減少していることが多く，積極的な栄養補給療法を考慮する[7]．ただしBIAは極端なやせの場合には体脂肪率が過大評価されることがあるので注意が必要である[9]．

7. 栄養状態の評価

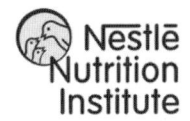

Nestlé Nutrition Institute

簡易栄養状態評価表
Mini Nutritional Assessment-Short Form
MNA®

氏名:

性別:　　　年齢:　　　体重:　　　kg　身長:　　　cm　調査日:

下の□欄に適切な数値を記入し、それらを加算してスクリーニング値を算出する。

スクリーニング

A 過去3ヶ月間で食欲不振、消化器系の問題、そしゃく・嚥下困難などで食事量が減少しましたか?
- 0 = 著しい食事量の減少
- 1 = 中等度の食事量の減少
- 2 = 食事量の減少なし

B 過去3ヶ月間で体重の減少がありましたか?
- 0 = 3 kg 以上の減少
- 1 = わからない
- 2 = 1〜3 kg の減少
- 3 = 体重減少なし

C 自力で歩けますか?
- 0 = 寝たきりまたは車椅子を常時使用
- 1 = ベッドや車椅子を離れられるが、歩いて外出はできない
- 2 = 自由に歩いて外出できる

D 過去3ヶ月間で精神的ストレスや急性疾患を経験しましたか?
- 0 = はい　　2 = いいえ

E 神経・精神的問題の有無
- 0 = 強度認知症またはうつ状態
- 1 = 中程度の認知症
- 2 = 精神的問題なし

F1 BMI (kg/m²) : 体重(kg)÷身長(m)²
- 0 = BMI が19 未満
- 1 = BMI が19 以上、21 未満
- 2 = BMI が21 以上、23 未満
- 3 = BMI が23 以上

BMI が測定できない方は、F1 の代わりに F2 に回答してください。
BMI が測定できる方は、F1 のみに回答し、F2 には記入しないでください。

F2 ふくらはぎの周囲長(cm) : CC
- 0 = 31cm未満
- 3 = 31cm以上

スクリーニング値
(最大:14ポイント)

- **12-14 ポイント:** 栄養状態良好
- **8-11 ポイント:** 低栄養のおそれあり (At risk)
- **0-7 ポイント:** 低栄養

Ref.　Vellas B, Villars H, Abellan G, et al. *Overview of the MNA® - Its History and Challenges.* J Nutr Health Aging 2006;10:456-465.
Rubenstein LZ, Harker JO, Salva A, Guigoz Y, Vellas B. *Screening for Undernutrition in Geriatric Practice: Developing the Short-Form Mini Nutritional Assessment (MNA-SF).* J. Geront 2001;56A: M366-377.
Guigoz Y. *The Mini-Nutritional Assessment (MNA®) Review of the Literature - What does it tell us?* J Nutr Health Aging 2006; 10:466-487.
Kaiser MJ, Bauer JM, Ramsch C, et al. *Validation of the Mini Nutritional Assessment Short-Form (MNA®-SF): A practical tool for identification of nutritional status.* J Nutr Health Aging 2009; 13:782-788.
® Société des Produits Nestlé, S.A., Vevey, Switzerland, Trademark Owners
© Nestlé, 1994, Revision 2009. N67200 12/99 10M
さらに詳しい情報をお知りになりたい方は、**www.mna-elderly.com** にアクセスしてください。

図1 MNA®-Short Form (http://www.mna-elderly.com/forms/mini/mna_mini_japanese.pdf より許諾を得て転載)

表4 主観的包括的評価（SGA）

1. 病歴：体重の変化（過去6カ月間における体重喪失，過去2週間における変化），食事摂取量の変化（期間，内容，習慣），消化器症状（悪心，嘔吐，下痢，食欲不振），身体機能性（機能不全なし，歩行可能，寝たきり），疾患と栄養必要量との関係（代謝亢進によるストレス：なし，軽度，中等度，高度）
2. 身体状況：皮下脂肪の喪失，筋肉喪失，浮腫（くるぶし部，仙骨），腹水など
3. 評価：栄養状態良好，中等度栄養不良，高度栄養不良

表5 COPDの栄養評価項目[7]

1. 食習慣，食事（栄養）摂取量，食事摂取時の臨床症状の有無
2. 体重：%IBW，BMI
3. 身体組成：%AMC，%TSF，体成分分析（LBM，FM）
4. 生化学的検査：内臓蛋白〔血清アルブミン，RTP（血清トランスフェリン，血清プレアルブミン，血清レチノール結合蛋白）〕，血漿アミノ酸分析（BCAA，AAA，BCAA/AAA比）
5. 呼吸筋力：最大吸気筋力，最大呼気筋力
6. 骨格筋力：握力
7. エネルギー代謝：REE，栄養素利用率
8. 免疫能：総リンパ球数，遅延型皮膚反応，リンパ球幼若化反応

表6 推奨される栄養評価項目[7]

1. 必須の評価項目：体重（%IBW，BMI），食習慣，食事摂取時の臨床症状の有無
2. 行うことが望ましい評価項目：食事調査（栄養摂取量の解析），REE，%AC，%TSF，%AMC，血清アルブミン
3. 可能であれば行う評価項目：体成分分析（LBM，FMなど），RTP測定，血漿アミノ酸分析（BCAA/AAA），握力，呼吸筋力，免疫能

表7 日本人の新身体計測基準値（JARD 2001）

	年齢（歳）	上腕囲（cm）	上腕三頭筋部皮下脂肪厚(mm)	上腕筋囲（cm）	上腕筋面積（cm²）
60歳以上男性	60〜64	26.38±2.77	10.06±5.39	23.22±2.58	43.46±9.31
	65〜69	27.28±2.72	10.64±4.19	23.94±2.58	46.06±9.38
	70〜74	26.70±2.89	10.75±5.25	23.34±2.79	43.97±10.21
	75〜79	25.82±3.02	10.21±4.24	22.64±2.68	41.37±9.57
	80〜84	24.96±2.97	10.31±4.33	21.72±2.87	38.22±10.07
	85歳以上	23.90±3.10	9.44±4.59	20.93±2.71	35.44±8.90
60歳以上女性	60〜64	25.75±3.78	15.79±6.98	20.89±2.80	35.35±9.93
	65〜69	26.40±2.73	19.70±6.97	20.14±2.34	32.72±7.61
	70〜74	25.57±3.15	17.08±6.84	20.24±2.70	33.20±8.57
	75〜79	24.61±3.48	14.43±6.77	20.09±2.67	32.69±8.60
	80〜84	23.87±3.34	12.98±5.90	19.84±2.52	31.84±8.06
	85歳以上	22.88±3.37	11.69±5.91	19.21±2.68	29.37±8.79

（各年齢ごとの基準値を平均値±標準偏差で示した）

● 生化学検査

- 血清アルブミンは栄養指標として汎用されているが，半減期が約20日と長いために長期の栄養状態を反映し，リアルタイムな評価には向かないが，レチノール結合蛋白は約12時間，プレアルブミンが約2日，トランスフェリンが約7日と半減期が短いために，短期の栄養状態を鋭敏に反映す

る指標である．
- 血漿アミノ酸分析で BCAA，AAA および両者の比（フィッシャー比）を測定し，アミノ酸インバランスの指標とする．

● 機能検査
- 呼吸筋力の評価には，一般にはスパイロメーターを用いた最大吸気圧（PImax）および最大呼気圧（PEmax）の測定を行い，骨格筋力は，握力や大腿四頭筋力の測定を行う．

● エネルギー代謝
- 間接熱量計による REE や呼吸商（respiratory quotient: RQ）の測定は，代謝状態を評価し栄養治療のエネルギー量や組成を決定するうえで有用な情報となる．

● 免疫能
- 細胞性免疫能は栄養障害と密接に関連しており，総リンパ球数，遅延型皮膚反応，リンパ球幼若化反応などが指標となる．

■文献
1) 田中弥生. 栄養アセスメント②身体計測. In: 東口髙志, 編. NST 完全ガイド. 改訂版. 東京: 照林社; 2009.
2) 東口髙志. JJN スペシャル「治る力」を引き出す 実践！臨床栄養. 東京: 医学書院; 2010. p.100.
3) 若林秀隆. リハビリテーション栄養ハンドブック. 東京: 医歯薬出版; 2010. p.161.
4) MNA® Mini Nutritional Assessment. http://www.mna-elderly.com
5) 雨海照祥. Sieber CC. 高齢者の栄養と MNA の有用性. 臨床栄養. 2010; 117: 178-85.
6) 日本病態栄養学会, 編. 認定 病態栄養専門師のための病態栄養ガイドブック. 3 版. 東京: メディカルレビュー社; 2011.
7) 日本呼吸器学会 COPD ガイドライン第 3 版作成委員会, 編. COPD（慢性閉塞性肺疾患）診断と治療のためのガイドライン. 3 版. 東京: メディカルレビュー社; 2009.
8) 日本人の新身体計測基準値 JARD2001. 栄養評価と治療. 2002; 19 Suppl.
9) 若林秀隆. リハビリテーション栄養ハンドブック. 東京: 医歯薬出版; 2010. p.118.

〈伽羅谷千加子〉

第3章 訪問呼吸ケア・リハビリに必要な評価

8 摂食・嚥下機能の評価

● 摂食・嚥下機能とは

- 摂食・嚥下とは，食物を口まで運び，口に取り入れ，咀嚼し，飲み込むという食事行動である．
- これらの摂食・嚥下機能が障害されると誤嚥性肺炎，窒息，脱水，低栄養などの原因となり，「食事」という最も基本的な楽しみが奪われてしまい，特に高齢者においては生活の質すなわちQOL（quality of life）の低下にもつながる[1]．
- 摂食・嚥下機能が障害される原因としては，主に腫瘍や手術による器質的障害と，それ以外の機能的障害にわけられる．機能的障害で最も頻度の高いのは脳血管障害であり，その急性期には3～4割で摂食・嚥下障害があると言われるが，多くは1カ月以内に改善する[2]．
- 慢性閉塞性肺疾患患者や慢性呼吸不全患者は息切れなどのために食欲がないことも多いが，食欲がない原因の1つとして摂食・嚥下障害の存在もある．したがって，これらの患者における摂食・嚥下障害の評価も重要である．

● 嚥下と呼吸の関係

- 咽頭で嚥下と呼吸の経路が交差しているため，両機能の協調は重要である．通常嚥下反射が生じると喉頭は閉鎖され呼吸が停止（0.3～1.0秒）し，食塊が通過してから呼吸が再開される．これを嚥下時無呼吸といい，嚥下時無呼吸からの呼吸再開は，健常者では9割が呼気から再開し，多少の咽頭残留があっても気道に吸い込まれることはない[3]．
- 慢性閉塞性肺疾患患者でも摂食・嚥下障害のリスクは高くなる[4]．また加齢による解剖学的な咽頭の変化，味覚，残存歯数と咀嚼機能，嚥下反射運動，咳嗽反射機能などの機能低下も，影響を及ぼすと考えられる．

● 摂食・嚥下機能の評価

- 観察すべきポイントは，意識レベル，異常な円背がないか，やせすぎていないか，声がかすれていないか，口腔内がきれいか，多量の痰はないか，頚部の可動域は正常か，深い呼吸ができているかなどである．摂食や飲水時のむせ，湿性嗄声，食事中や食後のむせなどは摂食・嚥下障害を疑う．むせがなくても摂食・嚥下障害を否定できず，重度の誤嚥の可能性もある．摂食・嚥下障害を疑わせる症状を表1に示す．
- 問診では原疾患と既往歴を確認する．摂食・嚥下障害の原因となる基礎疾患を表2に示す．
- 食塊は通常咽頭から食道へと入るが，喉頭に入り声帯を超えて気管内まで侵入した状態を誤嚥という．
- 肺炎は本邦における死亡原因の第4位であり，高齢者肺炎の約7割は誤嚥性肺炎であるといわれる．誤嚥性肺炎は口腔，咽頭または胃の内容物を気道内に誤嚥することによって生じる肺炎であり，なかでも高齢者の誤嚥性肺炎の原因として夜間における唾液の誤嚥が重要である．
- 誤嚥性肺炎発症のリスク要因を表3にあげた．誤嚥＝肺炎ではなく誤嚥量，誤嚥物の喀出能力，口腔内細菌，患者の体力や免疫力が関与する．

表1 摂食・嚥下障害を疑わせる症状
・誤嚥，窒息 ・繰り返す肺炎，発熱 ・脱水，低栄養状態 ・拒食，食欲低下 ・摂食量の低下 ・食事時間が著しく長い ・食事の嗜好変化 ・食事中・後のむせや咳 ・食後の痰の増加 ・食後の湿性嗄声 ・咽頭違和感や食物残留感

表2 摂食・嚥下障害の原因となる基礎疾患
1. 中枢神経障害 　・脳血管障害：脳梗塞，脳出血，くも膜下出血 　・変性疾患：筋萎縮性側索硬化症，パーキンソン病 　・炎症：灰白髄炎，多発性硬化症，脳炎 2. 末梢神経障害 　・末梢神経障害，ニューロパチー 3. 神経筋接合部・筋疾患 　・重症筋無力症，筋ジストロフィー，ミオパチー，多発性筋炎 4. 呼吸器疾患 　・慢性閉塞性肺疾患

- スクリーニングテストとしては，反復唾液嚥下テスト（図1），や各種の水飲みテスト（表4），食物テスト，頚部聴診などがある．
- 反復唾液嚥下テストは侵襲がなく簡便であるが，認知症など指示が十分入らない場合には施行困難である．
- 水飲みテストに用いられる水の量は様々である．改訂水飲みテストでは3mlの冷水を用い，4点以上の場合は水の量を増やしたり，ストローやコップで飲水してもらうとよい．3点以下の場合は3mlの冷水にとろみを付加して同様の検査を行う．
- 食物テストはティースプーン1杯量のプリンを舌背に乗せて嚥下させ，その様子を観察して評価する[5]．水飲みテストと異なり，口腔残留も評価できる．
- 頚部聴診は聴診器で嚥下音や嚥下前後の呼吸音変化を聞く方法である．指示が入らない場合でも唾液の貯留を評価でき，呼吸音で評価できるため，安全なスクリーニング法である[6]．
- スクリーニングテストでは，たとえ摂食・嚥下障害の有無がわかったとしても，どのような障害かの診断までは困難である．
- 確実に摂食・嚥下障害を診断する手段には，嚥下造影検査（videofluoroscopic examination of swallowing: VF）と嚥下内視鏡検査（video endoscopic evaluation of swallowing: VE）がある．VEは検査機器ユニットが小

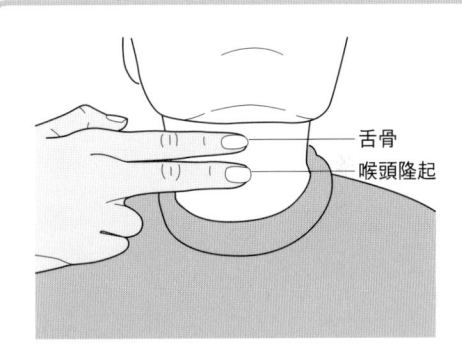

図1 反復唾液嚥下テスト
舌骨と喉頭隆起に指腹を当て，唾液嚥下をできるだけ何回も繰り返させる．30秒間で2回以下の場合，咽頭期嚥下障害を疑う．

表3 誤嚥性肺炎発生のリスク要因
・不顕性誤嚥 ・口腔・咽頭残留 ・意識障害 ・低栄養 ・喀出能力・基礎体力の低下 ・胃食道逆流

表4 改訂水飲みテスト

冷水3mlを口腔底に注ぎ，嚥下を命じる．嚥下後，反復嚥下を2回行わせる．判定基準が4点以上なら最大2回行い（合計3施行），悪い方を評点とする．

判定基準
1：嚥下なし，むせる and/or 呼吸切迫
2：嚥下あり，呼吸切迫
3：嚥下あり，呼吸良好，むせる and/or 湿性嗄声
4：嚥下あり，呼吸良好，むせない
5：4に加え反復嚥下が30秒間に2回可能

規模で持ち運びが可能なため，訪問でも使用可能である．

■文献　1) 才藤栄一. 摂食・嚥下障害の治療戦略. リハ医学. 2004; 41: 404-8.
　　　2) 才藤栄一. 摂食・嚥下障害. In: 最新リハビリテーション医学. 2版. 東京: 医歯薬出版; 2005. p.122-32.
　　　3) 杉村浩美. 呼吸・喉頭の機能. In: 才藤栄一, 他監修, 鎌倉やよい, 他編. 摂食・嚥下リハビリテーション. 1版. 東京: 医歯薬出版; 1998. p.31-6.
　　　4) 松田正朗. 慢性閉塞性肺疾患患者の嚥下機能障害の検討. 日胸. 2004; 63: 465-71.
　　　5) 戸原　玄. Videofluorography を用いない摂食・嚥下障害評価フローチャート. 日本摂食・嚥下リハ会誌. 2002; 6: 88-97.
　　　6) 平野　薫. 嚥下障害判定のための頸部聴診法の診断精度の検討. 口外誌. 2001; 47: 93-100.
　　　7) 佐藤和彦. 老人と誤嚥性肺炎. 呼吸と循環. 1994; 42: 965-70.

〈都築　晃，加賀谷　斉〉

第3章 訪問呼吸ケア・リハビリに必要な評価

9 ADL・QOLの評価

● 慢性呼吸器疾患のADL・QOL

- 慢性呼吸器疾患では，呼吸困難や疲労などを訴え，様々な日常生活動作（ADL）が次第に困難となり，それに伴い quality of life（QOL）が低下した状態になりやすい．
- 呼吸器疾患では，呼吸困難があっても動作が自立して可能な場合があり，ADLの自立度の評価だけではQOLの把握が困難である．
- ADLとQOLは個別に評価する必要があり，介入の前後で評価を行うことが望ましい．

● ADLの評価

1 疾患を選ばないADLの評価法
- BI（Barthel index）とFIM（functional independence measure）は，疾患や障害を特定せずに用いることができる．

2 疾患特異的ADL評価法
a．NRADL（the Nagasaki University Respiratory ADL questionnaire）[1]（表1）
- 入院患者を対象に食事，排泄，整容，入浴，更衣，病室内移動，病棟内移動，院内移動，階段，外出・買物の10項目を動作速度，息切れ，酸素流量の3指標で0～3点に段階付けし，これに連続歩行距離（0～10点）を加えて，合計0～100点満点で評価する方法で，ADL状況が良好なほど高得点となる．
- 表2は，外来患者や在宅患者でも使用できるよう，改編した評価表である．

表1 入院用NRADL

項目	動作速度	息切れ（Borg）	酸素流量	合計
食事	0・1・2・3	0・1・2・3	0・1・2・3	
排泄	0・1・2・3	0・1・2・3	0・1・2・3	
整容	0・1・2・3	0・1・2・3	0・1・2・3	
入浴	0・1・2・3	0・1・2・3	0・1・2・3	
更衣	0・1・2・3	0・1・2・3	0・1・2・3	
病室内移動	0・1・2・3	0・1・2・3	0・1・2・3	
病棟内移動	0・1・2・3	0・1・2・3	0・1・2・3	
院内移動	0・1・2・3	0・1・2・3	0・1・2・3	
階段	0・1・2・3	0・1・2・3	0・1・2・3	
外出・買物	0・1・2・3	0・1・2・3	0・1・2・3	
合計	/30点	/30点	/30点	
連続歩行距離	0：50 m以内，2：50～200 m，4：200～500 m，8：500 m～1 km，10：1 km以上			
			合計	/100点

表2 外来・在宅用 NRADL

項目	動作速度	息切れ（Borg）	酸素流量	合計
食事	0・1・2・3	0・1・2・3	0・1・2・3	
排泄	0・1・2・3	0・1・2・3	0・1・2・3	
整容	0・1・2・3	0・1・2・3	0・1・2・3	
入浴	0・1・2・3	0・1・2・3	0・1・2・3	
更衣	0・1・2・3	0・1・2・3	0・1・2・3	
屋内歩行	0・1・2・3	0・1・2・3	0・1・2・3	
階段昇降（坂道も含む）	0・1・2・3	0・1・2・3	0・1・2・3	
外出（屋外平地歩行）	0・1・2・3	0・1・2・3	0・1・2・3	
荷物の運搬・持ち上げ	0・1・2・3	0・1・2・3	0・1・2・3	
軽作業	0・1・2・3	0・1・2・3	0・1・2・3	
合計	/30点	/30点	/30点	
連続歩行距離	0：50 m 以内，2：50〜200 m，4：200〜500 m，8：500 m〜1 km，10：1 km 以上			
			合計	/100点

b．P-ADL（Pulmonary emphysema-ADL）（後藤らの評価表）[2]（表3）

- 食事，排泄，入浴，洗髪，整容，更衣，屋内歩行，階段，屋外歩行の9項目について，酸素量，頻度，速度，息切れ，距離，達成方法の6指標を用いて点数化し，合計0〜208点となる評価法であり，高得点ほどADL状況は良好である．

c．與座らの上肢日常生活活動評価表[3]

- シャツ，ズボンの着脱や歯磨きなど11項目について0〜4点の5段階に段階分けし，合計0〜44点となる評価表で，高得点であればADL状況は良好である．

d．ADL-36[4]

- 児玉らがHOT患者を対象に作成した評価表で，10の大項目と36の小項目からなり，動作時の息切れ感や動作速度について4段階で評価する．

e．PFSDQ-M（Pulmonary Function Status and Dyspnea Questionnaire Modified）[5]

- 外国で作成され翻訳されている評価表である．
- 整髪，更衣，洗髪，シャワー，両手挙上，食事の準備，3.5m歩行，坂道歩行，でこぼこ道歩行，階段を3段昇るの10項目を生活動作，呼吸困難，倦怠感の指標によって各項目0〜10点の11段階で評価し，ADL障害の程度が強いほど高い得点を示す．

f．外国で作成された評価表

- 他に，呼吸器疾患特異尺度として，Pulmonary Functional Status Scale（PFSS），Function Performance Inventory（FPI），Manchester Respiratory ADL Questionnaire（MRADL），London Chest Activity of Daily Living Scale（LCADL）[6] などが作成されている．

9. ADL・QOLの評価

表3 P-ADL（後藤らの評価表）

＊各項目のあてはまる番号（0〜4）を1つずつ選んで○で囲んでください．

酸素量：安静時（　）l/分　　氏　名：
　　　　運動時（　）l/分　　評価日：　年　月　日
　　　　睡眠時（　）l/分

	酸素量	頻度	速度	息切れ	距離	達成方法
食事	0 いつもより増量 1 状況により増量 2 いつもと同量 3 状況により使用 4 まったく使用せず	0 毎回自分で食べない 1 ほとんど自分で食べない 2 状況により自分で食べる 3 ほとんど自分で食べる 4 毎回自分で食べる	0 全く食べられない 1 かなり休みながら 2 途中でひと休み 3 休まずゆっくり 4 スムーズにできる	0 耐えられない 1 かなりきつい 2 きつい 3 楽である 4 何も感じない	0 自室（ベッド上） 1 2 3 4 食堂（居間）	0 食べさせてもらう 1 ほとんど食べさせてもらう 2 準備をしてもらえば自分で食べる 3 準備も行う 4 下膳（食器の後始末）も行う
排泄	0 いつもより増量 1 状況により増量 2 いつもと同量 3 状況により使用 4 まったく使用せず	0 便所に行って排泄しない 1 排便のみ便所 2 昼間便所に行くことがある 3 昼間は毎回便所に行く 4 毎回（夜間も）便所に行く	0 全く便所に行かない 1 かなり休みながら 2 途中でひと休み 3 休まずゆっくり 4 スムーズにできる	0 耐えられない 1 かなりきつい 2 きつい 3 楽である 4 何も感じない	0 ベッド上 1 ベッド上，ベッドサイド 2 ベッドサイド 3 ベッドサイド，便所 4 便所	0 便器を用い全介助を受ける 1 ほとんど介助を受ける 2 尿器，ポータブルトイレを使用 3 夜間のみ尿器，ポータブルトイレを使用 4 便所を使用し全く介助を受けない
入浴	0 いつもより増量 1 状況により増量 2 いつもと同量 3 状況により使用 4 まったく使用せず	0 全く入浴しない 1 たまに入浴を行う 2 入浴日の2回に1回は入浴する 3 ほとんどの入浴日に入浴する 4 入浴日に毎回入浴する	0 全く自分でできない 1 かなり休みながら 2 途中でひと休み 3 休まずゆっくり 4 スムーズにできる	0 耐えられない 1 かなりきつい 2 きつい 3 楽である 4 何も感じない	0 ベッド上 1 ベッド上，洗面所 2 洗面所 3 洗面所，浴室 4 浴室	0 清拭（体を拭く）してもらう 1 自分で清拭する 2 シャワーを介助してもらう 3 シャワーは自分で，入浴は介助してもらう 4 自分で入浴（体を洗う/浴槽に入る）できる
洗髪	0 いつもより増量 1 状況により増量 2 いつもと同量 3 状況により使用 4 まったく使用せず	0 全く洗髪しない 1 入浴とは別に洗髪してもらう 2 入浴時に洗髪してもらう 3 入浴とは別に自分で洗髪する 4 入浴時に毎回洗髪する	0 全く自分でできない 1 かなり休みながら 2 途中でひと休み 3 休まずゆっくり 4 スムーズにできる	0 耐えられない 1 かなりきつい 2 きつい 3 楽である 4 何も感じない	0 ベッド上 1 ベッド上，洗面所 2 洗面所 3 洗面所，浴室 4 浴室	0 洗髪しない 1 洗髪してもらう（全介助） 2 毎回一部洗髪してもらう（一部介助） 3 ときどき洗髪を手伝ってもらう 4 毎回自分で洗髪する
整容	0 いつもより増量 1 状況により増量 2 いつもと同量 3 状況により使用 4 まったく使用せず	0 洗面所で洗面歯磨きしない 1 たまに洗面所で洗面歯磨きする 2 状況により洗面所で洗面歯磨きする 3 ほとんど洗面所で洗面歯磨きする 4 毎回洗面所で洗面歯磨きする	0 全く自分でできない 1 かなり休みながら 2 途中でひと休み 3 休まずゆっくり 4 スムーズにできる	0 耐えられない 1 かなりきつい 2 きつい 3 楽である 4 何も感じない	0 ベッド上 1 2 3 4 洗面所	0 臥床のまま全面的に介助を受ける 1 ベッド上に座って介助を受ける 2 準備されればベッド上で自分で行える 3 腰掛けると自分でできる 4 立って自分でできる
更衣	0 いつもより増量 1 状況により増量 2 いつもと同量 3 状況により使用 4 まったく使用せず	0 自分で更衣はできない 1 たまに自分で更衣を行う 2 状況により自分で更衣を行う 3 ほとんど自分で行う 4 毎回自分で更衣を行う	0 全く自分でできない 1 かなり休みながら 2 途中でひと休み 3 休まずゆっくり 4 スムーズにできる	0 耐えられない 1 かなりきつい 2 きつい 3 楽である 4 何も感じない		0 更衣をしてもらう 1 準備や更衣を手伝ってもらう 2 準備されれば自分でできる 3 自分で行うがたまに手伝ってもらう 4 全く介助を受けない
屋内歩行	0 いつもより増量 1 状況により増量 2 いつもと同量 3 状況により使用 4 まったく使用せず	0 全く歩けない 1 たまに歩くことができる 2 状況により歩くことができる 3 ほとんど歩くことができる 4 いつでも歩くことができる	0 全く自分でできない 1 かなり休みながら 2 途中でひと休み 3 休まずゆっくり 4 スムーズにできる	0 耐えられない 1 かなりきつい 2 きつい 3 楽である 4 何も感じない	0 全く歩けない 1 ベッド周囲のみ 2 自室内のみ 3 便所洗面所のみ 4 自宅内はすべて	0 全く歩けない 1 介助（支えてもらう）があれば歩ける 2 介助（手を引く）があれば歩ける 3 監視があれば歩ける 4 介助なく歩ける
階段	0 いつもより増量 1 状況により増量 2 いつもと同量 3 状況により使用 4 まったく使用せず	0 昇れない 1 2 必要なときだけ昇る 3 4 いつでも昇ることができる	0 全く自分でできない 1 かなり休みながら 2 途中でひと休み 3 休まずゆっくり 4 スムーズにできる	0 耐えられない 1 かなりきつい 2 きつい 3 楽である 4 何も感じない	0 全く昇れない 1 5〜6段 2 2階まで 3 3階未満 4 3階以上	0 自分では登れない 1 2 介助があれば昇れる 3 4 自分だけで昇れる
屋外歩行	0 いつもより増量 1 状況により増量 2 いつもと同量 3 状況により使用 4 まったく使用せず	0 全く歩けない 1 たまに歩くことができる 2 状況により歩くことができる 3 ほとんど歩くことができる 4 いつでも歩くことができる	0 全く自分でできない 1 かなり休みながら 2 途中でひと休み 3 休まずゆっくり 4 スムーズにできる	0 耐えられない 1 かなりきつい 2 きつい 3 楽である 4 何も感じない		0 全く歩けない 1 介助（支えてもらう）があれば歩ける 2 介助（手を引く）があれば歩ける 3 監視があれば歩ける 4 介助なく歩ける

＊屋外歩行で，最長どのくらいの距離を歩くことができますか？（　　　）mくらい

会話	0 いつもより増量 1 状況により増量 2 いつもと同量 3 状況により使用 4 まったく使用せず	0 全くできない 1 かなり休みながら 2 途中でひと休み 3 休まずゆっくり 4 スムーズにできる	0 耐えられない 1 かなりきつい 2 きつい 3 楽である 4 何も感じない	最長どのくらいの時間話せますか？ （　　　）時間くらい

● QOL の評価

- 健康関連 QOL（health-related QOL: HRQOL）が評価尺度とされる．

1 疾患を選ばない QOL の評価法

a．MOS-SF 36（medical outcome study short form 36）[7-9]

- 身体機能，日常役割機能（身体），身体の痛み，全身的健康観，心の健康，日常役割機能（精神），社会生活機能，活力の 8 領域を 36 の質問から判定するもので，各項目について 0〜100 点で点数をつけ，点数が高いほど HRQOL が高いとされる．
- 現在は SF-36 version2.0 が使用可能である．

2 疾患特異的 HRQOL 評価法

a．CRQ（Chronic Respiratory Disease Questionnaire）[10]

- 呼吸困難 5 項目，疲労 4 項目，病気による支配感 4 項目，感情 7 項目の 20 項目からなり，各項目は 1〜7 点の 7 段階で評価し，点数が高いほど HRQOL が良好であるとされる．

b．SGRQ（St. George's Respiratory Questionnaire）[11]

- 自己記入方式の評価法で，症状 8 項目，活動 16 項目，衝撃 26 項目の 50 項目からなり，各項目の回答ごとにスコアは重み付けされ，点数が低いほど HRQOL が高いことを示す．

■文献
1) 千住秀明．呼吸リハビリテーション入門—理学療法の立場から—．4 版．神戸: 神陵文庫; 2004. p.77-88.
2) 後藤葉子，上月正博，渡辺美穂子，他．在宅肺気腫患者の ADL 障害を詳細に捉えるための新しい在宅 ADL 評価の開発．総合リハ．2000; 28: 863-8.
3) 與座嘉康，北川知佳，田中貴子，他．慢性呼吸器疾患患者における上肢の日常生活活動表の作成．日呼管誌．2003; 13: 365-72.
4) 児玉信夫，土田由佳，阿方 裕，他．在宅酸素療法患者に対する ADL 評価表の検討．作業療法．2002; 21: 134-40.
5) Lareau SC, Meek PM, Roos PJ. Development and testing of modified version of the pulmonary functional status and dyspnea questionnaire (PFSDQ-M). Heart Lung. 1998; 27: 159-68.
6) 里宇明元，新藤恵一郎，小林直子，他．呼吸リハビリテーションにおける ADL と QOL の評価．総合リハ．2004; 32: 133-41.
7) Ware JE Jr, Sherbourne CD. The MOS 36-item short-form health survey (SF-36). I. Conceptual framework and item selection. Med Care. 1992; 30: 473-83.
8) Fukuhara S, Bito S, Green J, et al. Translation, adaptation, and validation of the SF-36 Health Survey for use in Japan. J Clin Epidemiol. 1998; 51: 1037-44.
9) Fukuhara S, Ware JE Jr, Kosinski M, et al. Psychometric and clinical tests of validity of the Japanese SF-36 Health Survey. J Clin Epidemiol. 1998; 51: 1045-53.
10) Guyatt GH, Berman LB, Townsend M, et al. A measure of quality of life for clinical trials in chronic lung disease. Throrax. 1987; 42: 773-8.
11) Jones PW, Quirk FH, Baveystock CM, et al. A selfcomplete measure of health status for chronic airflow limitation. The St. George's Respiratory Questionnaire. Am Rev Respir Dis. 1992; 145: 1321-7.

〈笠井千景〉

第3章 訪問呼吸ケア・リハビリに必要な評価

10. 抑うつと不安の評価

● 慢性呼吸器疾患患者と抑うつ・不安

- 慢性呼吸器疾患患者は，病気が進行するにつれて，呼吸困難が起こるのではないかという不安や恐れ，あるいは実際の呼吸困難発作に伴う恐怖や不安を経験する．
- 慢性呼吸器疾患患者は，しばしば悲哀に満ちた顔貌をしており（図1），抑うつ・不安に加え様々な心理社会的症状をきたす（表1）．
- COPD患者では，26～74％にうつ傾向が認められ[1-3]，健常人と比較し，2.2倍抑うつ傾向になりやすい．
- COPD患者の96％に不安が認められたとの報告もある[4]．
- 呼吸困難という身体的苦痛によってうつ状態となり，不活動となることでさらに体力低下が進行し，自閉的になるという悪循環に陥ってしまう[5]（図2）．

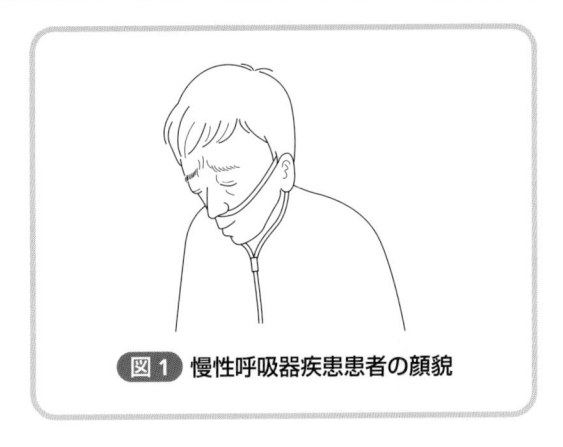

図1 慢性呼吸器疾患患者の顔貌

表1 慢性呼吸器疾患患者の心理社会的症状

- 抑うつ
- 気分変調（悲哀）
- 絶望感
- 不眠
- 食欲不振
- 活動に対する興味の低下
- エネルギーの低下
- 集中力低下，記憶力低下
- 自殺思慮

● 抑うつ・不安を引き起こす要因[6]

- 慢性呼吸器疾患患者では，以下のような要因が，抑うつ・不安といった症状の原因になりやすい．
    - ・呼吸困難の出現に対する不安や恐怖
    - ・活動制限に対する苛立ち
    - ・他者に対する恥ずかしさ
    - ・病気，障害に対する情けなさ

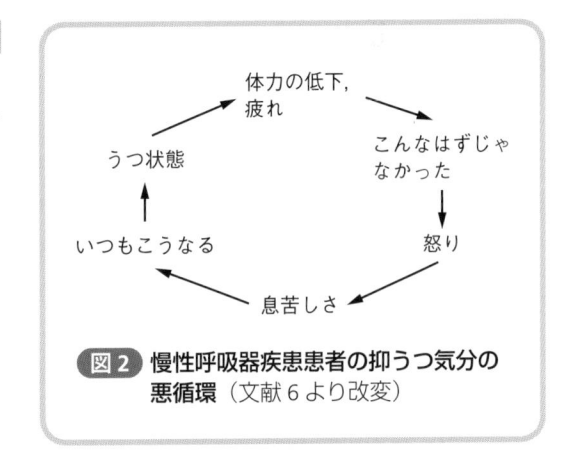

図2 慢性呼吸器疾患患者の抑うつ気分の悪循環（文献6より改変）

● 抑うつ・不安を引き起こすストレス要因を探る

- 呼吸器疾患患者の場合，特に以下の点について問題を抱えていることが多く，積極的に傾聴することが必要である．
    - ・どのような時，どのような動作で息切れを感じているのか．
    - ・息切れにどのように対処しているのか，または対処できているのか．
    - ・病気になったことにより制限された活動

- ・病気，障害の捉え方
- ・他者に対する恥ずかしさ（酸素カニューレの装着など）
- ・家族や友人などとの人間関係や生活環境の評価

● 呼吸器疾患患者に用いられる代表的評価法

- 心理状態を評価するには，通常，直接面接し，得られた情報を多面的に評価していかなければならない．しかし，実場面では時間や面接技術に限界があり，以下のような質問票を用いると簡便かつ客観的に評価することができる．

1 HAD（hospital anxiety and depression）[7,8]

- 1983 年に Zigmond と Snaith により発表された抑うつ・不安の評価法である．
- 自己記入式で，抑うつ 7 項目，不安 7 項目の 14 項目からなり，各項目は 0 〜 3 点である．
- スコアが高いほど抑うつ・不安が強いことを示す．
- 偽陰性を少なくしたいときは 8 点以上，偽陽性を少なくしたいときは 11 点以上で抑うつ・不安と判断する．

2 STAI（state trait anxiety inventory）[9,10]

- 1970 年に Spielberger によって発表された不安の評価法である．
- 評価時の不安状態を測定する状態不安（STAI-I）と不安になりやすい性格傾向の特性不安（STAI-II）の 2 領域を分けて評価できる特徴がある．
- それぞれ 20 項目の質問からなる．各項目は 1 〜 4 点で，総得点が 20 〜 80 点の範囲で，スコアが高いほど不安が大きいことを示す．
- 正常成人の基準値の 75 パーセンタイル（百分位数）以上（ほぼ平均 + 1/2SD）であれば，高不安とみることができる．

3 BDI（Beck depression inventory）[11]

- 1961 年に Beck らにより発表されたうつ病の評価法である．
- 2003 年に改定版 BDI-II の日本語版が出版された[12]．
- 21 項目からなり，各項目は 0 〜 3 点である．合計点が 0 〜 13 点が正常，14 〜 19 点が軽度，20 〜 28 点が中等度，29 点以上は重篤なうつ病と判定される．

4 CES-D（the Center for Epidemiologic Studies Depression Scale）[13]

- 1977 年に米国国立精神保健研究所により開発されたうつ病の自己評価尺度である．
- 調査施行前 1 週間における症状の頻度を問う．
- 20 項目からなり，各項目は 0 〜 3 点である．高得点ほど抑うつが強いと判断される．
- 16 点を cut-off point とすると，気分障害群の 88.2 %，正常対象群の 15.2 %以上が 16 点以上となり，16 点が妥当とされている．

5 SDS（Self-Rating Depression Scale）[14]

- 1965 年に Zung によって作成された抑うつの評価法である．
- 20 項目からなり，各質問に対し「めったにない」，「ときどき」，「しばしば」，「いつも」の 4 段階で自己評価する．
- 10 項目は陽性に，残り 10 項目は陰性に書いてある．
- Cut-off point は，40 点としているが，日常臨床では 50 〜 60 点以上でうつ状態と判定している．

6 SRQ-D（Self-Rating Questionnaire for Depression）[15]

- 1972年に内科領域における軽症うつ，いわゆる仮面うつ病の発見を容易にするために阿部，筒井によって作成された抑うつ評価法である．
- 18項目からなり，内訳は身体症状の質問が6項目，精神症状の質問が6項目，うつ状態とは無関係な質問6項目である．
- 各質問に「はい」，「いいえ」のいずれかに回答させ，「はい」の場合にはさらに「ときどき」，「しばしば」，「つねに」のいずれかを選択させる．
- 「いいえ」を0点，「ときどき」を1点，「しばしば」を2点，「つねに」を3点として計算する．
- うつ状態に無関係な項目は加算せず0～36点となる．
- 10点以下は問題なし，11～15点は境界域，16点以上は仮面うつ病の疑いありと判定する．

■文献
1) Sandhu HS. Psychosocial issues in chronic obstructive pulmonary disease. Clin Chest Med. 1986; 7: 629-42.
2) Isoaho R, Puolijoki H, Huhti E, et al. Chronic obstructive pulmonary disease and cognitive impairment in the elderly. Int Psychogeriatr. 1996; 8: 113-25.
3) Agle DP, Baum GL. Psychological aspects of chronic obstructive pulmonary disease. Med Clin North Am. 1977; 61: 749-58.
4) Kaptein AA, Dekker FM. Psychosocial support. In: Donner CF, et al, editors. Pulmonary Rehabilitation. European Respiratory Monograph. European Respiratory Society Journals Ltd; 2000. p.58-69.
5) 日本呼吸ケア・リハビリテーション学会呼吸リハビリテーション委員会，他編．呼吸リハビリテーションマニュアル―患者教育の考え方と実践―．1版．千葉: 照林社; 2007. p.150.
6) 森本美智子，中島和夫，高井研一．慢性閉塞性肺疾患患者の機能障害ならびにストレス認知と精神的健康との関係．日本看護研究学会雑誌．2002; 25: 17-31.
7) Zigmond AS, Snaith RP. The hospital anxiety and depression scale. Acta Psychiatr Scand. 1983; 67: 361-70.
8) Zigmond AS, Snaith RP, 北村俊則．The hospital anxiety and depression scale（HAD尺度）．精神科診断学．1993; 4: 371-2.
9) Spielberger CD, Grosuch RL, Lushene RE. Manual for the State-Trait Anxiety Inventory. Palo Alto: Consulting Psychologist Press; 1970.
10) 中里克治，水口公信，下仲順子．日本版STAI．京都: 三京房; 1982.
11) Beck AT, Ward CH, Mendelson M, et al. An investory for measuring depression. Arch Gen Psych. 1961; 4: 561-71.
12) 小嶋雅代，古川壽亮．日本版BDI-IIベック抑うつ質問票手引き．東京: 日本文化科学社; 2003.
13) Radloff LS. The CES-D Scale: A Self-Report Depression Scale for Research in the General Population. Applied Psychological Measurement. 1977; 1: 385-401.
14) Zung WWK. A self-rating depression scale. Arch Gen Psych. 1965; 12: 63-70.
15) 阿部達夫，筒井末春，難波経彦，他．Masted depression（仮面うつ病）のScreening testとしての質問表（SRQ-D）について．心身医．1972; 12: 243-7.

〈佐藤清佳〉

第4章

訪問呼吸ケア・リハビリの
プログラム

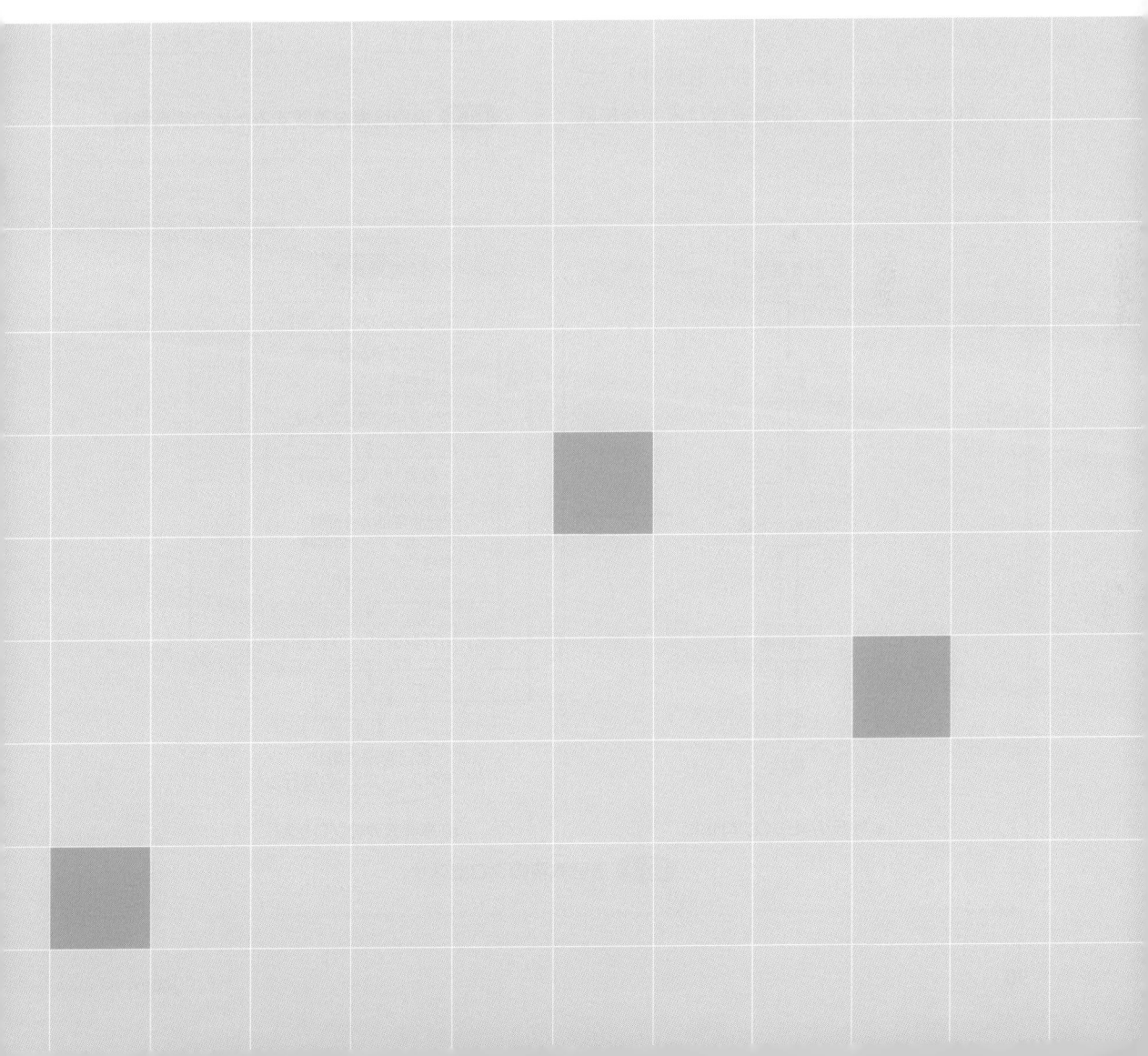

第4章 訪問呼吸ケア・リハビリのプログラム

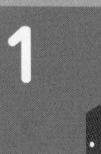

1 患者教育

● 患者教育の目的とプロセス

- 患者教育は，慢性呼吸器疾患の予防，診断，管理のすべてのプロセスにおいて重要な位置を占める（図1）．
- 患者教育の目的は，患者自身が疾患に対する理解を深め，安定期，増悪期における自己管理能力を獲得し，医療者と共同で疾患に取り組む姿勢を向上させることである．
- 自己管理とは，患者が疾患に対する日々の管理を自分自身で行い，日常生活やQOLを最大限に維持し，疾患の重症化を予防することである．
- 慢性呼吸器疾患の予防，診断，管理のすべてのプロセスにおいて，患者教育は重要な位置を占める．

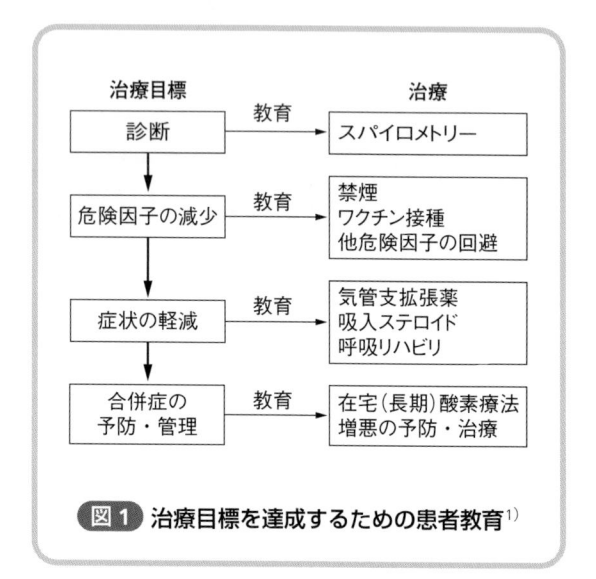

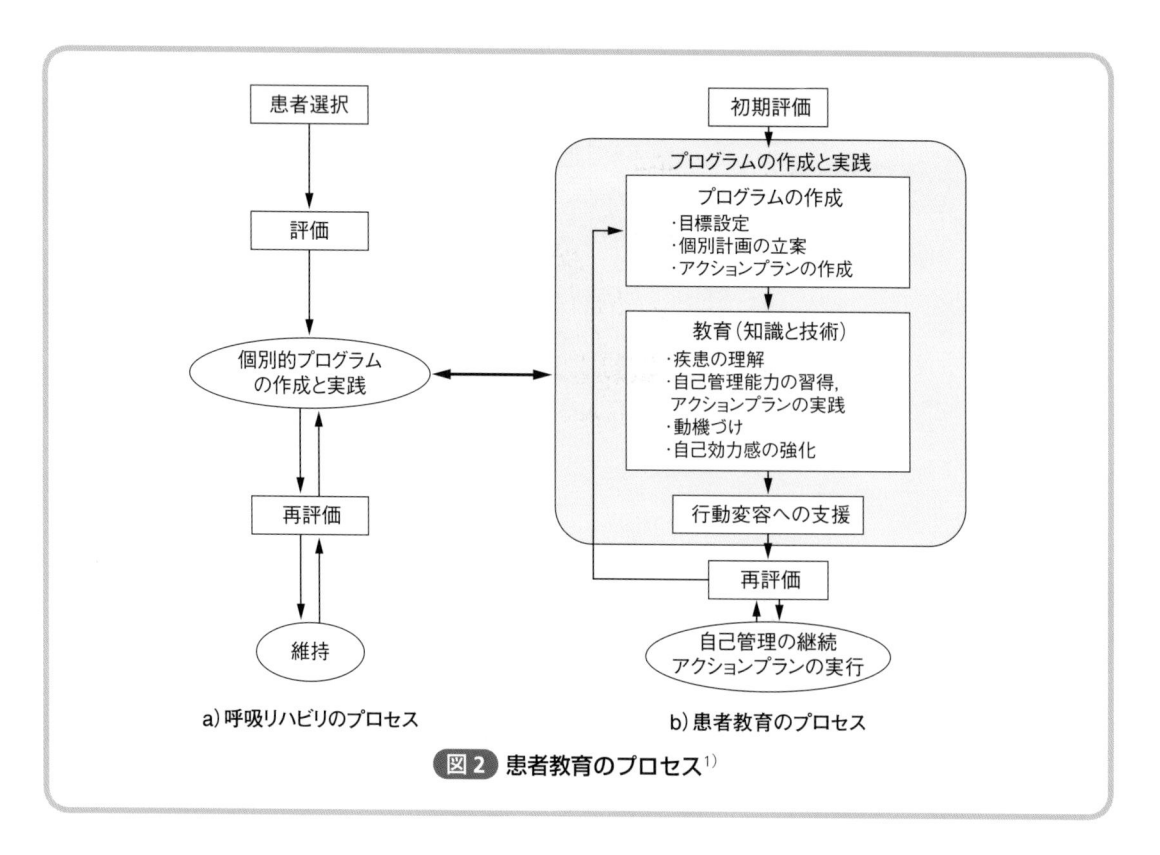

図1 治療目標を達成するための患者教育[1]

a) 呼吸リハビリのプロセス
b) 患者教育のプロセス

図2 患者教育のプロセス[1]

1. 患者教育

表1 行動変容のための支援方法[1]

初期評価	・当該呼吸器疾患に関する知識，疾患が日常生活に及ぼしている影響，生活習慣等の振り返りから自己管理能力の向上，生活習慣改善の必要性を説明する． ・身体状況，適切な自己管理・生活習慣の改善に向けた現状での問題点，患者や家族のニーズを把握し，介入すべきポイントを明らかにする．
プログラムの作成	・達成目標や評価時期（自己評価を含む）について患者と話し合う． ・患者とともに達成目標・アクションプラン（行動計画）を作成する． ・初期評価の情報，プログラムの作成を医療チームで共有する．
教育	・自己管理能力を向上させ，生活習慣を改善するメリットと現在の生活を続けるデメリットについて説明する． ・禁煙，感染予防，増悪時の対処法などの自己管理能力の向上，栄養・運動などの生活習慣の改善に必要な実践的な指導をする．必要な社会資源を紹介し有効に活用できるように支援する． ・運動は呼吸リハビリを通して指導・支援を行う．
行動変容への支援	・自己管理能力，生活習慣の改善状況の確認，改善された行動を維持するための支援を行う．
再評価	・取り組んでいる実践と結果についての再評価を行い，必要に応じて達成目標・計画の再設定を行う． ・アクションプランの実施状況の確認と確立された行動を維持するために賞賛や励ましを行う． ・身体状況や自己管理能力，生活習慣に変化が見られたかを確認する．

- 患者教育は，多専門職種が参加した医療チームにより行われることが望ましい．
- 包括的呼吸リハビリにおける患者教育は，呼吸リハビリと同じプロセスで展開される（図2）．
- 患者教育は，「初期評価」「個別的プログラムの作成と実践」「再評価」「維持」の各プロセスから構成される．
- 患者教育は，行動科学や行動心理学の学習指導原理に基づいて行われる．
- 患者の行動を変容させるには，長期目標だけではなく，達成しやすい短期的な目標を設定すること，また日常生活で実行した内容についてセルフモニタリングを行い，自分の行動を評価させることが効果的である（表1）．
- アクションプランは，患者の自己管理能力を向上させるために不可欠なツールである．長期的な達成目標とともに，増悪時の対処法などのプランを含めて，患者のニーズに合わせて作成する．

● 教育プログラムの構成要素

- 患者教育は，疾患についての正しい知識の習得から始まる．そのうえで，運動習慣や食生活の改善，感染予防などの自己管理能力を習得させて生活習慣を改善していく．
- COPDにおける患者教育の内容を表2に示す．
- COPDの悪化を予防するために，禁煙，受動喫煙の回避，ワクチン接種などについての教育が必要である．
- 薬物療法において，高齢者が多いCOPDでは，特に吸入手技の確認が重要である．
- 栄養指導も患者教育の重要な構成要素である．
- 増悪時の対処は，病状変化の早期発見法，受診のタイミングや気管支拡張薬の追加・抗菌薬や経口ステロイ

表2 COPDにおける患者教育の構成[2]

1. 疾患の自己管理
2. 肺の構造・疾患，検査
3. 禁煙
4. 環境因子の影響
5. 薬物療法
6. ワクチン接種
7. 増悪の予防・早期対応
8. 日常生活の工夫と呼吸困難の管理
9. 運動の重要性
10. 栄養・食事療法
11. 栄養補給療法
12. 在宅酸素療法
13. 在宅人工呼吸療法
14. 福祉サービスの活用
15. 心理面への援助
16. 倫理的問題

ドの服用開始に関するアクションプランを実践できるように指導する．
- 極めて高度の気流閉塞にある COPD 患者には終末期の対応もその構成に含まれることが望ましい．
- 情報はあくまで実践的なものであるべきで，単に知識や技術の習得のみに止まらず，自己管理行動へのアドビアランスを高めるものでなければならない．
- アドヒアランス（adherence）とは，患者が積極的に治療方針の決定に参加し，その決定に従って自ら治療を受けることを意味する．

● 患者教育の効果

- 患者教育は COPD の管理において重要な位置を占める．特にリハビリプログラムにおいては，運動療法とともに中心的な構成要素である．
- 患者教育は，COPD 患者の運動能力や呼吸機能は改善しないが（エビデンス B），疾患の管理能力や対応能力を高めて健康状態を改善する可能性がある．
- 患者教育にはさまざまな方法があるが，自己管理教育（self-management education）の有効性が注目されている．
- 自己管理教育の実施により呼吸器に関連した入院が減少した（エビデンス A）．
- さらに，息切れ，健康関連 QOL についても，改善がみられた．
- 医師や看護師の訪問数は減少する傾向にあった．
- 自己管理教育により，経口ステロイドや抗菌薬の使用回数が増加し，短時間作用性 β2 刺激薬（SABA）の使用頻度は減少するという成績が報告されている．
- 重症の COPD では，入院や救急外来の受診の減少，健康関連 QOL の改善効果が認められている．
- 自己管理教育には医療費削減効果がある．

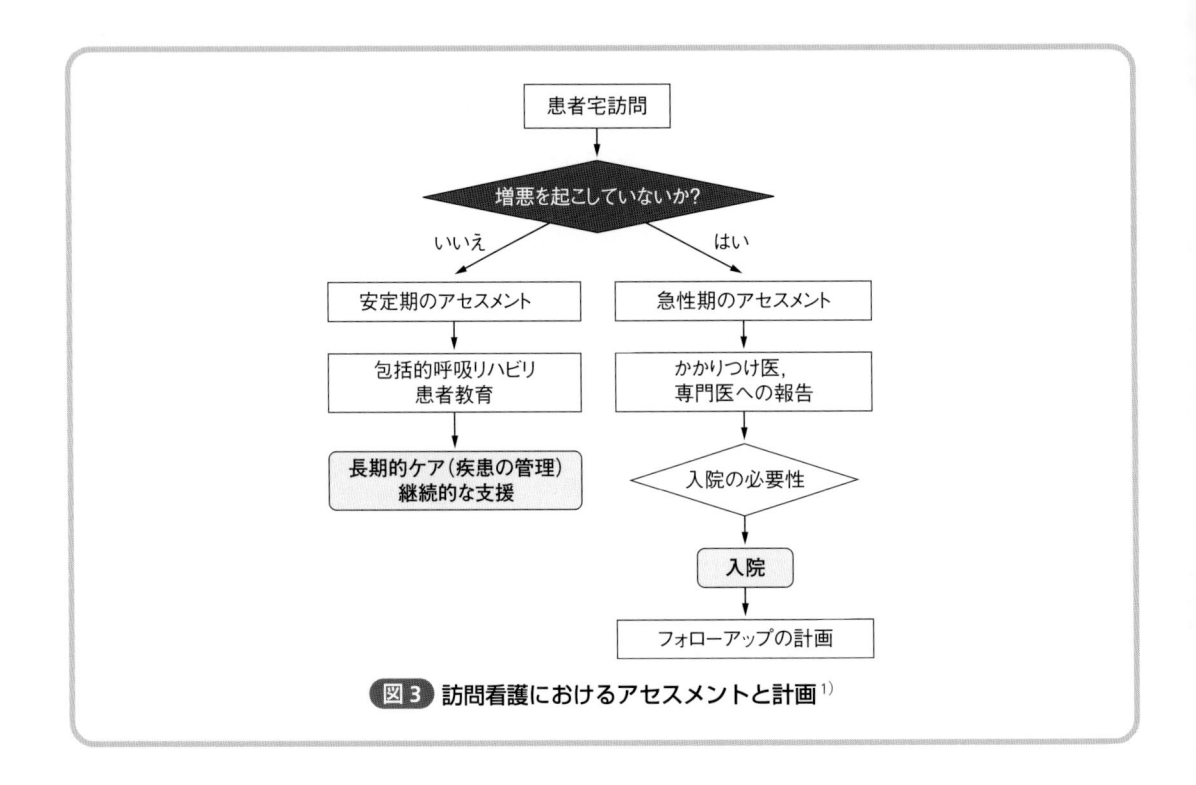

図3 訪問看護におけるアセスメントと計画[1]

- より重症のCOPDにおいては，自己管理教育が有効であると考えられる．

● 訪問看護における患者教育の目的

- 訪問看護における患者教育では，患者が主体的に自己管理できるようになり，生活の質がより向上することが目的となる．
- 訪問時の患者教育に際し，患者が増悪を起こしていないかのアセスメントを行い，患者教育を行うか，増悪に対する対応が必要なのかを，確認することが必要である（図3）．
- 訪問看護において患者教育を行うのは，増悪を起こしていない安定期である．
- 訪問計画立案には，退院時の場合は退院病棟との連携が不可欠であり，またすでに在宅にて療養中の場合は初回訪問時に退院前と同様のアセスメントを行い訪問頻度，指導内容を計画する．
- 患者教育の対象者は患者自身だけではなく，患者を介護している家族が含まれる．

■文献
1) 日本呼吸ケア・リハビリテーション学会呼吸リハビリテーション委員会，日本リハビリテーション医学会診療ガイドライン委員会呼吸リハビリテーションガイドライン策定委員会，日本呼吸器学会ガイドライン施行管理委員会，日本理学療法士協会呼吸リハビリテーションガイドライン作成委員会，編．呼吸リハビリテーションマニュアル─患者教育の考え方と実践．東京: 照林社; 2007.
2) 日本呼吸器学会COPDガイドライン第3版作成委員会，社団法人日本呼吸器学会，編．COPD（慢性閉塞性肺疾患）診断と治療のためのガイドライン第3版．東京: メディカルレビュー社; 2009.

〈佐竹將宏〉

第4章 訪問呼吸ケア・リハビリのプログラム

2 薬物療法

● COPD

- 安定期COPDの薬物療法は重症度に応じて段階的に増強していくステップアップ療法が一般的である[1]．気管支拡張薬がCOPDの薬物療法の中心となり，気流制限の改善のみならず動的肺過膨張をも改善させる．気管支拡張薬には抗コリン薬，β2-刺激薬，テオフィリンがあり，それぞれ薬理作用が異なる．従って副作用も考慮すると，単剤で効果が不十分な場合には，その薬剤を増量するのではなく，他剤を併用する方がよい．
- 軽症：症状の軽減を目的とする必要に応じた短時間作用型気管支拡張薬である短時間作用型β2-刺激薬の頓用が推奨される．
- 中等症以上：症状の軽減，QOL，運動耐容能の改善等を目的とした，長時間作用型気管支拡張薬の定期的な投与が推奨される．
- 重症・最重症：増悪の予防が重要であり，増悪を繰り返す例での増悪回数の減少や，増悪によるQOLの悪化を抑える目的で吸入ステロイド薬の併用が考慮される．

1 短時間作用型気管支拡張薬

- 短時間作用型吸入β2-刺激薬が速効性を示す唯一の気管支拡張薬で，すべての重症度の安定期COPD患者の労作前に予防的に，あるいは労作後の呼吸困難発現時に頓用で使用する．

2 長時間作用型気管支拡張薬

- 長時間作用型抗コリン薬は短時間作用型抗コリン薬や長時間作用型β2-刺激薬と比較し，日常生活や労作時の呼吸困難感，QOL，運動耐容能の改善や増悪の予防効果が有意に優れており，第一選択薬になり，従来治療に本剤を長期追加投与することがCOPDの進行を予防できるか否かについての大規模臨床試験が行われ，1秒量の低下量を抑制することが示された[2]．
- 長時間作用型β2-刺激薬は長時間作用型抗コリン薬が使用できない場合や長時間作用型抗コリン薬との併用で用いられる．
- テオフィリンは他の気管支拡張薬に比較して気管支拡張効果は弱いが，重症例での有用性が報告されており，長時間作用型抗コリン薬や長時間作用型β2-刺激薬との併用で用いられる．

3 吸入ステロイド薬

- 高用量を使用することにより，急性増悪を繰り返す例において，その頻度を減少させ，患者のQOLを改善させることが報告されており，重症かつ急性増悪を繰り返す患者に推奨される．

4 吸入ステロイド/長時間作用型β2-刺激薬（合剤）

- 吸入ステロイドと長時間作用型β2-刺激薬は，それぞれを単独で使用するよりも合剤として使用した方が，肺機能，運動耐容能，呼吸困難感をより改善させ，増悪もより減少させる[3]．しかし，長期間投与の安全性については，肺炎発症のリスクが高まる可能性があり，注意を要する[4]．

5 去痰薬

- 喀痰量の多さや喀出困難を訴える例も多く，喀痰量の多い患者では，少ない患者に比べ，1秒量の経年的低下率が大きく，その対策が重要となる．
- 近年，アンブロキソールやカルボシステインが急性増悪の回数を有意に減少させることが報告され

間質性肺炎

- 間質性肺炎の治療は，炎症細胞浸潤が認められ，線維化の程度も軽度の発病早期の病態に対する治療と，緩やかに発症したために診断時にはすでに線維化が進行し，不可逆的になってしまった病態に対する治療に分けて考える必要がある．
- 副腎皮質ステロイドは現時点では間質性肺炎の治療の中心となる薬剤であるが，表1に示す間質性肺炎のタイプ，また発病からの時間経過や線維化の程度等を考慮した慎重な使い方が要求され，安易な使用は避けるべきである．

1 副腎皮質ステロイド

- 第一選択薬として用いられることが多いが，有効性は疾患により異なり，cellular NSIP や COP では治療反応性が良好であり，IPF や AIP では不良である．しかし，IPF の急性増悪時にはステロイドの大量を用いたパルス療法が施行され，AIP でも本法の早期導入が有効であるという報告がある[6]．

2 免疫抑制薬

- 副腎皮質ステロイド治療に反応不良な場合に併用薬として用いられる．
- 治療抵抗性で，かつ治療期間が長期に及ぶ IPF や fibrotic NSIP に対しては，ステロイドと免疫抑制薬の併用療法が推奨されており，シクロホスファミド，アザチオプリン，シクロスポリンが併用を試みるべき薬剤とされている[6]．

3 ピルフェニドン

- COX 阻害作用のない抗炎症薬として開発された薬剤であるが，抗線維化作用を発揮することが判明した．
- 保険上の適応疾患は IPF のみで，軽症の段階から使用するのが望ましいとされている．
- 現在のところ本剤との併用を推奨される薬剤は不明であるが，N-acetylcysteine 吸入との併用が期待されている．
- 薬価が高額であること，光線過敏症という特異な副作用が高頻度に発現するという問題を有している．

4 アセチルシステイン

- アセチルシステイン（N-acetylcysteine: NAC）は我が国では 40 年以上前から吸入用去痰剤として

表1 特発性間質性肺炎（IIPs）の ATS/ERS 国際分類（2002）

特発性間質性肺炎（IIPs）の病理組織学的パターンについて ATS/ERS 国際分類（2002）と日本呼吸器学会（2004）では相対的頻度の高い順に以下の 7 種類を取り上げた．

Usual interstitial pneumonia（UIP）pattern　通常型間質性肺炎（UIP）パターン
Nonspecific interstitial pneumonia（NSIP）pattern　非特異性間質性肺炎（NSIP）パターン
Organizing pneumonia（OP）pattern　器質化肺炎（OP）パターン
Diffuse alveolar damage（DAD）pattern　びまん性肺胞傷害（DAD）パターン
Respiratory bronchiolitis（RB）pattern　呼吸細気管支炎（RB）パターン
Desquamative interstitial pneumonia（DIP）pattern　剥離性間質性肺炎（DIP）パターン
Lymphocytic interstitial pneumonia（LIP）pattern　リンパ球性間質性肺炎（DIP）パターン

肺組織の病理組織学的所見を把握してこれらのパターン分類を行い臨床所見と画像所見との整合性を検討することが病理診断の作業になる．

使用されてきた薬剤であるが，抗酸化作用を有しているとされているグルタチオンの前駆物質であることから，経口投与で気道上皮被覆液中のグルタチオン濃度が低下している間質性肺炎の進行を阻止できる可能性が示唆され，臨床的にも自覚症状や肺機能の改善が得られたという報告がある[7]．
- 現在我が国において吸入治療法の臨床効果に関する検討が行われている．

気管支拡張症

- 慢性的に常時喀痰のある wet type とほとんど喀痰喀出の認められない dry type があるが，前者の場合は，急性増悪の頻度の減少，ひいては予後改善のための気道のクリーニングを目的とした去痰薬の内服や吸入が行われる．喀痰量のコントロールのために，びまん性汎細気管支炎の治療で一躍脚光を浴びたマクロライド系抗菌薬の少量長期投与も行われている例もあるが，びまん性汎細気管支炎ほどの効果は得られないようである．
- 細菌感染による急性増悪時には抗菌薬の投与が必要になり，起炎菌として高頻度に検出される肺炎球菌，インフルエンザ桿菌，ブランハメラ・カタラーリス等をターゲットとして，β-ラクタマーゼ阻害薬配合ペニシリン系薬，第二世代以降のセフェム系薬，レスピラトリーキノロン等が選択される．
- 血痰や喀血に対しては，保存的治療で対応可能な場合は止血薬，抗菌薬の投与で対処する．
- MAC症の合併症として本症がかなりの頻度で認められ，MAC症に対する化学療法が必要になる場合があることに注意しなければならない[8]．

肺癌

- 白金製剤に代表される細胞障害性治療薬と，副作用としての間質性肺炎の発現で話題となったゲフィチニブ等の分子標的治療薬がある．

1 非小細胞肺癌

- 切除不能の進行肺癌に対する抗癌剤による化学療法は生存期間の延長，QOL の改善に寄与する．
- 治療の核となる薬剤はシスプラチンであり，併用薬は 1990 年代以降に開発された新規抗癌剤であるパクリタキセル，ドセタキセル，イリノテカン，ゲムシタビン，ビノレルビンが推奨されている．
- シスプラチン使用不能な場合には，新規抗癌剤の単剤治療や，新規抗癌剤同士の併用療法が選択肢となる．
- 分子標的治療薬であるゲフィチニブは既治療非小細胞癌の治療薬として承認され，非喫煙者，女性，腺癌で奏効率が高いことが報告された．
- また EGFR（上皮成長因子受容体）遺伝子変異の有無が本剤の感受性予測因子となることが判明[9]．EGFR遺伝子変異陽性例で良好な効果が認められている．

2 小細胞肺癌

- 肺癌の約 15％を占め，最も悪性度の高い癌の一つと考えられている．
- 病巣が一側胸郭に限局し，転移が存在しても同側の肺門，縦隔，鎖骨上窩のリンパ節に留まる限局型（LD）と，これを超える進展型（ED）に大別される．
- LD 症例では化学療法単独に比較し，放射線治療を併用することにより生存期間が延長することが示されており[10]，化学療法と放射線治療の併用が標準治療となる．かつ全身状態が良好な例においては早期の同時併用が望ましく，使用薬剤としてシスプラチンとエトポシドの併用が推奨されている．

- ED 症例に対する治療は化学療法で，シスプラチンとエトポシド，あるいはイリノテカンの 2 剤併用が標準的治療として推奨されている．

● 誤嚥性肺炎

- 発症予防のための薬物療法と発症後の薬物療法があるが，本疾患は発症予防がより重要と考えられるため，前者に力点を置いて解説する．
- 高齢者肺炎は，肺炎を我が国の死因の第 4 位に押し上げたが，その大部分は誤嚥性肺炎であり，脳血管障害患者等に認められる不顕性誤嚥が原因となることが多い．不顕性誤嚥は，特に日本人に多い大脳基底核病変を有している患者に高頻度に認められるが[11]，大脳基底核部にある黒質線条体が産生するドーパミンが減少し，それに伴い迷走神経知覚枝から咽・喉頭，気管粘膜に放出される，嚥下反射や咳反射のトリガーになるサブスタンス P を減少させるからである[12-14]．以下に誤嚥性肺炎予防に有効と考えられている薬剤を列挙する．
- ACE 阻害薬：ACE はサブスタンス P の分解酵素の一つであり，ACE 阻害剤を投与することにより，咽・喉頭，気管粘膜のサブスタンス P の濃度が上昇し嚥下反射の低下が抑制される[13]．また本剤の副作用としてよく知られている乾性咳嗽が示すように，咳反射も改善する．
- カプサイシン：赤唐辛子に多く含まれている成分であり，咽頭や食道粘膜の知覚神経末端からサブスタンス P を放出させる強力な作用を有しており，嚥下反射，咳反射を有意に改善させる[15]．
- ドーパミン作動薬：ドーパミン遊離促進薬であるアマンタジン投与による，脳血管障害患者の肺炎発症率の抑制効果が報告されている[13]．
- その他，シロスタゾール，葉酸，半夏厚朴湯，クエン酸モサプリド等が，それぞれの薬理作用により嚥下性肺炎発症の予防効果を有しているとされている．
- 発症後の治療には抗菌薬の投与が必要になるが，通常は起炎菌不明の場合が多く，また，早期に治療を開始しなければならず，エンピリックセラピーにならざるを得ない．この際，嫌気性菌の関与を考慮すべきか否かが問題になっているが，やはり嫌気性菌感染の可能性を考慮した抗菌薬の選択をすべきであると考える．第一選択として β-ラクタマーゼ阻害薬配合ペニシリン系薬があげられる．

● 肺結核

- 今日の肺結核の治療は，多剤耐性結核および超多剤耐性結核のように化学療法のみでは排菌を止めることが困難であったり，再発の可能性が高くなる場合を除けば，抗結核薬による化学療法が基本となり，標準治療施行可能例ではほとんど治癒に導くことができ，かつ再発率も 1～2％と低率である．
- 化学療法の原則は感受性のある薬剤を複数（治療開始時の初期強化期には 3 剤以上，維持期には 2 剤以上）併用し，一定期間継続して規則正しく服用させることである．単剤による治療は薬剤耐性化を招来するため絶対禁忌である．
- 図 1 に薬剤感受性結核に対する初回標準化学療法を示す．Key drug はイソニアジド，リファンピシンの 2 剤である．ピラジナミドは治療期間短縮のためにも可能な限り併用すべきであるが，肝障害を有する患者（軽症のアルコール性肝障害を除く），HCV 陽性者，80 歳以上の高齢者では重篤な肝障害発生の危険があり，避けるべきである．また，WHO では勧めているが，妊婦に対する安全性は確認されていないので，通常は使用しない．エタンブトールかストレプトマイシンかの選択

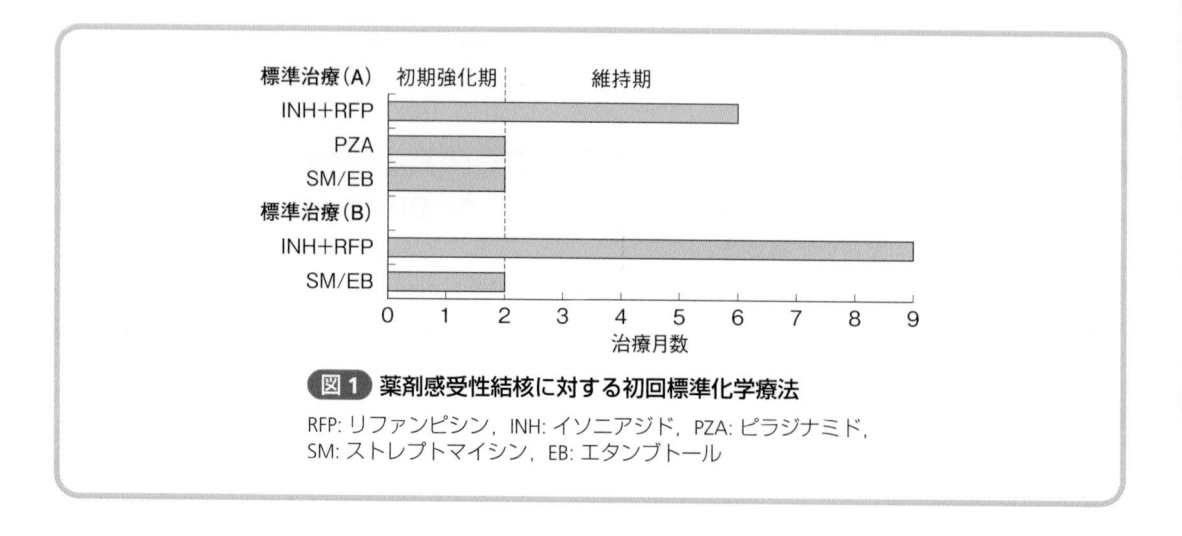

```
         標準治療(A)  初期強化期  維持期
         INH+RFP
         PZA
         SM/EB
         標準治療(B)
         INH+RFP
         SM/EB
                 0  1  2  3  4  5  6  7  8  9
                                     治療月数
```

図1 薬剤感受性結核に対する初回標準化学療法

RFP: リファンピシン，INH: イソニアジド，PZA: ピラジナミド，
SM: ストレプトマイシン，EB: エタンブトール

に関しては，通常は内服薬であり，かつ初回耐性率がストレプトマイシンよりも低いエタンブトールを使用するが，視力障害を有している患者ではストレプトマイシンを選択する．

- ピラジナミドを併用する標準治療（A），併用しない標準治療（B）のいずれも，治療開始3カ月後も培養が陰性化しない例，再発例，塵肺，糖尿病，HIV感染例，免疫能低下を来す薬剤投与例等においては維持期治療を3カ月延長する[16]．

肺非結核性抗酸菌症

- 肺非結核性抗酸菌症の大多数を占める肺MAC症の治療に関して概説するが，本症の化学療法はMACに対して殺菌的作用を示す有効な薬剤が存在しないこと，薬剤感受性試験の結果と実際の臨床効果との間に大きな乖離があること等の問題があり，同じ抗酸菌属の一つである結核菌の感染によって発症する肺結核の治療とは異なり，難渋することが多い．
- 従来，MAC症の治療は抗結核薬の併用により行われてきたが，その薬剤の選択は感受性試験の結果ではなく，これまでの臨床経験の集積に基づくものであり，現在も同様である．しかし，AIDSに合併して発症する播種性MAC症にクラリスロマイシンが有効であることが判明し，肺MAC症に対しても本剤を中心とした多剤併用療法が基本となった[17]．
- 肺MAC症の化学療法はクラリスロマイシン，リファンピシン，エタンブトールの3剤の併用が原則であり，必要に応じさらにストレプトマイシンあるいはカナマイシンの筋注を併用する．
- 本症の治療は単剤投与ではほとんど有効性が認められないだけではなく，クラリスロマイシン単剤で治療した場合には数カ月以内にクラリスロマイシン耐性菌が出現すると言われている[18]．
- 薬物相互作用の影響で，リファンピシンはクラリスロマイシンの血中濃度を著しく低下させるため，両剤の併用は好ましくないと考えられるが，臨床的には併用した方が有効であり，血中濃度に左右されない未知なる作用機序の存在が推測される．
- 治療開始時期はこれまで診断基準が満たされた時とされてきたが，現在は診断基準満足時イコール治療開始時期とはしないという考え方に変わった．一般的には早期診断，早期治療が望ましいとされているが，本疾患の臨床的特徴，治療に対する反応性，薬剤の副作用，患者の状態等を総合的に勘案して判断すべきと考えられる．
- 治療期間については菌陰性化後1年という日米のガイドラインが一応存在するが，エビデンスはな

く，今後の研究課題とされている．

■文献
1) NHLBI WHO Workshop Report: Global initiative for Chronic obstructive Lung Disease, Global strategy for the diagnosis, management, and prevention of chronic obstructive pulmonary disease, Update 2006.
2) Tashkin DP, Celli B, Senn S, et al; UPLIFT Study Investigators. A 4-year trial of tiotropium in chronic obstructive pulmonary diease. N Engl J Med. 2008; 359: 1543-54.
3) Fukuchi Y, Nagai A, Seyama K, et al. Research Group TB: Clinical efficacy and safety of transdermal tulobuterol in the treatment of stable COPD: An open-label comparison with inhaled salmeterol. Treat Respir Med. 2005; 4: 447-55.
4) Calverley PM, Anderson JA, Celli B, et al. TORCH investigators: Salmeterol and fluticasone propionate and survival in chronic obstructive pulmonary disease. N Engl J Med. 2007; 356: 775-89.
5) Zheng JP, Kang J, Huang SG, et al. Effect of carbocisteine on acute exacerbation of chronic obstructive pulmonary disease (PEACE Study): a randomised placebo-controlled study. Lancet. 2008; 371: 2013-8.
6) 日本呼吸器学会びまん性肺疾患診断・治療ガイドライン作成委員会，編．特発性間質性肺炎 診断と治療の手引き．東京: 南江堂; 2004.
7) Behr J, et al. Antioxidative and clinical effects of high-dose N-acetylcysteine in fibrosing alveolitis. Adjunctive therapy to maintenance immunosuppression. Am J Respir Crit Care Med. 1997; 156: 1897-901.
8) Fujita J, Ohtsuki Y. Pathological and radiological change in resected lung specimens in Mycobacterium avium intracellulare complex disease. Eur Respir J. 1999; 13: 535-40.
9) Lynch TJ, et al. Activating mutation in the epideamal growth factor receptor underlying responsiveness of non-small cell lung cancer to gefitinive. N Engl J Med. 2004; 350: 2129-39.
10) Pignon JP, et al. A meta-analysis of thoracic radiotherapy for small-cell lung cancer. N Engl J Med. 1992; 327: 1618-24.
11) Kikuchi R, et al. High incidence of silent aspiration in elderly patients with community-acquired pneumonia. Am J Respir Crit Care Med. 1994; 150: 251-3.
12) Ohrui T. Preventive strategies for aspiration pneunonia in elderly disabled persons. Tohoku J Exp Med. 2005; 207: 3-12.
13) Yamaya M, et al. Interventions to prevent pneumonia among older adults. J Am Geriatr Soc. 2001; 49: 685-90.
14) Nakagawa T, et al. Sputum substance P in aspiration pneumonia. Lancet. 1995; 345: 1447.
15) Ebihara T, et al. Capsaicin troche for swallowing dysfunction in older people. J Am Geriatr Soc. 2005; 53: 824-8.
16) 日本結核病学会治療委員会．「結核医療の基準」の見直し―2008年．結核．2008; 83: 529-35.
17) 日本結核病学会非結核性抗酸菌症委員会，日本呼吸器学会感染症・結核学術部会．肺非結核性抗酸菌症化学療法に関する見解―2008暫定．結核．2008; 83: 731-3.
18) Griffith DE, et al; on behalf of the ATS Mycobacterial Diseases Subcommittee. An official ATS/IDSA statement: diagnosis, treatment, and prevention of nontuberculous mycobacterial diseases. Am J Respir Crit Care Med. 2007; 15: 367-416.

〈本間光信〉

第4章 訪問呼吸ケア・リハビリのプログラム

3 酸素療法

● 酸素投与量

- 酸素は $PaO_2 > 60Torr$ になるように投与する.
- SpO_2 値によって投与量を決定することもあるが，PaO_2 と SpO_2 の関係は pH・PCO_2・温度によって変化する（図1）.
- II 型呼吸不全が疑われる場合，動脈血液ガス分析を行ってから酸素投与量を決定すべきであり，低流量酸素から投与して換気や意識レベルに注意しながら徐々に酸素投与量を増やす.

● 酸素投与システム

- 酸素投与システムは，低流量システム，高流量システム，リザーバーシステムに分類される（表1）.
- 低流量システムは1回換気量（V_T）以下の酸素を供給するシステムであり，鼻カニューラと簡易酸素マスクがある.
- 高流量システムは V_T 以上の酸素を供給するシステムであり，ベンチュリマスクとネブライザー付酸素吸入装置がある．換気パターンに関係なく，設定した濃度の酸素を供給することが可能である.
- 簡易酸素マスクの穴は小さく，呼気を再呼吸しないように通常酸素流量は 5l/分以上にする．一方，高流量システムで使用するマスクは，供給ガスや呼気を出すために大きな穴があいている（図2）.
- リザーバーシステムは，呼気時にリザーバーバッグに貯めた酸素を吸入するシステムであり，吸気時にリザーバーバッグの容量が減少しない時は室内気を吸入している．また，リザーバーシステムは高濃度の酸素を供給するため，CO_2 ナルコーシスや酸素障害の危険性がある.
- 睡眠時などに口呼吸となる症例への鼻カニューラによる酸素投与は，酸素供給量が減少する．口呼吸を呈する症例に対しては，経気管的酸素投与（transbronchial tube oxygen: TTO）が有効である（図3）.

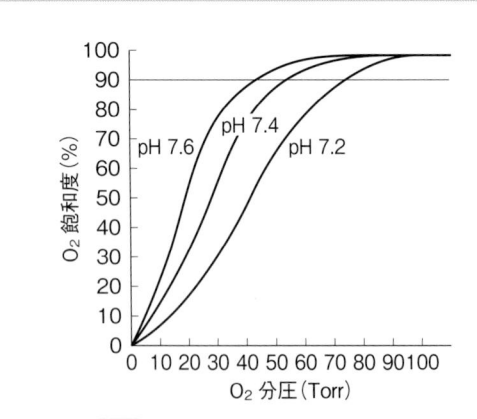

SO_2 (%)	pH=7.6 (Torr)	pH=7.4 (Torr)	pH=7.2 (Torr)
50	20.9	26.3	32.3
60	24.7	31.1	38.2
70	28.7	36.1	44.3
80	36.3	45.7	56.2
90	48.7	61.4	77.2
98	69.8	113.0	139.0

（体温 37℃, $PaCO_2$ 40Torr）

図1 ヘモグロビン酸素解離曲線（oxygen dissociation curve: ODC）の変動

3．酸素療法

表1 酸素投与システム

A　低流量システム
　　1．鼻カニューラ
　　2．簡易酸素マスク
　　3．オキシアーム
　　4．経気管内チューブ
B　高流量システム
　　1．ベンチュリマスク
　　2．ネブライザー付酸素吸入装置
C　リザーバーシステム
　　1．リザーバー付きマスク
　　2．リザーバー付き鼻カニューラ
　　　ペンダント型リザーバー付き
　　　鼻カニューラ

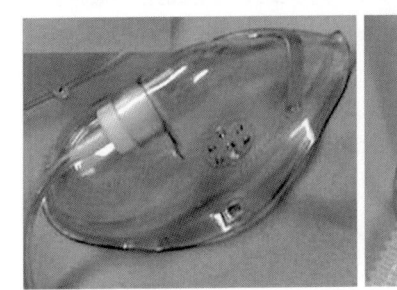

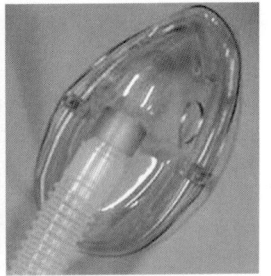

図2 簡易マスク（左）と高流量システムで使用するマスク（右）

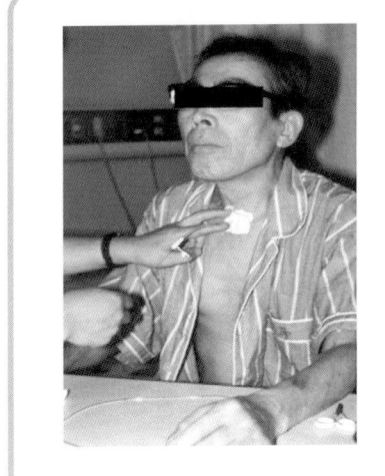

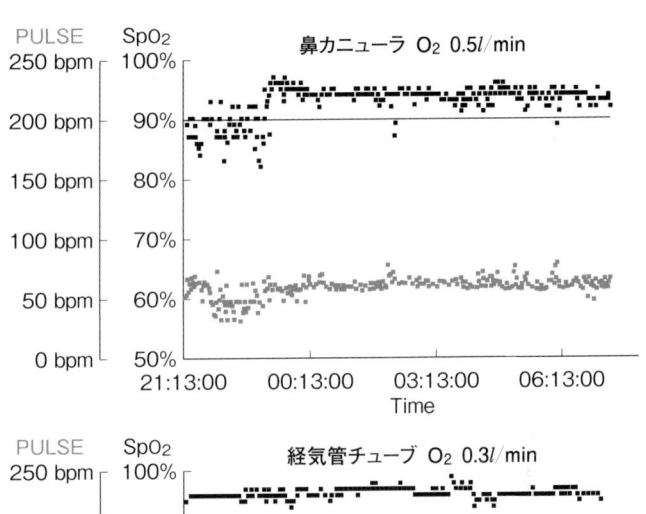

図3 経気管的酸素投与（TTO）と夜間のSpO₂の推移（63歳男性，肺気腫）

● 各酸素供給システムにおける吸入気酸素濃度の目安と実際の濃度

- 鼻カニューラ，簡易酸素マスクとリザーバーバッグが付いたマスク使用時の，酸素流量と吸入気酸素濃度の目安を表2に示す．
- カニューラにより供給される酸素量はV_Tより少ないために室内気が吸入され，吸気時間が同じであってもV_Tが大きいほど吸入気酸素濃度（F_{IO_2}）が低下する（図4）．
- 一般成人が一定濃度の酸素を吸入するためには30l/分の供給が必要であるが，通常，医療機関で

第4章 訪問呼吸ケア・リハビリのプログラム

表2 低流量システムとリザーバーシステムにおける酸素流量と吸入気酸素濃度の目安

	酸素流量 (l/min)	吸入酸素濃度 の目安（％）
1. 鼻カニューラを使用したときの酸素流量と吸入酸素濃度の目安 　この関係はあくまで目安であり，患者の呼吸パターンで変化する． 　1回換気量が増えれば増えるほど，吸入酸素濃度は低下する．	1 2 3 4 5 6	24 28 32 36 40 44
2. 簡易酸素マスクを使用したときの酸素流量と吸入酸素濃度の目安 　酸素流量が5l/分以下であると呼気ガスを再吸入するため，酸素は 　5l/分以下を流す．	5〜6 6〜7 7〜8	40 50 60
3. リザーバー付酸素マスクを使用したときの酸素流量と吸入酸素濃 　度の目安	6 7 8 9 10	60 70 80 90 90〜

1回換気量 250ml

患者の呼吸状態が変化して
　1回換気量：250ml
　呼吸数：20回/分
　吸気時間：1秒
　呼気時間：2秒
　鼻腔の解剖学的死腔：50ml

呼気終末時には鼻腔
は100％酸素で満たさ
れ，鼻カニューラからの
酸素量は6l/分
（100ml/秒）

鼻腔にたまった100％酸素量：50ml
カニューラからの酸素量：100ml
室内気からの酸素量：100ml×0.21＝21ml

1回の吸入気（250ml）の中の酸素：
　171ml（＝50＋100＋21）
吸入酸素濃度：68％（171/250）

1回換気量 500ml

患者の呼吸状態が変化して
　1回換気量：500ml
　呼吸数：20回/分
　吸気時間：1秒
　呼気時間：2秒
　鼻腔の解剖学的死腔：50ml

呼気終末時には鼻腔
は100％酸素で満たさ
れ，鼻カニューラからの
酸素量は6l/分
（100ml/秒）

鼻腔にたまった100％酸素量：50ml
カニューラからの酸素量：100ml
室内気からの酸素量：350ml×0.21＝74ml

1回の吸入気（500ml）の中の酸素：
　224ml（＝50＋100＋74）
吸入酸素濃度：45％（224/500）

図4 カニューラで酸素投与時における V_T が 250ml と 500ml 時の吸入気酸素濃度

使用されている酸素流量計の最大流量は15l/分である．ネブライザー付酸素吸入装置の酸素濃度を100％に設定しても，不足分は室内気を吸入するために100％酸素を吸入することは不可能である．しかし，35l/分までの流量計が付いたネブライザー付酸素吸入装置 High FO®は，60〜98％酸素を供給することが可能である．

● 加湿

- 鼻カニューラで3l/分（50ml/秒）を投与した場合，通常の換気における一般成人の V_T は500ml，吸気時間1秒であるため，吸気量の10％を占めるに過ぎず，鼻カニューラでは3l/分まで，ベンチュリマスクでは酸素流量に関係なく酸素濃度40％までは加湿する必要はない．

● 在宅酸素療法

- 酸素供給装置は酸素濃縮器，携帯型酸素ボンベ，液体酸素があり，酸素濃縮器と液体酸素の比較を表3に示す．

3. 酸素療法

表3 在宅酸素療法における酸素供給装置の比較[1]

システム	利点	欠点
酸素濃縮装置	・電源があれば連続使用可能 ・メンテナンスに手間がかからず使用は比較的容易	・停電時は使用できない ・電気代がかかる ・供給酸素濃度は90％以上であるが，流量が増加すると，酸素濃度が低下する機種もある ・高流量の酸素投与には不向き ・外出時は携帯型酸素ボンベを使用するが，外出時間の制限がある
液化酸素装置	・電気がなくても使用可能で，電気代が不要 ・高流量の酸素投与が可能 ・携帯用システムがあり長時間使用可能	・定期的な親容器交換が必要 ・携帯型液化酸素装置への充填がやや困難 ・容器転倒時の液もれ，低温やけど ・使用に制限がある（使用前届出の必要性，住宅事情）

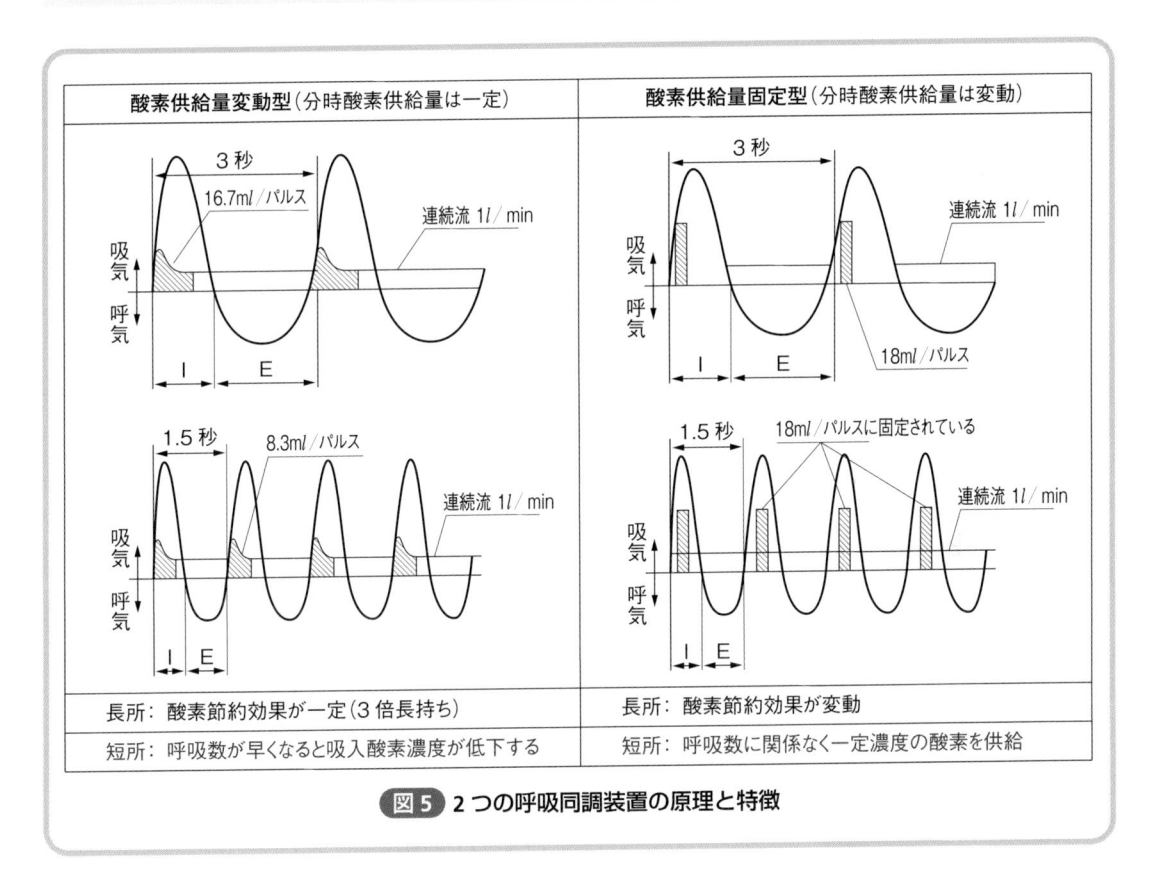

図5 2つの呼吸同調装置の原理と特徴

- 酸素の節約を図るための呼吸同調装置は吸気の極初期にのみに酸素を供給し，酸素ボンベの使用時間を2〜3倍延長する．
- 呼吸同調装置は，供給される酸素量が固定されるタイプと変動するタイプがある（図5）．
- 一般には変動型の呼吸同調装置が使用されるが，各患者によって労作時の呼吸パターンによってF_IO_2が異なるため，患者の労作時のSpO_2を測定して酸素流量を設定する．

■文献 1）日本呼吸器学会肺生理専門委員会/日本呼吸管理学会酸素療法ガイドライン作成委員会．酸素療法ガイドライン．東京: メディカルレビュー社; 2006.

〈一和多俊男，清水谷尚宏〉

第4章 訪問呼吸ケア・リハビリのプログラム

4 栄養療法

● 栄養と呼吸リハビリ

- 栄養は生命維持に欠かせないものであり，栄養状態が不良のまま，疾病の治療や呼吸リハビリを行ってもその効果には限界がある．
- 呼吸リハビリに栄養療法を実施することで，栄養状態を改善し，運動療法の効果をさらに高め，呼吸筋力，QOL などの改善も期待できる[1,2]．
- 栄養療法は呼吸ケア・リハビリを実施する上で重要な構成要素の一つであり，早期から適切な栄養管理を行うことが大切である．

● COPD と栄養障害

- COPD では，高頻度に体重減少が認められ，やせ型が多い（図1）．
- 日本の調査では，COPD 患者の約 70％に％IBW＜90％の体重減少，約 40％に％IBW＜80％の中程度以上の体重減少が認められ，欧米に比べ頻度が高い[3,4]．
- 軽度の体重減少は脂肪量の減少が主体で，中等度の体重減少は筋蛋白量の減少を伴うマラスムス型の蛋白・エネルギー欠乏栄養障害である[3,4]．
- 体重減少のある患者では呼吸不全への進行や死亡のリスクが高く，体重減少は，気流閉塞とは独立した予後因子とみなされている[3,5]（図2）．

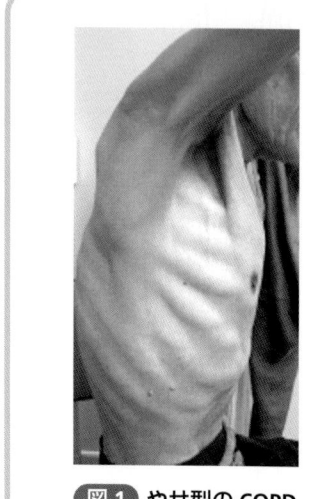

図1 やせ型の COPD

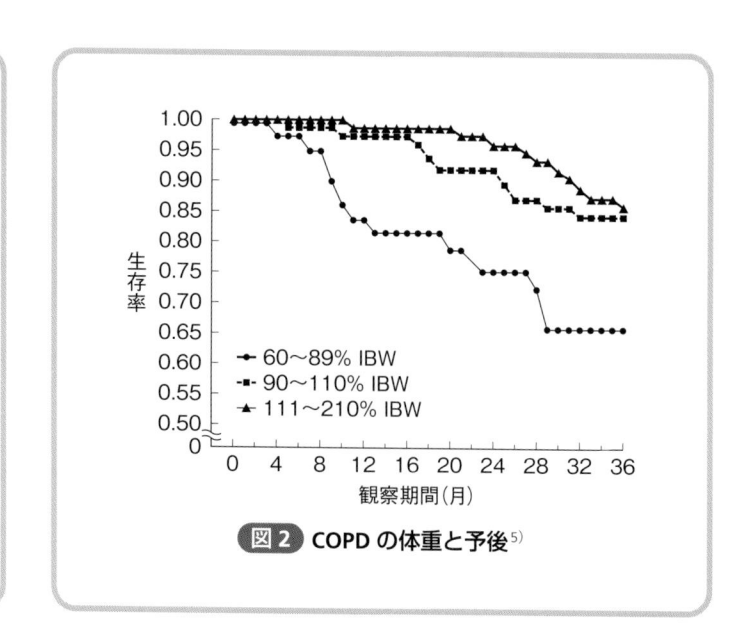

図2 COPD の体重と予後[5]

● 栄養障害の原因

- COPD の栄養障害の理由としてエネルギー消費量の増加と摂取エネルギー量の低下が関与している（図3）．

4. 栄養療法

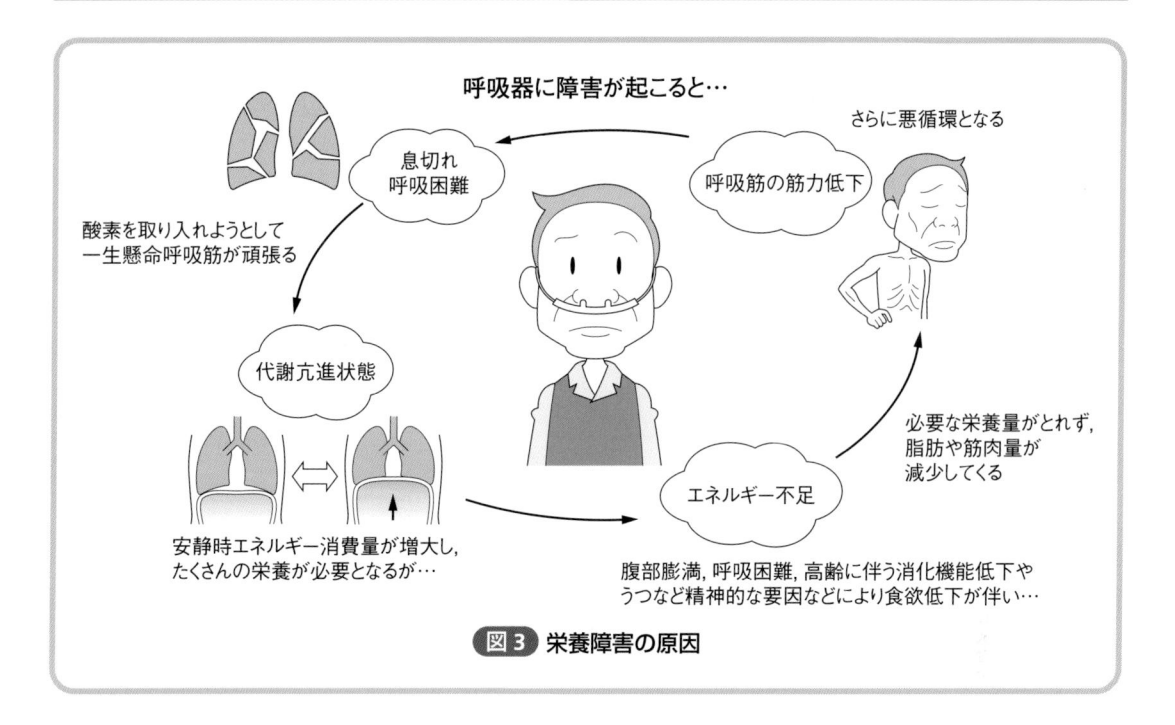

図3 栄養障害の原因

1 代謝亢進状態

- COPDでは気流閉塞や肺過膨張により呼吸筋のエネルギー消費量が増大し，代謝亢進状態にあり，安静時エネルギー消費量が増大している[3,6,7]．
- 代謝亢進状態をきたす他の要因として tumor necrosis factor-α（TNF-α）など炎症性サイトカインの増加も考えられている[3,6,7]．

2 摂取エネルギー量の低下

- 肺過膨張による腹部膨満感，呼吸困難感，高齢に伴う消化機能低下，レプチンなど摂食中枢を抑制するホルモン，うつなど精神的な要因などが食欲不振を招き，摂取エネルギー量の低下をもたらしている[3,6,7]．

3 COPDの全身への影響（systemic effects）

- 近年は COPD 自体が肺以外の全身へ影響を及ぼす systemic effects，全身性疾患として捉えられ，栄養障害もその一つとして注目されている[3,6]（表1）．

表1 COPDの全身的影響[3]

- 全身性炎症：炎症性サイトカインの上昇，CRPの上昇
- 栄養障害：脂肪量・除脂肪体重の減少
- 骨格筋機能障害：筋量・筋力の低下
- 心・血管疾患：心筋梗塞，狭心症，脳血管障害
- 骨粗鬆症：脊椎圧迫骨折
- 抑うつ
- 糖尿病
- 睡眠障害
- 貧血

● 栄養療法の適応

- 日本呼吸器学会ガイドラインに栄養治療の適応に関するアルゴリズム（図4）が示されている[3]．
- ％IBW＜90％の場合は，栄養障害の存在が示唆され，栄養療法の適応とする．食事摂取量の増加が困難な場合や％IBW＜80％の場合は栄養補給療法を考慮する．
- 進行性の体重減少や食欲低下がみられる場合は栄養障害のリスクが高く，どの段階であっても注意が必要であり，定期的な栄養管理が必要である．

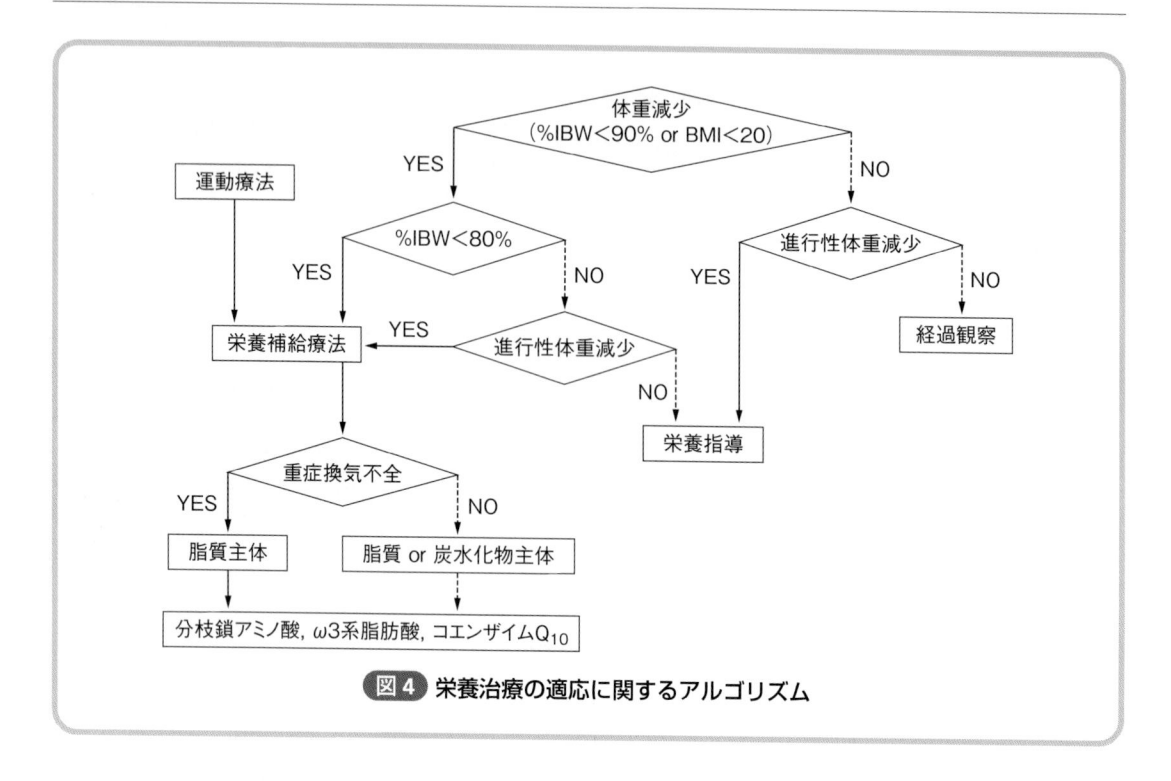

第4章 訪問呼吸ケア・リハビリのプログラム

図4 栄養治療の適応に関するアルゴリズム

- まれに他の慢性疾患などを合併し，体重が増加し肥満となっている患者もいる．肥満がある場合は内臓脂肪の蓄積が横隔膜運動を低下させるため，減量を目的とした栄養療法が必要となる．

● 栄養療法のプロセス

- 栄養療法のプロセスを図5に示す．
- 栄養療法を開始する際は，最初に栄養アセスメントを行い，個々に合った栄養プランをたてることが必要である．
- 栄養療法実施後は，モニタリングしながら，定期的に栄養療法の評価の効果を確認し，必要に応じて再プランを立て，継続実施していくことが大切である．

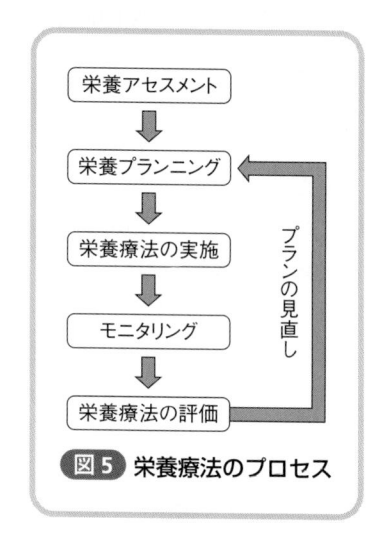

1 栄養アセスメント

- 患者の栄養状態と栄養摂取状況を把握し，評価する．体重減少していないか？，食事量が低下していないか？，など問題点を明らかにする〔栄養状態の評価の項（73頁）参照〕．

2 栄養プランニング

- 個々に合った必要な栄養量，目標を設定し，問題点の解決に向けてプランを立てる〔栄養療法と食事指導の実際の項（178頁）参照〕．
- 栄養療法実施に向け，必要な知識や技術の普及などの栄養教育を行い，行動変容につながるよう支援することも必要である．

3 栄養療法の実施

- プランに基づき栄養療法を実行する．

図5 栄養療法のプロセス

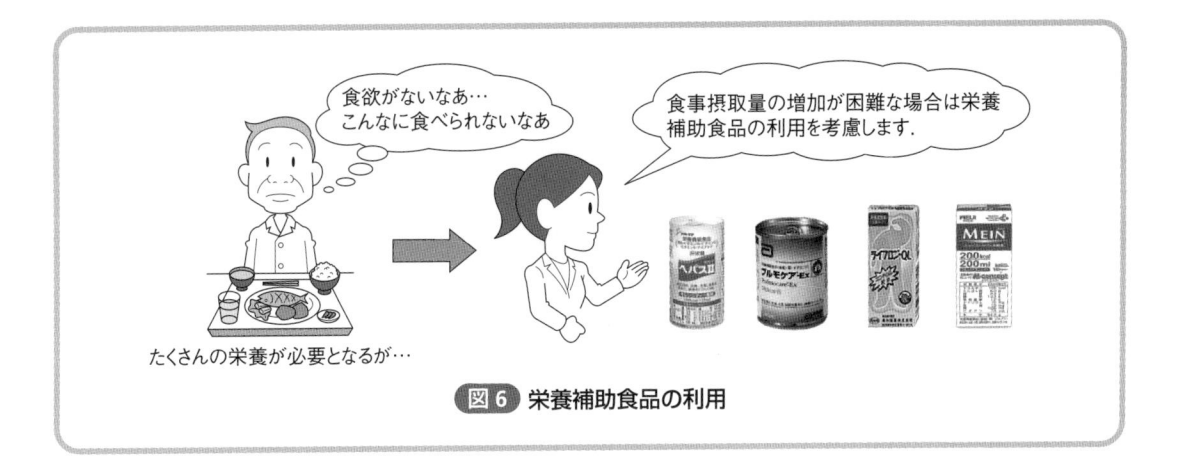

4. 栄養療法

> 食欲がないなあ…
> こんなに食べられないなあ

> 食事摂取量の増加が困難な場合は栄養補助食品の利用を考慮します．

たくさんの栄養が必要となるが…

図6 栄養補助食品の利用

4 モニタリング
- 栄養療法を実施した患者をモニターする．

5 栄養療法の評価
- 栄養療法の結果を評価し，効果を確認する．必要に応じ再プランを立て，再度栄養療法を実施する．

● 栄養療法を実施するにあたって

- 長年の食習慣を急に変えることは難しい．栄養に関する動機づけを行い，患者の苦痛とならないよう，段階的に食生活・食事内容の改善を図る．
- COPDでは必要なエネルギー量をいかに確保するかがポイントとなる．食事中の呼吸困難感や腹部膨満感など問題点がある場合は症状の緩和に向けた指導も必要となる〔栄養療法と食事指導の実際の項（178頁）参照〕．
- 食事から必要な栄養量の摂取が困難な場合は栄養補助食品による栄養補給療法を考慮する〔栄養療法と食事指導の実際の項（178頁）参照〕（図6）．
- 栄養補助食品の利用にあたっては，病態に適した栄養補助食品を選択することで効果は高まるが，嗜好を考慮し，個々に合った継続できるものを選択することが望ましい．
- 栄養療法実施後，体重の増加が認められなくても，現体重を維持できるよう，栄養障害が進行しないよう，継続した栄養管理が大切である．

■文献
1) 塩谷隆信，他．COPDにおける運動療法—栄養療法との関連を中心に．臨床栄養．2009; 114: 278-85.
2) 山田公子，他．安定期COPD患者におけるホエイペプチド含有補助食品MEIN®を用いた栄養療法の比較検討．病態栄養．2010; 13: 174.
3) 日本呼吸器学会COPDガイドライン第3版作成委員会．COPD診断と治療のためのガイドライン．3版．東京: メディカルビュー社; 2009.
4) 吉川雅則，米田直弘，夫彰啓，他．DXAによる肺気腫患者の体成分及び肺機能との関連性の検討．日胸疾患誌．1996; 34: 953-8.
5) Wilson DO, Rogers RM, Wright EC, et al. Body weight in chronic obstructive pulmonary disease. The National Instiutes of Health Intermittent Positive-pressure Breating Trial. Am Rev Respir Dis. 1989; 139: 1435-8.
6) 野村浩一郎，他．COPD栄養療法．臨床栄養．2009; 114: 255-8.
7) 日本呼吸ケア・呼吸リハビリテーション学会呼吸リハビリテーション委員会，他編：呼吸リハビリテーションマニュアル—患者教育の考え方と実践—．東京: 照林社; 2007.

〈山田公子〉

第4章 訪問呼吸ケア・リハビリのプログラム

5 口腔ケア

● 口腔の特徴

- 口腔は消化器の入口であると同時に，呼吸器の出入り口でもある（図1）.
- 口腔はヒトの体の中でも，最も細菌数の多い部位の一つである．
- 不潔な口腔内に存在する細菌は800種類を越えるといわれており，その中にはう蝕や歯周病の原因菌だけでなく，肺炎球菌や緑膿菌，MRSA，真菌なども含まれる（表1）.
- 口腔内は，硬組織である歯と軟組織である歯肉や舌，頬，口唇などに加えて，クラウンやブリッジ，義歯などの補綴物が混在しているため凹凸も多く，非常に清掃が困難である（図2）.

図1 口腔の役割
消化器の入り口であり，呼吸器の出入り口でもある．

● 口腔内の細菌の特徴

- 口腔内の細菌は，細菌の塊であるバイオフィルム（デンタルプラーク）を形成し，歯面や補綴物

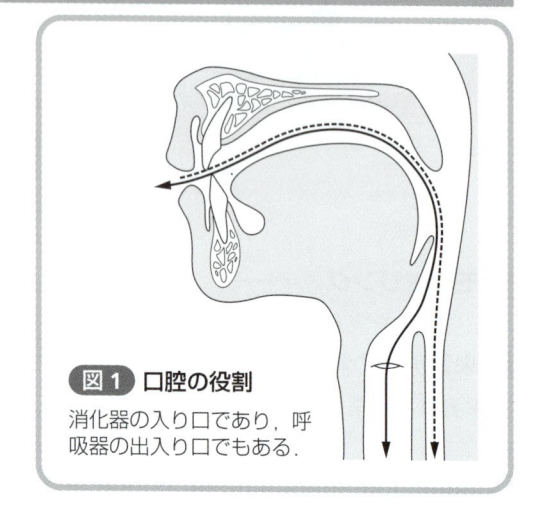

表1 口腔内に存在する細菌の種類

800種類	・う蝕原因菌	・セラチア菌
	・歯周病原因菌	・緑膿菌
	・腸内細菌	・MRSA
	・肺炎球菌	・真菌　など

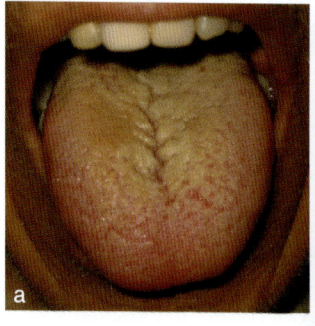

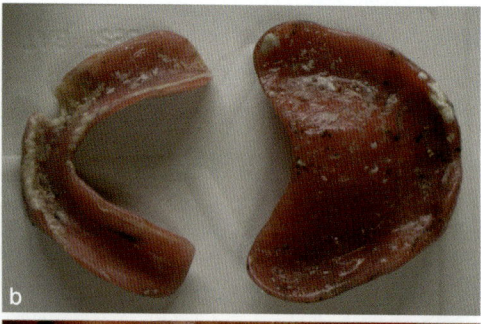

図2 清掃が困難な口腔
a: 舌苔がみられる．
b: 義歯の内面に汚れが付着している．
c: 歯の間や補綴物周囲に食渣やバイオフィルムが付着している．

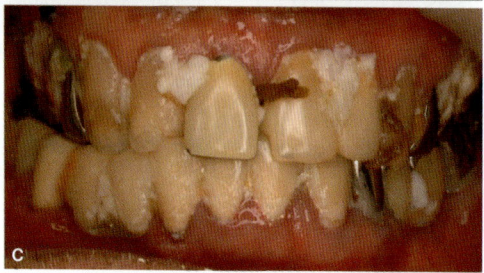

5. 口腔ケア

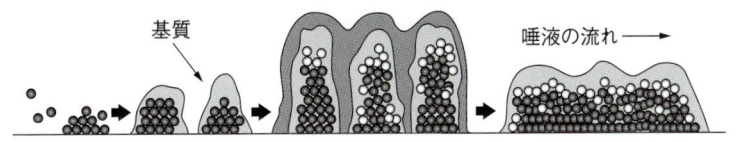

①細菌の付着　②基質産生　③バイオフィルム形成

図3 バイオフィルムの形成

細菌は面に付着すると不溶性の基質を産生し，その基質で細菌塊の表面を覆いバイオフィルムを形成する（○が細菌）．バイオフィルムは唾液や抗菌薬，抗生剤では除去できないため，機械的に除去する必要がある．

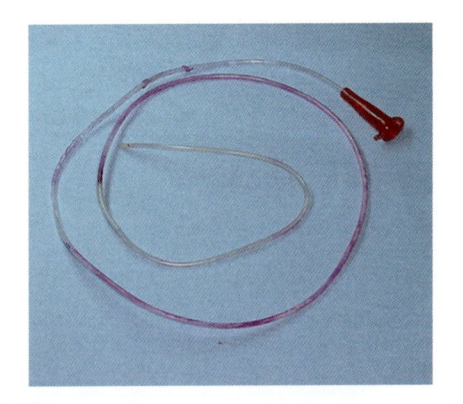

図4 1週間留置された経鼻経管栄養チューブ

咽頭から食道相当部にかけて，歯垢染色液による染色（紫）を認める．

バイオフィルム ＝ 250,000,000,000 /1g
唾液　　　　　 ＝ 　1,000,000,000 /1ml

図5 不潔な口腔内に存在する細菌の数

どの人工物に強固に付着するため，抗生剤や抗菌薬による除去は不可能である．歯ブラシなどで機械的に除去する必要がある（図3）．
- 口腔の細菌は口腔内にとどまらず，経鼻経管栄養チューブや気管内挿管チューブにもバイオフィルムを形成する（図4）．
- バイオフィルム中の細菌の濃度は，1g あたり $1 \sim 2.5 \times 10^{11}$ であり，大便と同じ菌濃度といわれている．また，不潔な唾液 1ml 中には 1×10^9 の細菌が存在する（図5）．

● **口腔ケアの必要性**
- 口腔の汚れの原因は食物残渣だけではなく，その多くは口腔内の細菌であり，経口摂取をしてもしなくても細菌は増加し不潔となる．
- 口腔ケアが不良であると，口腔の細菌数は著しく増加し，その菌が唾液とともに誤嚥されると誤嚥性肺炎の原因となる．すなわち，不潔な口腔は肺炎原因菌のリザーバーになる（図6）．
- 誤嚥のリスクがある症例においては，誤嚥性肺炎予防のために口腔ケアは必須である．
- 口臭の予防，う蝕・歯周病予防のためにも口腔ケアは必須である．

● 口腔ケアの効果（表2）

1 肺炎の予防
- 要介護高齢者を対象とした研究により，口腔ケアを行うことで肺炎の発生率が低下することが明らかになっている（図7）．

2 咽頭のケア
- 口腔が著しく不潔な症例は，咽頭も同じく不潔であることが多い．咽頭の汚れは肺炎や窒息に繋がる恐れがあるため，咽頭もケアする必要があるが，口腔ケアを徹底することで咽頭も清潔にすることができる（図8）．

3 インフルエンザの予防
- 要介護高齢者において，口腔ケアを行うことにより

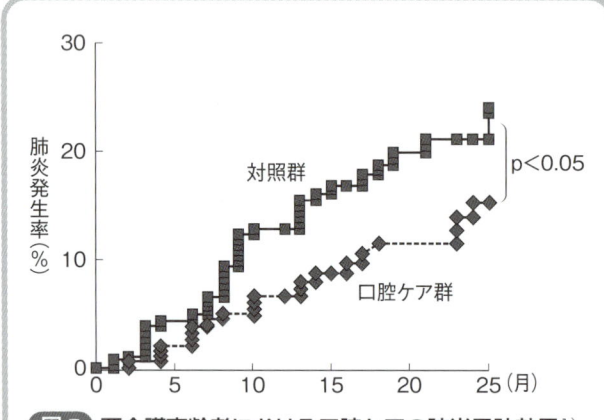

図6 菌のリザーバーとしての口腔
口腔内の細菌は，唾液とともに気管・肺に入り誤嚥性肺炎の原因となる．

図7 要介護高齢者における口腔ケアの肺炎予防効果[1)]
歯科が口腔ケアを行うことにより，肺炎の発生率が有意に低下した．

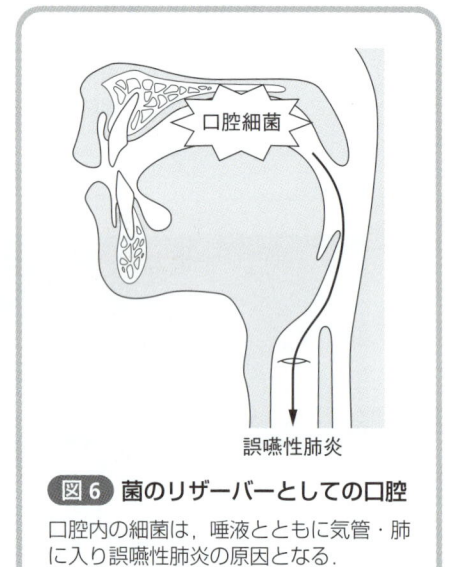

表2 口腔ケアの効果・目的
- 誤嚥性肺炎の予防
- 咽頭のケア
- インフルエンザの予防
- 排痰の補助
- 口臭の軽減
- う蝕・歯周病の予防

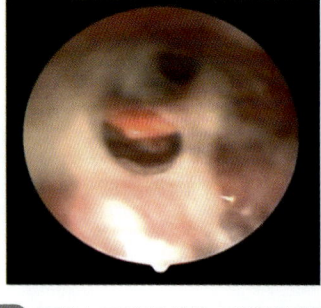

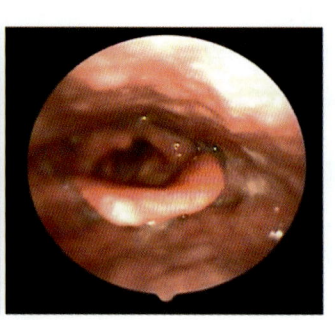

図8 口腔ケア施行前後の咽頭内視鏡所見
左：口腔ケア施行前．咽頭一面に痰の付着を認めた．口腔内も著しく汚かった．
右：口腔ケア施行1週間後．痰の付着を認めなくなった．

5. 口腔ケア

インフルエンザの罹患率が低下したことが報告されている．

4 排痰の補助
- 呼吸理学療法に先だって口腔ケアを行うことにより，咽頭や上気道が唾液で加湿されることで排痰が容易になることが明らかになっている．

5 口臭の軽減
- 不快な口臭は，その症例と介助者・医療者との精神的距離を遠ざける一因となりうる．口腔の汚れが酷いと不快な臭いの原因になりやすい．口腔ケアにより口臭が軽減できる．

6 う蝕・歯周病の予防
- う蝕や歯周病は，痛みや咀嚼機能低下の原因となり，ひいては嚥下障害や栄養摂取障害の原因となる．すなわち，口腔ケアはう蝕・歯周病を予防することで，嚥下障害や栄養障害の予防にも繋がる．

● 在宅での口腔ケアのプログラム
- 口腔ケアの回数も重要であるが，口腔ケアの効果・目的に応じたプログラムを設定する．
- 睡眠中は嚥下反射や咳嗽反射の閾値が上がるため，唾液誤嚥のリスクが高くなる．夜間睡眠中の唾液誤嚥による肺炎を予防するのであれば眠前の口腔ケアを徹底する．
- 呼吸理学療法において，体位を変えたり，呼吸の深さが変わったりすることで唾液を誤嚥する可能性がある場合には，呼吸理学療法の前に口腔ケアを行っておいた方がよい．前述のとおり排痰を促す効果も期待できる．
- 口腔ケアは日常のことであり，医療者が毎回の口腔ケアを担当できることは少ない．介助者の協力が必須であり，医療者は介助者に適切なアドバイスをすることで日常のケアの充実を図る．

● 訪問歯科診療の利用
- 通院困難な症例では，訪問歯科診療を利用するとよい（図9）．
- 義歯の調整や歯石除去，う蝕処置といった歯科治療を受けることで，日々の口腔ケアが容易になる．
- 週に1回，歯科医師や歯科衛生士による口腔ケアを受けるだけでも，誤嚥性肺炎の予防効果があると考えられている．

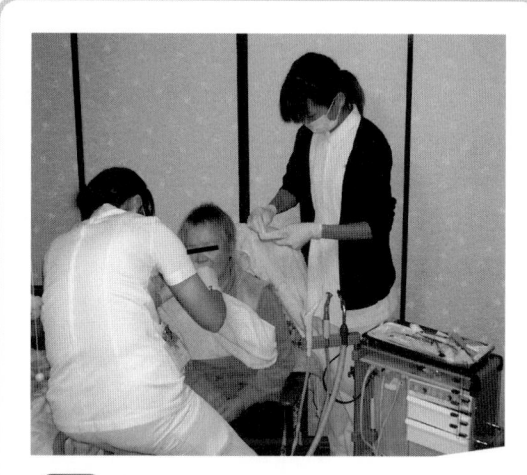

図9 訪問歯科診療のようす
訪問歯科の広まりにより，在宅や施設でも歯科治療を受けることが可能になっている．

■文献　1) 米山武義, 他. 要介護高齢者に対する口腔衛生の誤嚥性肺炎予防効果に関する研究. 日本歯科医学会誌. 2001; 20: 58-68.

〈野原幹司〉

第4章 訪問呼吸ケア・リハビリのプログラム

6 リラクセーション

- 呼吸不全患者は呼吸補助筋を中心に全身の筋肉が過度に緊張し[1]，呼吸に余分なエネルギーを消費し，呼吸困難感が生じやすい状態となっている．また，呼吸困難感が生じる不安感から精神的にも緊張していることが多い．
- リラクセーションとは，心と身体の緊張を和らげる，緩めるということである．心身の過度な緊張を落とし，呼吸困難感の軽減に効果的である[2]とされており，呼吸練習や運動療法の前後に行うとより効率的に運動を行うことができる．
- リラクセーションは急性・慢性を問わず，ほとんどの呼吸不全患者が適応となる．
- 実施中は，筋肉の緊張や呼吸パターンを十分に観察し，患者に苦痛を与えないことが重要である[3]．
- リラクセーション手技には，楽な体位，呼吸補助筋のストレッチ，間接的に呼吸補助筋にアプローチする呼吸介助法などがある．

● 楽な体位（ポジショニング）

- 楽な体位とは，「呼吸が一番しやすい肢位」である．楽な体位がわかることで，精神的な緊張を軽減することができる．
- セミファーラー位は，ベッドに寄りかかることで腹筋を含む体幹筋の緊張が緩和され，上半身を起こすことで，内臓による肺の圧迫を軽減し，さらに腹式呼吸がしやすくなる．
- 前傾座位は，上肢で肩甲帯を固定することで，頸部呼吸補助筋が効率的に作用し，呼吸が楽になる．
- まず，静かな部屋で，しめつけない，ゆったりとした衣服を着用し，心もリラックスした状態で行い，十分に力を抜かせる（ベルトを緩める，ゴムも緩めの物を着用など）．

1 セミファーラー位

- 上半身を軽く起こして仰向けとなり，膝の下に枕を入れて軽く膝を曲げる〔背上げ（リクライニング）可能なベッドであれば頭部を少し起こす．できなければ，背中に大きめの枕や布団を入れて〕（図1a）．

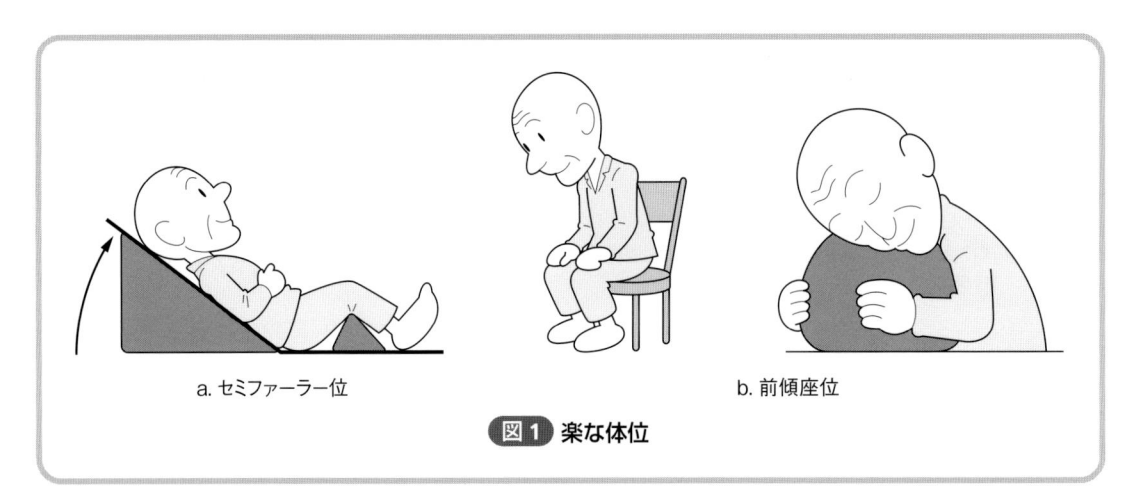

a. セミファーラー位　　b. 前傾座位

図1 楽な体位

2 前傾座位

- 前傾姿勢をとり，力を抜くようにする．テーブルに前腕をのせたり，両膝に手をついたりして肩甲骨を固定させる．テーブルに枕や丸めた布団などを置いてもたれかけると頸部の力も抜くことができ，さらに効果的である（図1b）．

● 呼吸補助筋のストレッチ

- ストレッチは筋肉の緊張を和らげ，柔軟性の改善，血流改善に効果がある．柔軟性が保たれることで，筋肉が働きやすくなり，胸郭も広がりやすくなり，呼吸が楽になる．
- ストレッチは自動でも他動でも行える．無理に伸張させず，痛みを起こさないように愛護的に行う．
- 伸張する際は，ゆっくり息を吐くようにする．
- 最大伸張した位置で，楽に呼吸をしながら5～6秒保持する．保持している間，呼吸は止めないように注意する．
- まずは介助しながら他動で行い，動きや筋肉の伸張，呼吸パターンを確認し，その後，自動でも行うように指導するとよい．

1 頸部のストレッチ（図2a）

- 患者には座位姿勢をとらせ，一方の手と前腕を利用して，患者の反対側の肩を包み込むように把持固定し，他方の手を側頭部に置く．
- 側頭部に置いた手で，頭部をやや側屈しながら行う．

2 胸・背部のストレッチ

- 患者には端座位の姿勢で，後頭部で両手を組んでもらう．
- 大胸筋をストレッチする場合は，両手で患者の両肘を後方に引き寄せる（図2b）．
- 背部の筋肉をストレッチする場合は，両肘を前胸部で合わせるように前内方へ押し込んでいく（図2c）．

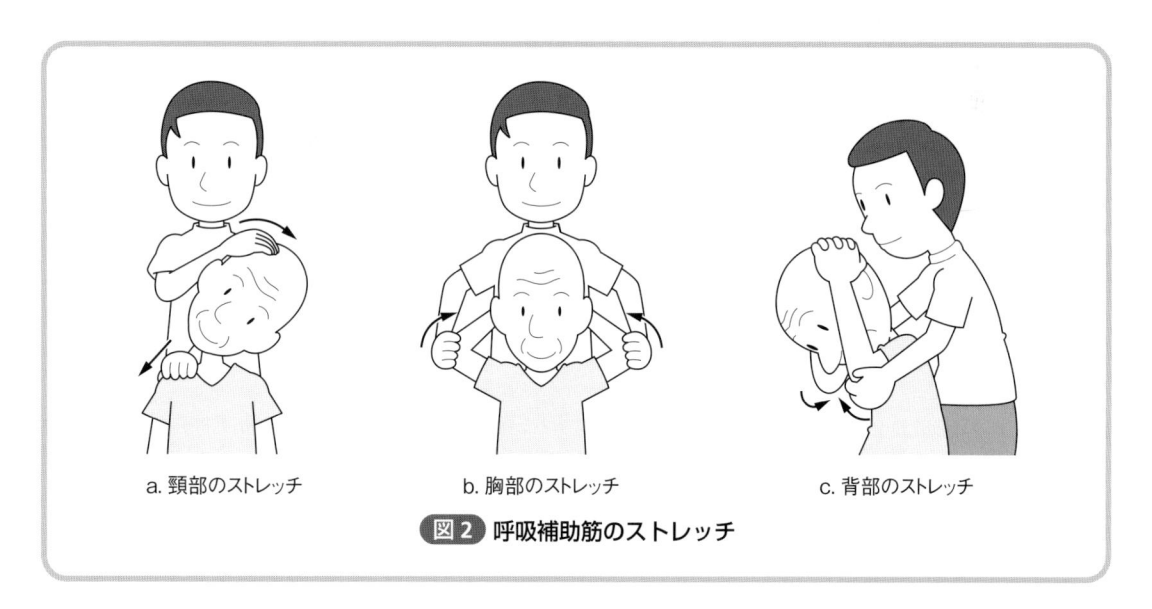

a. 頸部のストレッチ　　b. 胸部のストレッチ　　c. 背部のストレッチ

図2 呼吸補助筋のストレッチ

● 呼吸介助

- 呼吸介助法は，呼気を介助することで，一回換気量の増大と呼吸数の減少を図り，換気と酸素化能

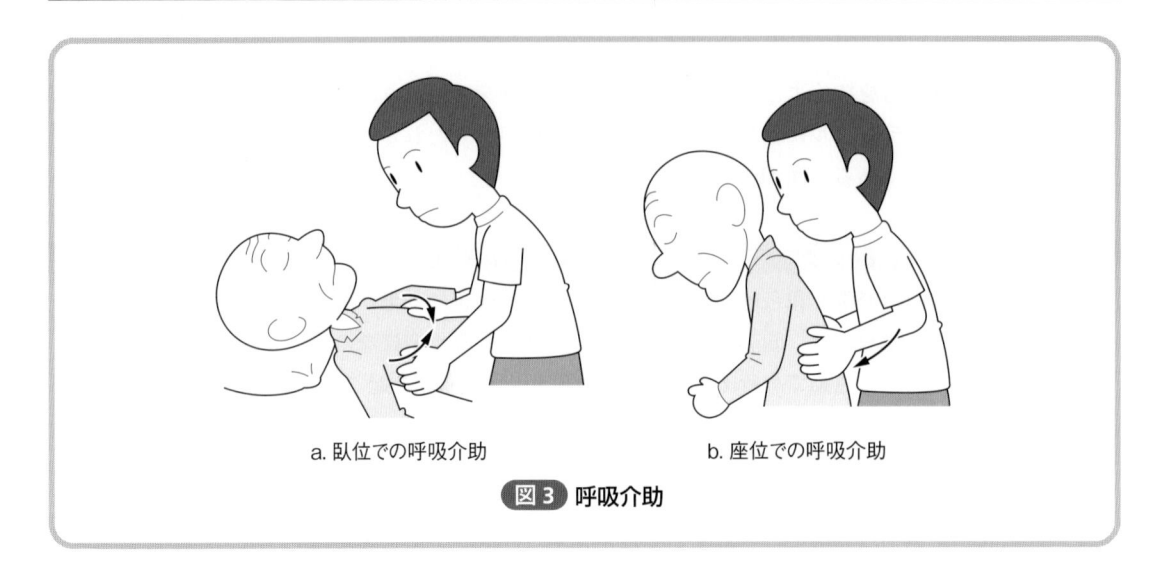

a. 臥位での呼吸介助　　　　b. 座位での呼吸介助

図3　呼吸介助

の改善に働き，呼吸困難感の軽減に役立っている[2]．また，呼吸補助筋を間接的にリラックスさせることができる．
- 呼吸介助法は，呼吸困難感がある場合や喘息発作時のパニックコントロールとしても有効である[4]．

1 基本的な手順（図3）

- 患者には楽な体位をとらせる（セミファーラー位，側臥位，座位など）．
- 呼吸リズムや胸郭の動きを視診・触診で把握する．
- 手指と手のひら全体で胸郭に均等な圧がかかるように触れる．
- 胸郭の形に合わせて，手指と掌全体でアーチを作り，肘は軽く屈曲させる．
- 胸郭の運動方向に合わせて，呼気に胸郭を圧迫する．
- 呼気終末にかけて徐々に強く，患者の安静呼気よりも，少し長めに圧迫する．強さは，患者に確認しながら行い，患者が心地よいと感じる程度の強さとする．局所的に圧がかかると痛みとなり，さらには骨折の危険もあるので注意する．
- 吸気時には，胸郭の弾性により自然に行われるため，吸気を妨げないように圧迫は取り除く．

2 注意点

- 患者の胸郭に直接，圧迫刺激を加えるため，不適切な手技は疼痛や不快感を与え，緊張を高めてしまう可能性がある[4]．また，高齢者は骨密度の低下がみられるため，肋骨骨折を起こす危険もある．そのため，患者の呼吸のタイミング，胸郭の柔軟性や運動方向を確認し，十分に注意して行う必要がある．

■文献
1) 日本呼吸管理学会呼吸リハビリテーションガイドライン作成委員会，日本呼吸器学会ガイドライン施行管理委員会，日本理学療法士協会呼吸リハビリテーション作成委員会，編．呼吸リハビリテーションマニュアル—運動療法—．東京: 照林社; 2003. p.25-8.
2) 千葉一雄．リラクセーションと胸郭可動域訓練．In: 宮川哲夫，他編．理学療法MOOK4 呼吸理学療法．1版．東京: 三輪書店; 1999. p.118-23.
3) 清川憲孝．リラクセーション．In: 塩谷隆信，高橋仁美，他編．リハ実践テクニック 呼吸ケア．2版．東京: メジカルビュー社; 2008. p.66-71.
4) 高橋仁美，宮川哲夫．コンディショニング．In: 高橋仁美，他編．動画でわかる呼吸リハビリテーション．1版．東京: 中山書店; 2006. p.98-105.

〈平　加緒理〉

第4章 訪問呼吸ケア・リハビリのプログラム

7 呼吸練習

● 慢性呼吸不全患者の呼吸の仕方
- COPDや間質性肺炎などの慢性呼吸不全患者は，労作時もしくは安静時から「苦しい」「息が吸いにくい」と，呼吸困難を訴えることが多い．
- 慢性呼吸不全患者の多くは，横隔膜の活動が低下し，頸部から肩甲帯周囲の呼吸補助筋を使用した上部胸式優位な呼吸法が目立つ．呼気より吸気に意識が強く，吸気努力が著明となり，呼吸補助筋が肥大しているのを確認できる．
- COPD患者では普段から呼吸法を指導しなくても，「フゥー」，「スゥー」と口をすぼめて呼吸をしている症例が多い．

● 慢性呼吸不全患者と呼吸練習
- 呼吸練習とは，息切れやパニック時のコントロールおよび緩和，換気パターンの改善，強すぎる気道圧迫の予防，腹部や胸部の筋系と呼吸との同期性，ガス交換の改善を目的[1]とする方法である．
- 適応は，慢性呼吸不全患者（COPDなどの閉塞性換気障害や間質性肺炎・肺結核後遺症などの拘束性換気障害の患者），神経筋疾患による呼吸機能障害のある患者である．
- 臥位や座位での呼吸練習が習得できたら，呼気時に動作させて呼吸と動作を同調させる．

● 呼吸練習を始める前に
- 安静時・労作時にどんな呼吸の仕方をしているのかを確認する→口をすぼめているか？ 口を開けているか？ 早いか，ゆっくりか？
- 呼吸補助筋や横隔膜の活動はあるのか？
- どのような生活環境でどのような動作方法を用い，どのような自覚症状があるか？
- 呼吸練習前後に自覚症状を患者自身の言葉の表現や修正Borgスケールなどで表現してもらうと比べやすい．

● 呼吸練習
- 安定した楽に呼吸できる環境や姿勢を作り，指導を行う．
- 呼吸補助筋の緊張が著しい患者はリラクセーションを行ってから実施するとよい．
- パルスオキシメータを装着し酸素飽和度を確認しながら行うと患者自身にもわかりやすい．

1 注意点
- 呼吸数は20回/分以下を目標とするが，極端にゆっくりとした呼吸をさせない．
- 練習時間は疲労しない程度の3〜5分間の短時間とする．
- 呼吸方法を行うことにより，呼吸困難の増強する，あるいは呼吸困難の軽減に有用でない，多大な努力を要してしまう場合や酸素飽和度の低下などを認めた場合は中止する．

2 口すぼめ呼吸（pursed lip breathing）
- 十分に息を吸った後，呼気時に口唇をすぼめながら，細く，ゆっくりとした呼気を行う呼吸方法で

第4章　訪問呼吸ケア・リハビリのプログラム

ある．
- 呼気をゆっくりと行うことで気道内圧を高め，末梢気道が開存，虚脱を予防させ，呼気を十分に行うことができる．
- 口すぼめ呼吸は一過性の呼吸様式であり，長期効果についての報告はない[2]．
- 呼気時間が延長するため，呼吸数の減少，1回換気量が増加し，分時換気量，機能的残気量は減少する．他に，Bernoulli 効果*を減弱，SpO_2 の増加，肺局所不均等換気の改善，呼吸筋疲労の改善，呼吸仕事量の減少，呼吸困難の減少，気管支攣縮による過換気の改善，運動耐容能の改善，浅くて速い呼吸の改善，などの効果が報告されている[2]．

  * Bernoulli 効果[1]：速い気流のあるところにはそこへ引き込まれるような力が発生する．口すぼめ呼吸では，そのような狭い虚脱しやすい気道に対して呼気しはじめの流速が低下していることが利点とされる．

- 浅く速い呼吸をしている間質性肺炎などの拘束性換気障害患者にも適応がある．
- 呼気に意識し過ぎて腹部周囲筋が過剰に収縮すると，呼吸仕事量，酸素消費量の増加をまねき効率の悪い呼吸となってしまうため，収縮は最小限とするよう触診しながら行う．
- 聴診による喘鳴の有無を確認し，喘鳴が消失するよう指導する．
- 方法[2,3]：臥位または座位などリラックスできる姿勢をとる（図1）．
  ①吸気は鼻から行い，呼気は口唇を軽く閉じゆっくりと［フゥー；f］または［スゥー；s］と長く吐くようにする．術者は手を患者の腹部にあて腹部周囲筋の収縮を確認する．
    ※口唇をとがらせたり，頬を膨らませたりしないように注意する．呼気は吸気の2倍をかけ，吸気と呼気の比は1：3～5程度とする．
  ②口唇から20～30cm 離したところに自分の手をかざし，呼気を吹きかけ，この呼気を感じられる程度，または顔の前にかざしたティシュが軽くなびく程度でよい．
- ゲーム感覚を取り入れた方法として，ろうそく吹き，コップの中の水をストローで吹くなどの練習もある．しかし，課題を遂行させる，呼気を意識し過剰に努力させるのではなく，方法を意識して行うことが目的である．

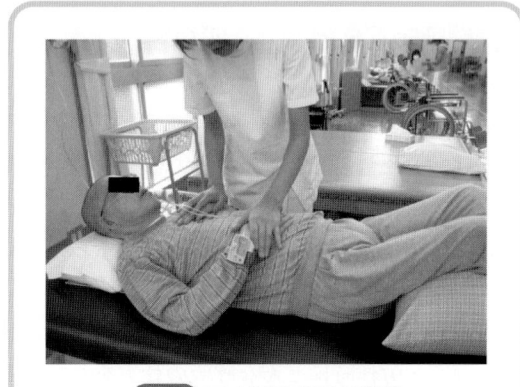

図1　口すぼめ呼吸の姿勢

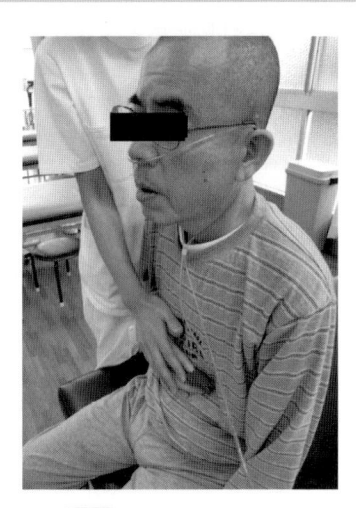

図2　横隔膜呼吸の姿勢

3 横隔膜呼吸（diaphragmatic breathing）

- 吸気時腹部を膨らませ，呼気時は腹部をへこませながら行う呼吸方法である．腹部の動きは横隔膜の運動を示し，吸気時の腹部の膨隆は横隔膜が収縮し下方へ引き下げ，呼気時は横隔膜が弛緩し元の位置へ戻ることを表す．
- 効果として，呼吸補助筋活動の抑制と横隔膜運動の増大，1回換気量の増加，呼吸数と分時換気量の減少，機能的残気量・全肺気量の減少，酸素消費量の減少，換気分布・換気血流比の改善，血液ガスの改善，また，長期訓練による効果としては，肺機能改善（肺活量，努力肺活量，最大換気量の改善），呼吸困難の減少，運動耐容能の改善などが報告されている．しかし，根拠については一定されておらず十分なエビデンスが得られていない[2]．
- 方法[2,3]：リラックスできる楽な姿勢，ファーラー位，半ファーラー位をとる．肺過膨張や奇異性呼吸がみられる患者は体幹を前傾にした起坐位のほうが習得しやすいこともある（図2）．
  ①患者の手を上胸部と上腹部に置き，その上から術者の手を置く．
  ②「息をゆっくり口から吐きましょう．吐いて，吐いて」．軽く上腹部を圧迫し腹部が沈むことを意識させながら十分に呼出させる．
  ③「鼻から吸いお腹を膨らませましょう．吸って，吸って」．吸気のタイミングに合わせ断続的な圧迫を上腹部に加え膨らますように意識させる．
  無理に腹部を膨らませないように注意する．吸気努力により胸式呼吸になりやすいためゆっくり行う．
- COPDなどの閉塞性換気障害の患者では，呼気努力により気道の虚脱が生じやすいため，ゆっくりと呼気を延長させる口すぼめを併用するとよい．
- 中等度〜重症度のCOPDなどの肺過膨張が著しく横隔膜が平低化している患者では，換気効率が悪く，逆に呼吸困難を増強することがあるため，実施すべきでない．

● 呼吸練習を動作と一緒に取り入れてみよう

- 慢性呼吸不全患者の動作は呼吸と動作の同調をすることにより呼吸困難の軽減，酸素飽和度の低下の軽減を目的とする．呼吸と動作の同調は力を要するような動作で息こらえをしないように，動作を呼気にあわせ口すぼめ呼吸で行うとよい．

■文献　1) 高橋仁美, 宮川哲夫. 呼吸練習. In: 高橋仁美, 他編. 呼吸リハビリテーション. 2版. 東京: 中山書店; 2008. p.127-31.
2) 日本呼吸管理学会呼吸リハビリテーションガイドライン作成委員会, 日本呼吸器学会呼吸リハビリテーションガイドライン施行管理委員会, 日本理学療法士協会呼吸リハビリテーションガイドライン作成委員会, 編. 呼吸リハビリテーションマニュアル─運動療法─. 東京: 照林社; 2003. p.25-8.
3) 高橋仁美, 菅原慶勇, 塩谷隆信. 肺気量増加: 閉塞性換気障害. In: 田中一正, 他編. 呼吸運動療法の理論と技術. 東京: メジカルビュー社; 2003. p.184-208.

〈細沼美紀〉

第4章 訪問呼吸ケア・リハビリのプログラム

8 排痰法（咳嗽を含む）

● 排痰法とは？
- 排痰法とは気道クリアランス法とも呼ばれ，気道内に貯留した喀痰の排出を促す方法のことである．
- 排痰の目的は，気道分泌物を除去することで肺の換気とガス交換を改善させ，さらに酸素化の改善を行うことである．
- 排痰は在宅呼吸ケアの中でも行われる頻度の高い介入の一つであり，呼吸器疾患患者だけでなく，神経筋疾患患者，脳血管障害患者，重症心身障害児など対象となる患者は非常に多い．
- 排痰は感染症や無気肺などの肺合併症予防のためにとても重要である．

● 排痰が必要な理由
- 気道分泌物（喀痰）は健常人でも1日に100ml程度生成され，咽頭や喉頭まで運ばれている．
- 誤嚥や感染症を引き起こした場合には，気道分泌物はさらに増加し，それらは無気肺や肺炎などの肺合併症を引き起こす原因となる．
- 気道内における痰の貯留は気道抵抗となるため，呼吸困難を引き起こす原因にもつながる（例えば痰の貯留により気道径が半分になると，気道抵抗は16倍になる*）．
- 喀痰の貯留は日常生活における活動時や運動療法を実施する際の妨げとなる．

    * Poiseuille の式　$R = 8nl/\pi r^4$　（r：気道の半径，n：気体の粘性，l：気道の長さ）

● 排痰を促すための留意点
- 在宅で関わる患者の多くは，加齢，喫煙歴，呼吸器疾患，人工呼吸管理，不動，低換気などにより気道クリアランスが障害されているため，その改善が必要である．
- 気道クリアランスの改善のためには，末梢気道からの痰の移動と中枢気道からの痰の除去を考える必要がある．
- 末梢からの痰の移動には気流が大きく関与するため，末梢へのエアーエントリーの改善（しっかり吸わせる）と呼気流量（流速）の増加（しっかり吐かせる）が重要である．
- 末梢からの痰の移動には重力も大きく影響するため，重力を利用した排痰体位（痰の貯留部位を高い位置にした体位，図1）をとることが大切である．
- 痰の貯留する部位を高くする体位に変換することは，単に痰の移動を促進するだけでなく，血流移動による換気・血流比不均等を是正することなども目的としている．
- 中枢気道からの痰の除去には咳嗽（場合によっては吸引）が重要である．

● 排痰の方法の実際
1 徒手的手技を用いた方法
a．従来の体位排痰法（体位ドレナージ）
- 気道分泌物が貯留した末梢肺領域を高い位置に，中枢気道を低い位置となるような体位（12の体位）を利用し，重力の作用によって貯留分泌物の誘導排出を図りながら，軽打法や振動法などの手

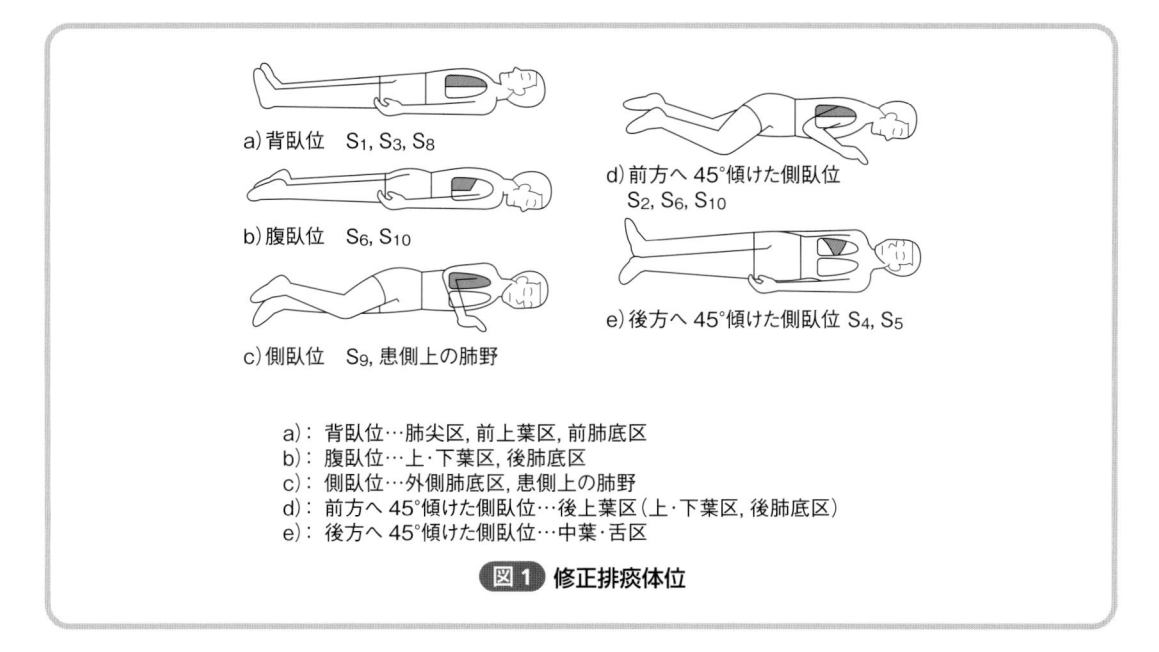

8. 排痰法（咳嗽を含む）

図1 修正排痰体位

a) 背臥位　S₁, S₃, S₈
b) 腹臥位　S₆, S₁₀
c) 側臥位　S₉, 患側上の肺野
d) 前方へ45°傾けた側臥位　S₂, S₆, S₁₀
e) 後方へ45°傾けた側臥位　S₄, S₅

a)：背臥位…肺尖区, 前上葉区, 前肺底区
b)：腹臥位…上・下葉区, 後肺底区
c)：側臥位…外側肺底区, 患側上の肺野
d)：前方へ45°傾けた側臥位…後上葉区（上・下葉区, 後肺底区）
e)：後方へ45°傾けた側臥位…中葉・舌区

技と併用して用いられる排痰法である．

- 12の体位には実際にはとれないものが多く，軽打することによる合併症（痛み，低酸素血症，気管支攣縮など）も多いため，現在ではほとんど用いられていない〔現在では修正排痰体位を用いる（図1）〕．

b．スクイージング（呼吸介助）

- 気道分泌物の貯留部位をもとに修正排痰体位をとり，呼気時に胸郭の運動方向に圧迫を加えることにより呼気流速を高め，気道分泌物の移動を促進する手技である（図2）．
- スクイージングは呼気時に圧迫を加えるが，しっかり吐かせることで続く吸気量が増加し，末梢気道に空気を送り込むこと（エアーエントリーの改善）が可能となる．
- この手技を繰り返すことで，体位による重力および呼気流速によって気道分泌物の移動が促進される．
- この手技を何分行えば分泌物が排出されるというものではなく，分泌物の貯留部位，量，性状によって移動に要する時間は異なる．

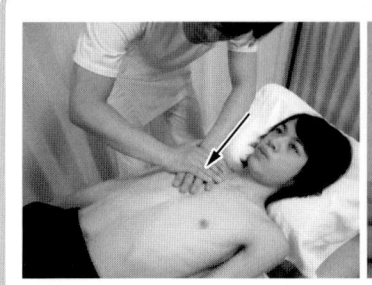

上葉に対するスクイージング　　下葉に対するスクイージング　　後肺底区に対するスクイージング

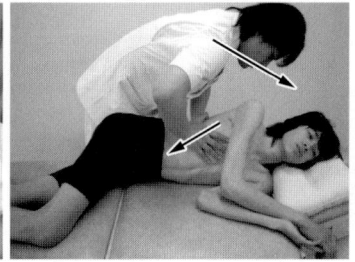

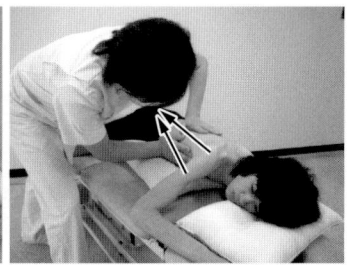

図2 排痰手技（スクイージング）

c．Bagging（＋スクイージング）

- 蘇生バッグを利用してエアーエントリーの改善を行いながら，呼気にスクイージングを行うことで，気道分泌物の移動をより促進しようとする手技である．
- 特に神経筋疾患患者や脊髄損傷患者などで換気量が少ない場合には，この方法が効果的である．
- 無気肺がある場合は，健側の胸郭を手で固定しながら bagging による加圧換気を行うことで患側のエアーエントリーを改善し，さらにスクイージングを加えることで気道分泌物の排出が促進される．

2 呼吸法を用いた排痰法

a．ACBT（active cycle of breathing techniques）

- 呼吸コントロール（breathing control: BC），胸郭拡張練習（thoracic expansion exercise: TEE），強制呼出手技（forced expiration technique: FET）のサイクルから構成される気道クリアランス法である（図3）．
- 患者自身で行えることから，痰の多い患者に指導し，習得してもらう．

b．自律性排痰法（autogenic drainage: AD）

- 呼吸をコントロールすることで，気道分泌物の移動を促進させる方法で，低肺気量位から中肺気量位，そして高肺気量位へと肺容量を増加させながら呼吸を繰り返し，気道分泌物の移動と排出を促す方法である．
- 慢性疾患，急性疾患を問わず，気道分泌物の多い患者に適応となる．

3 器具を用いた排痰法

a．振動呼気陽圧法

- 呼気時に陽圧と振動が加わる器具（Acapella™，169頁参照）を使用することで，患者自身の呼気をその器具に吹き込むことで呼気に振動を伴った陽圧を生じさせて気道閉塞を防ぎ，気道分泌物の移動を促進する．
- 気道分泌物の多い症例で，理解があり，器具の自主管理が行える患者に適応となる．
- 呼吸筋力が弱くて呼気の陽圧と振動による呼吸仕事量増加に耐えられない患者，または血行動態が

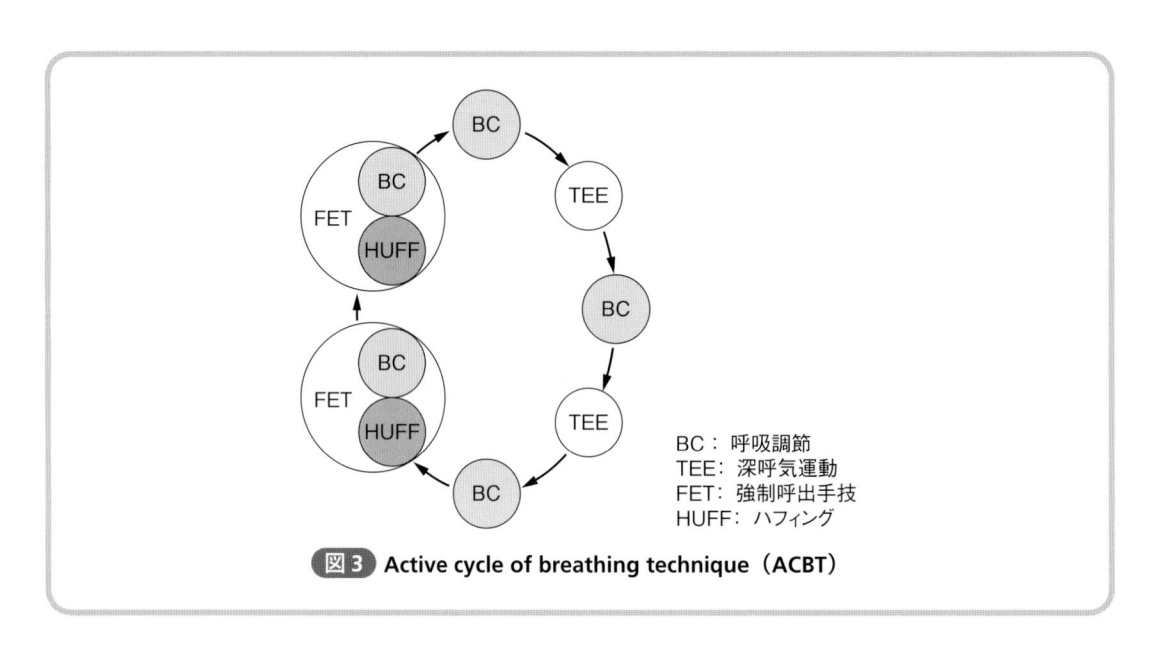

BC：呼吸調節
TEE：深呼気運動
FET：強制呼出手技
HUFF：ハフィング

図3 Active cycle of breathing technique（ACBT）

8．排痰法（咳嗽を含む）

不安定な患者には禁忌となる．

b．Mechanical In-Exsufflator（MI-E）：カフアシスト®（図4）
- マスクやチューブを介して吸気時に気道へ陽圧（最大＋40cmH_2O）を加えた後，呼気に合わせて急激に陰圧（最大－40cmH_2O）へシフトすることで呼気流速を高め，咳介助として中枢気道の分泌物を除去するものである．
- 呼気時に呼吸介助法を併用し，さらに咳嗽介助を行うと，より効果的である．
- 呼吸筋力の低下により咳嗽力が低下している神経筋疾患や脊髄損傷患者，肺実質に問題がない患者には適応となる．

c．高頻度胸壁圧迫法
- 装着した非伸縮性のベストに機械的振動を起こし，胸壁に高頻度の振動を与えることで気道のクリアランスを高める器械である〔Smart Vest（図5）など〕．
- 気管支拡張症や囊胞性線維症など慢性的に気道分泌物が多い疾患が適応となる．
- 未治療の気胸やエアーリークを伴う疾患，血行動態が不安定な患者，喀血，嘔吐のある患者，胸部外傷や肋骨骨折後の急性期には使用できない．

d．IPV（intrapulmonary percussive ventilation）
- パーカッションベンチレーターとも呼ばれ，気道にパーカッション性の小換気団を断続的に高速で噴入する（60〜400サイクル/分の頻度）ことで，排痰や無気肺の改善に効果がある治療用人工呼吸器である（図6）．
- 適応範囲が広く，未熟児から成人・高齢者，さらには神経筋疾患など，幅広い症状に効果が認められている．

● 咳嗽法とは？
- 咳嗽とは気道内の異物や分泌物を排出するための防御反応で，閉鎖した声門を急激に

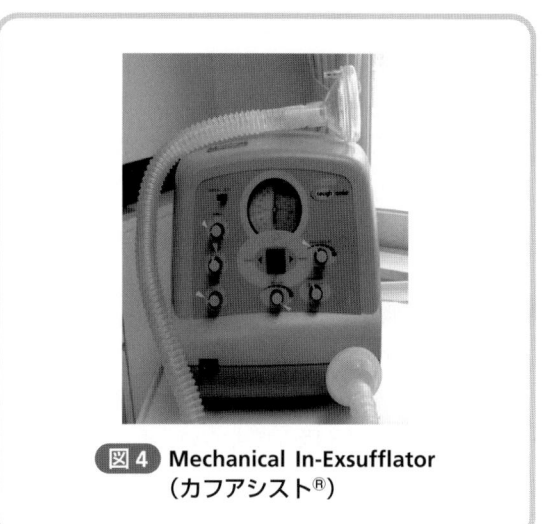

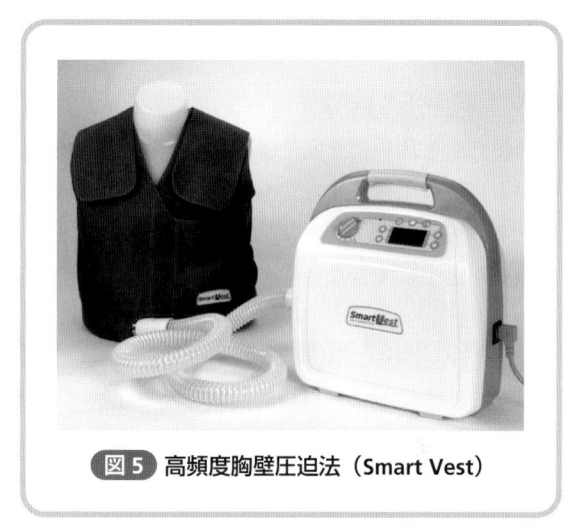

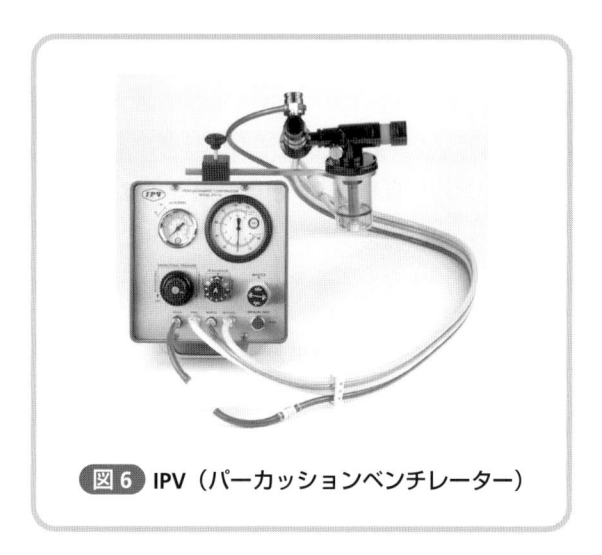

図4 Mechanical In-Exsufflator（カフアシスト®）

図5 高頻度胸壁圧迫法（Smart Vest）

図6 IPV（パーカッションベンチレーター）

解放することで生じる強い呼出のことである．
- 咳嗽は通常咳嗽反射によって起こるが，反射が低下している場合は意識的に咳嗽をさせたり，咳嗽を介助することが必要である．
- 排痰法によって中枢気道まで上がってきた気道分泌物は，咳やハフィング（困難な場合は吸引）によって喀出させる．
- 咳やハフィングは第5分岐より中枢の気道分泌物の除去に有効である．

咳嗽の指導
- 咳嗽は痰が中枢気道まで移動し，呼気に痰が含まれた音（ゴロゴロ）がし始めたタイミングで行う．
- 体位は患者の状態にもよるが，臥位よりも座位で行う方が効果的である．
- 患者に大きく息を吸ってもらい，その後，可能であれば息を止め（声門を閉じ）胸腔内圧を高める．
- 効果的な咳嗽を行うためには，十分な吸気が必要である．
- 声門を開き，肺内の空気を一気に（爆発的に）呼出させる（効果的な咳は，呼気の量が多い）
- 咳を練習する場合は，患者の顔の20〜30cm前方に患者自身の手をかざし，そこに呼気が強く当たることを感じさせる．

ハフィングの指導
- 体位は咳と同様に，臥位よりも座位で行う方が有利である．
- 患者に大きく息をすってもらい，その後，声門を開いて一気に"ハァー"と言いながら強く呼出させる．
- 咳嗽が上手にできない場合にはこの方法を用いる．

咳嗽介助手技とは？
- 咳嗽介助手技とは，自発的な咳やハフィングなどでは痰の喀出が困難である患者に対し，咳嗽時に胸郭を他動的に圧迫することで胸腔内圧を高め，咳嗽能力を向上させる手技である．
- 対象となるのは，呼吸筋力の弱化などにより咳嗽能力が低下している患者（呼吸不全患者，神経筋疾患患者，脊髄損傷患者など），気管切開患者など様々である．
- 気胸がある患者，出血性傾向のある患者，骨粗鬆症患者や脊髄あるいは脊椎に損傷がある患者には禁忌である．

咳嗽誘発法：気管圧迫法
- 気管圧迫法は自発咳嗽が困難な患者や意識レベルが低い患者に対して，他動的に咳嗽を起こす方法である．
- 気管に直接圧迫を加える方法のため，患者に対し若干の侵襲が加わることを十分理解した上で，実施しなければならない．
- 実施する場合は，中途半端な刺激を加えず，しっかりとした刺激を加えることが大切である．

■文献　1) 千住秀明, 他監修. 呼吸理学療法基本手技. 東京: 医学書院; 2008.
2) 宮川哲夫, 編. 理学療法MOOK4 呼吸理学療法. 2版. 東京: 三輪書店; 2009.
3) 玉木　彰, 編. 15レクチャーシリーズ理学療法テキスト. 内部障害理学療法学: 呼吸. 東京: 中山書店; 2010.

〈玉木　彰〉

第4章 訪問呼吸ケア・リハビリのプログラム

9 喀痰吸引

● 喀痰とは
- 肺・気管支から過剰産生された分泌物に粘膜上皮や血液成分などが混ざり合った気道分泌物，いわゆる痰のこと．
- 痰を喀出することの意味で「喀痰」と表現されることもある．
- 健常者においても1日約100ml程度の気道分泌物が産生され，その90％以上は水分である．
- 気道分泌物には水分の他に，ムチン（粘液糖タンパク），タンパク質（アルブミン，免疫グロブリン），脂質，細胞成分が存在する．
- ムチンは気道分泌物の粘稠度を高める．
- 細菌感染や好中球，気管支喘息に関与するサイトカインはムチンの産生を亢進させ，気道分泌物の粘稠度を高める．
- 気道分泌物の粘稠度は気道上皮側と気道内腔側とでは異なる．
- 気道上皮側では水分の多い漿液性の気道分泌物がゾル層を成し，活発な線毛運動（図1）を可能にする．
- 気道内腔側ではムチンの多い粘液性の気道分泌物がゲル層を成し，異物の捕捉が行われやすいようになっている．
- 異物の捕捉可能な大きさは気道の部位によって異なり，気管・気管支では10～2μm，肺胞では2μmである．
- 気道分泌物は気道上皮の線毛運動により口側に輸送され，喀痰として喀出される．
- 気管が分岐して右主気管支と左主気管支となり，さらに分岐を繰り返し，約17分岐で終末細気管支から呼吸細気管支となるが，線毛が存在するのは終末細気管支までである．

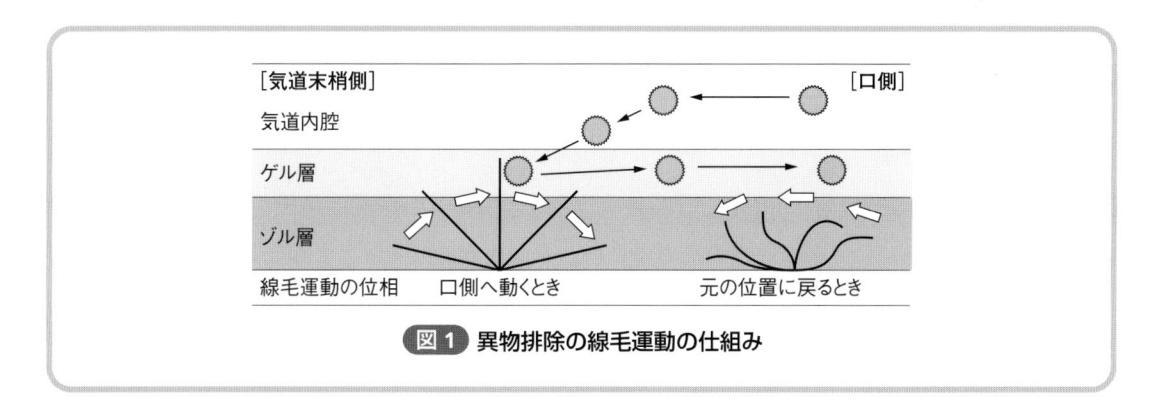

図1 異物排除の線毛運動の仕組み

● アセスメント
- 喀痰が呼吸（ガス交換）を妨げていないか，聴診による呼吸音，呼吸雑音の聴取部位と音の特徴，パルスオキシメーターによるSpO$_2$（非観血的酸素飽和度）測定，チアノーゼの有無，呼吸困難感の有無，努力呼吸の有無などを観察する．

表1 Miller/Jonesによる喀痰の外観分類

分類	喀痰の外観
M1	粘液性痰
M2	一部膿性痰
P1	1/3以下の膿性痰
P2	1/3から2/3の膿性痰
P3	2/3以上の膿性痰

表2 自己喀痰の要件

1. 深呼吸や咳嗽ができること
   気道：器質的な損傷がない
   肺：肺実質に損傷がなく，伸展性に問題がない
   胸郭：骨折がない
   呼吸筋：横隔膜・外肋間筋などに損傷・麻痺がない
   神経：反回神経麻痺など神経伝導に問題がない
   全身：深呼吸や咳嗽を妨げる疼痛や意識障害がなく咳ができる
2. 喀出しやすい痰の性状であること
   粘稠度が低い
3. 喀痰の排出がスムーズであること
   口腔内が乾燥していない
   気道が適度な湿度で保たれている

- 喀痰のアセスメントとして，量，色（白色・黄〜緑・さび色など），粘稠度，血液混入の有無，喀出されやすい時間帯，喀出の誘因となる動作や体位，誤嚥の有無を明らかにする．
- 喀痰の性状を複数の医療者・介護者間で共通理解するために，Miller/Jonesによる喀痰の外観分類（表1）を，ツールとして活用することができる．
- 喀痰の自己喀出が可能な状態にあるか（表2），咳嗽の頻度や強さ，痰喀出の効率などを観察する．

● 喀痰吸引と侵襲

- 喀痰吸引とは，口腔・鼻腔，挿管チューブ，または気管切開部より挿入されたカニューレ口から，吸引カテーテルを用いて陰圧によって気道分泌物を直接的・他動的に除去することである．
- 自らの意思で咳嗽による痰の喀出や，体位ドレナージによる痰の排出が十分にできるならば，他動的な喀痰吸引は第一選択とはならない．
- 喀痰吸引は痰の喀出ができずに苦しい思いをしている人に，さらに苦痛を与えかねない処置である．
- 気道内に喀痰が貯留している状態を放置することは，換気や拡散という呼吸に必要なメカニズムを阻害することとなるため，避けなくてはならない．
- 侵襲のある喀痰吸引を最大限の配慮によって苦痛が最小であるように行い，安楽な呼吸が得られるよう，また，合併症予防につながるようにしていくことが重要である．
- 療養者によっては，鏡を見ながら自分で気管孔やカニューレ口から吸引を行い，苦痛を最小に呼吸の安楽を図っている場合がある．

● 喀痰吸引以前の日常的な留意点

- 療養者とその家族に，安楽な呼吸のために日頃からできること，留意することについて，その目的・方法を繰り返し説明する．
- 適切に対処できている場合には称賛し，できていない場合には困難さの理由や原因を知り，対策を共に考える．
- 喀痰の自己喀出を妨げる因子を常日頃から注意深くコントロールし，可能なかぎり自力で喀出できるように促す．例えば，口腔内の清潔保持，適度な湿度・温度環境，脱水予防，疼痛管理，呼吸リハビリなどである．
- 食事や飲水の際に誤嚥しないよう，姿勢を整えること，嚥下を意識すること，食物の粘性を嚥下しやすいように工夫することなどに留意する．

- 気道分泌物の移動をスムーズにするための呼吸理学療法として，咳嗽（coughing），強制呼出法（huffing），スクィージング（squeezing），胸壁振動法（vibration），胸壁叩打法（percussion），および体位誘導法（postural drainage）がある．

● 喀痰吸引時の留意点

- 手順については第5章 6. 喀痰吸引の実際（173頁）を参照．

1 感染予防

- 吸引カテーテルはディスポーザブルとし，1回毎に捨てる．
- 吸引カテーテルの扱いは清潔なディスポグローブ（手袋）を用いることを基本とする．
- 吸引カテーテルが長いとき，袋から取り出しながら手に巻きつけると，吸引管との接続に際し，カテーテルを不潔にすることなく把持できる（図2）．

2 適正な吸引圧・時間・深さ

- 成人の気管内吸引における安全な圧のめやすは，100〜150mmHg以下（13.3〜20kPs以下）である〔1kPs（キロパスカル）＝7.50mmHg〕．
- 吸引カテーテルを気道内に挿入するときは，陰圧がかからないようにカテーテル基部を折り曲げ，慎重かつスムーズに挿入し，目的の長さまで達したところで陰圧をかけてゆっくり回しながら引き抜き，粘膜の同じ部位に陰圧がかからないようにする．
- 肺内の空気が吸引されることによって，気道内は無酸素の状態となり低酸素血症を引き起こす危険性がある．よって，吸引カテーテルの開口部（先端と側方）を痰に一致させて陰圧を効果的にかけることがコツである．
- 吸引カテーテルを把持する親指と示指でカテーテルを回転させながら，痰を吸引する音に注意を払

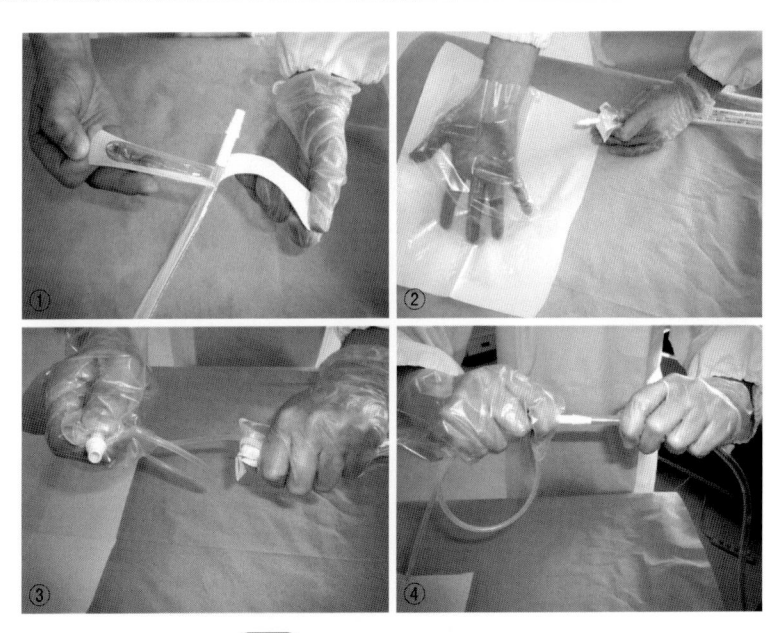

図2 吸引カテーテルの取扱い

いつつ徐々に引き抜く．このとき，他方の手の親指で陰圧のかけ方を調整することもある．
- 吸引圧が強すぎる場合，肺が虚脱し無気肺をまねく危険性もある．
- 1回の吸引時間は10秒程度とする．ただし，呼吸状態如何ではさらに短時間をめざし，繰り返し吸引が必要な場合は，吸引と吸引との間に深呼吸を2～3回行う．
- 療養者の協力が得られるよう，苦痛な時間があと何秒か，カウントダウンしながら吸引するのもストレス軽減のためによい．
- 成人における吸引カテーテル挿入のめやすは，気管切開では10cm程度で，主気管支までとし，経口・経鼻でも10cm程度とし，声帯を越えないようにする（これは，声帯を越えた下気道に対する吸引は清潔操作で行われるべきであり，口や鼻の常在菌等を気道に押し込む可能性があるからである）．
- 吸引の刺激で咳嗽が誘発されるため，痰が多く貯留している場合は，はじめに浅い部分の痰を少ない刺激で十分に除去し，その後に吸引カテーテルを交換して深い部分の痰を吸引するのが本人にとっても苦痛が少なく，また周囲の汚染を避けることもできる．

3 吸引に伴う苦痛を軽減するために

- 吸引カテーテルの太さは挿管チューブまたは気管カニューレの内径の1/2程度をめやすとする．つまり成人では10～14Fr，小児では5～8Frとなる．
- 吸引が苦しいものという観念に陥らないよう，手技の適切さを追求することを怠らないようにする．そのためには，療養者の体験を自分の体験のように感じ取る感性が必要である．
- 吸引による苦痛よりも，吸引後の爽快感や安楽な呼吸が実感できるよう，前後でのSpO_2や呼吸音など，客観的指標を療養者や家族と共有することも一つの方法である．
- 必要最小限の吸引で済むように，適切なアセスメントと喀痰の自己喀出の励行，および環境調整を心掛ける．

〈伊藤登茂子〉

第4章 訪問呼吸ケア・リハビリのプログラム

10 胸郭可動域運動

- 呼吸器疾患において気道内圧を確保するために胸郭可動性を向上させることは必須である．ここでは関節構造の理解と胸郭の可動域制限について述べる．

● 胸郭の動き

- 胸郭を構成する組織は外表の皮膚，胸椎，椎間板，肋骨，胸骨，呼吸筋，胸壁胸膜および横隔膜である[1]．
- これらの胸郭の動きは胸郭を構成する関節によりみられている（図1）[1]．

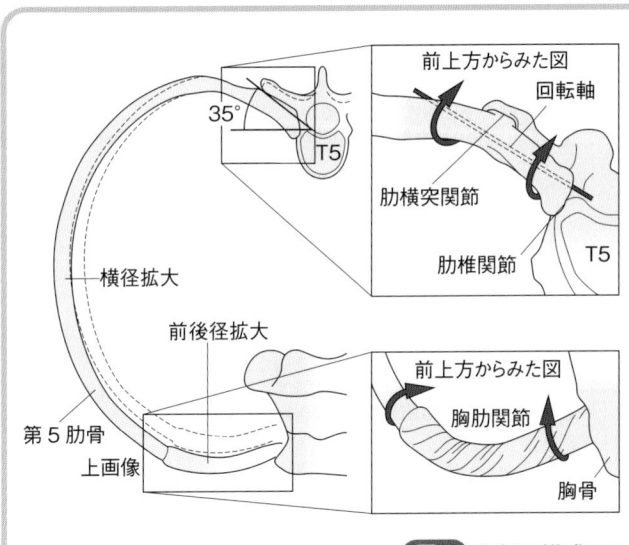

胸肋関節（肋軟結合，胸肋結合）
・胸骨と肋骨をつなぐ関節．両側で上位7本の肋骨の前方の軟骨端と胸骨の外側端で形成されている．
・呼気時，肋骨の後方端が肋椎関節によって脊椎と連結を保ちながら胸骨が挙上．肋軟骨は長軸に対する回旋を生じる．

肋椎関節（肋骨頭関節，肋横突関節）
・胸椎と肋骨をつなぐ関節．12本の肋骨のそれぞれの骨頚が対応する胸椎の椎体と連結している．1～10肋骨の関節結節が対応する胸椎の横突起と連結しているが，11, 12肋骨は肋横突関節を欠いている．
・呼気時，肋骨頭は肋横突関節と肋椎関節間に走行する回転軸周りに動く．

図1 胸郭を構成する関節

● 腰椎と胸郭の関係

- 胸椎は体幹の上部部分の軸であり胸郭を支えている．したがって胸椎の動きも胸郭は密接にかかわっている．
- 胸椎の側屈運動は，脊柱の凸側：胸郭は挙上，肋間スペースは開大，胸郭は膨大．脊柱の凹側：胸郭は下降かつ縮小．肋間スペースは減少．
- 胸椎の屈曲時は胸郭内部あるいは胸郭と胸椎のなす角度のすべてが開大する．
- 回旋時は胸骨の存在により胸郭は制限される[2]．

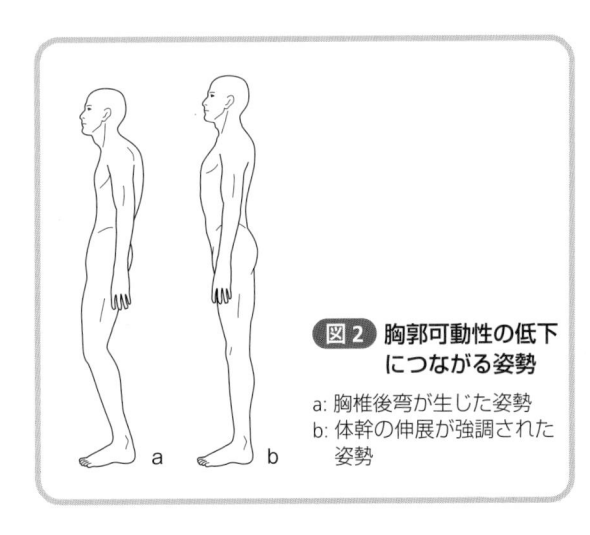

図2 胸郭可動性の低下につながる姿勢
a: 胸椎後弯が生じた姿勢
b: 体幹の伸展が強調された姿勢

127

● 胸郭可動域の制限因子

1 胸郭を構成する各関節の可動性の低下
- 肺の過膨張により横隔膜の機能低下が生じ肋間筋や呼吸補助筋に依存した呼吸運動になる．

2 姿勢の影響
- 胸椎後弯が強調された姿勢（図2左）では肋椎関節は前方回旋位で固定されることになり，肋骨の

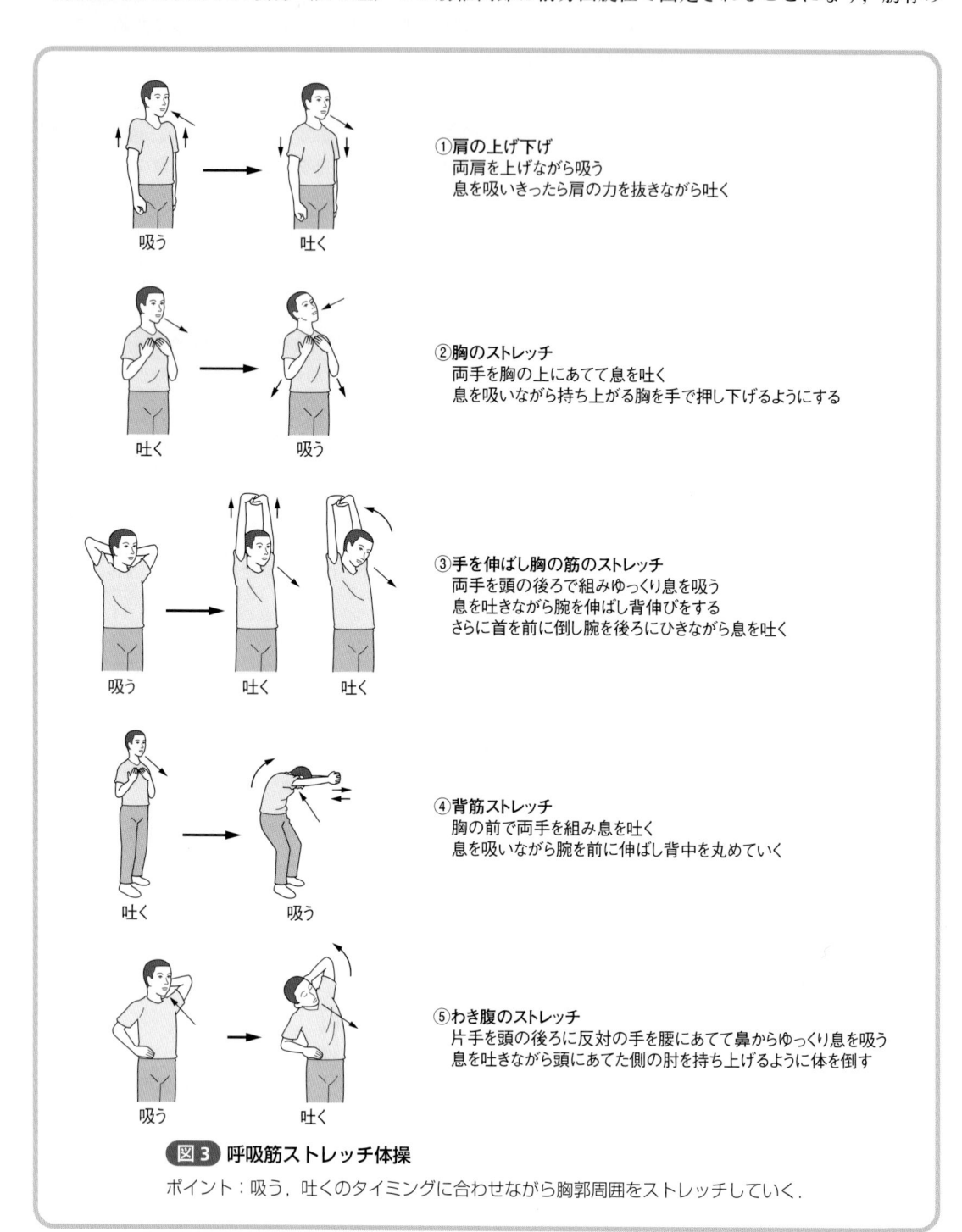

① 肩の上げ下げ
  両肩を上げながら吸う
  息を吸いきったら肩の力を抜きながら吐く

② 胸のストレッチ
  両手を胸の上にあてて息を吐く
  息を吸いながら持ち上がる胸を手で押し下げるようにする

③ 手を伸ばし胸の筋のストレッチ
  両手を頭の後ろで組みゆっくり息を吸う
  息を吐きながら腕を伸ばし背伸びをする
  さらに首を前に倒し腕を後ろにひきながら息を吐く

④ 背筋ストレッチ
  胸の前で両手を組み息を吐く
  息を吸いながら腕を前に伸ばし背中を丸めていく

⑤ わき腹のストレッチ
  片手を頭の後ろに反対の手を腰にあてて鼻からゆっくり息を吸う
  息を吐きながら頭にあてた側の肘を持ち上げるように体を倒す

図3 呼吸筋ストレッチ体操
ポイント：吸う，吐くのタイミングに合わせながら胸郭周囲をストレッチしていく．

後方回旋運動は制限される．横隔膜において前方は垂れ下がり，腹壁は弛緩する．肋骨の傾斜は垂直に近くなり胸郭の動きは制限される．
- 体幹の伸展が強調（図2右）された姿勢では体幹を屈曲方向に弛緩することが困難で肋骨の前方回旋運動が制限される[3]．
- その他にも制限因子は呼吸筋や結合組織の拘縮や胸郭の形状などもある[4]．
- 胸郭の関節や姿勢に対するアプローチをして柔軟な胸郭とした上で呼吸介助や呼吸筋ストレッチ体操（図3）等を行った方がさらに治療効果として期待できる．
- 呼吸筋ストレッチ体操は呼吸困難感を減少させる上でも有効である（図3）[5]．

■文献
1) Neumann DA（嶋田智明，監訳）．筋骨格系のキネシオロジー．1版．東京：医歯薬出版；2005．p.387-97．
2) Kapandji AI（塩田悦仁，訳）．カラー版カパンジー機能解剖学 III 脊椎・体幹・頭部．原著第6版．東京：医歯薬出版；2008．p.142-61．
3) 柿崎藤泰．リラクセーションと胸郭可動域練習．In: 黒川幸雄，高橋正明，他編．理学療法 MOOK4 呼吸理学療法．2版．東京：三輪書店；2009．p.225-8．
4) 高橋仁美．患者にどのような異変があるときに胸郭運動の異常を生じますか？ In: 田中一正，監修．ベッドサイドで役立つ呼吸アセスメントQ&A101．1版．大阪：メディカ出版；2010．p.46-7．
5) 高橋仁美，他．肺気量増加：閉塞性換気障害．In: 本間生夫，監修．呼吸運動療法の理論と技術．1版．東京：メジカルビュー社；2003．
6) 柿崎藤泰，他．呼吸運動療法．In: 本間生夫，監修．呼吸運動療法の理論と技術．1版．東京：メジカルビュー社；2003．

〈石川由美子〉

第4章 訪問呼吸ケア・リハビリのプログラム

11 運動療法

● 慢性呼吸器疾患における運動療法のエビデンスと位置づけ

- 慢性呼吸器疾患における運動療法は，呼吸リハビリの中核となる構成要素であり，様々なガイドラインでその効果や方法のエビデンスが示されている（表1[1]，2[2]）．
- 慢性呼吸器疾患で，現在患者数も増加傾向にある COPD に対する安定期の管理（図1）[3]では，禁煙，ワクチン接種，気管支拡張薬と同様に，治療・管理の一手段として運動療法を中心とした呼吸リハビリを実施すべきと記されている．
- ACCP/AACVPR のガイドラインでは，「6～12週の呼吸リハビリはいくつかの有益な効果をもたらし，それらは12～18カ月かけて徐々に減少する」と記されており[2]，運動療法の効果を維持するためには，プログラムの継続実施が必要なため，訪問リハビリによる在宅での取り組みは非常に重要である．

表1 COPDにおける呼吸リハビリの効果（GOLD 2009）

効 果	エビデンス
・運動耐容能の改善	A
・呼吸困難感の軽減	A
・健康関連 QOL の向上	A
・入院回数・日数の減少	A
・COPD に伴う不安・抑うつの軽減	A
・上肢筋力と耐久性トレーニングによる上肢機能の改善	B
・効果はトレーニング終了後も持続する	B
・生存率を改善する	B
・呼吸筋トレーニングは有効，特に全身運動トレーニングと併用で効果が大きい	C
・心理社会学的な介入は有用である	C

表2 呼吸リハビリのエビデンス（ACCP/AACVPR 2007）（文献2より改変）

項 目	推奨度エビデンス
・呼吸リハビリは COPD の息切れを軽減	1 A
・呼吸リハビリは COPD の健康関連 QOL（HRQOL）を改善	1 A
・6～12週の呼吸リハビリはいくつかの有益な効果をもたらし，それは12～18カ月かけて徐々に減少	1 A
・COPD の運動療法は，歩行に関わる筋群のトレーニングが必須	1 A
・筋力トレーニングを加えることにより，筋力が増強，筋量が増加	1 A
・上肢支持なし持久力トレーニングは COPD に有用であり，呼吸リハビリに加えるべき	1 A
・低強度負荷および高強度負荷による COPD の運動療法は，両者とも臨床的に有用	1 A

● 運動療法プログラム

- 運動療法は，持久力トレーニングと筋力トレーニングを中心に構成される．
- 運動療法開始にあたっては，安全性に配慮し，対象者個々に応じた運動処方が必要となる．
- 運動処方は，運動能力，運動時の呼吸状態などを評価した上で FITT を明確にしなければならな

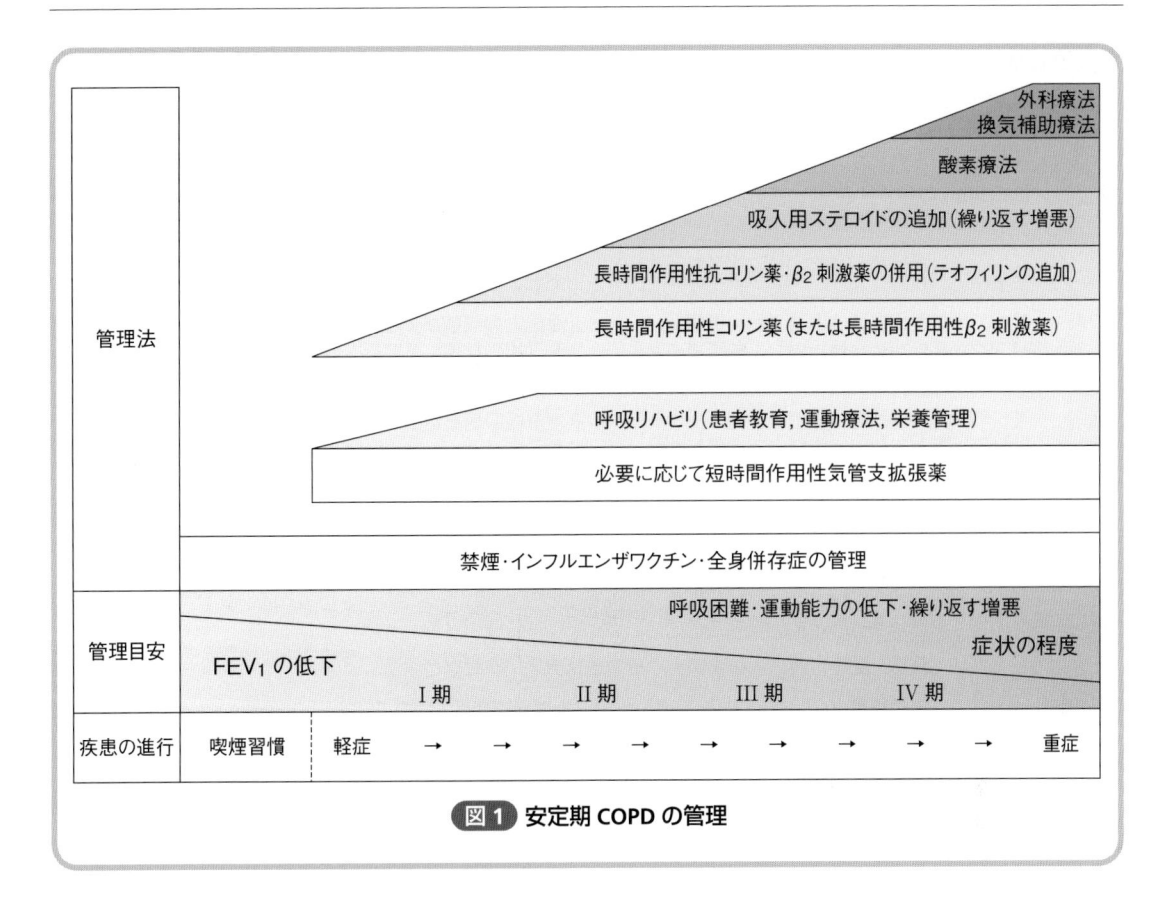

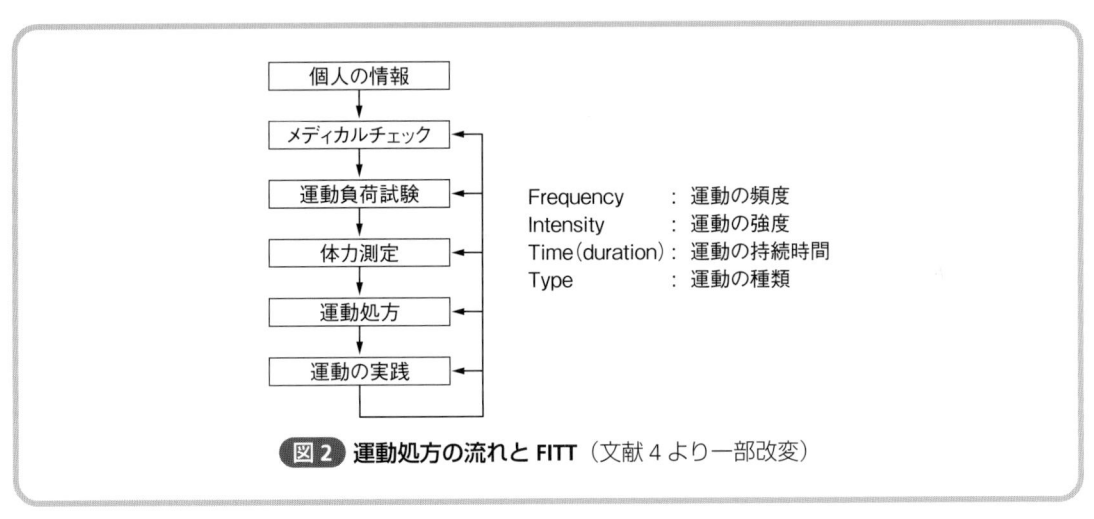

図1 安定期 COPD の管理

図2 運動処方の流れと FITT（文献4より一部改変）

Frequency ： 運動の頻度
Intensity ： 運動の強度
Time (duration)： 運動の持続時間
Type ： 運動の種類

い（図2）[4]．

a．Frequency（頻度）
- 2〜3回/週以上が望ましい．

b．Intensity（強度）
- 持久力トレーニングの場合，高強度負荷，低強度負荷それぞれに利点・欠点があるが（表3）[3]，非監視下で実施することが多い在宅では低負荷での運動療法が安全で適している．

表3 高強度負荷と低強度負荷の比較

	高強度負荷（high intensity）	低強度負荷（low intensity）
定義	・患者個々のVO₂ peakに対し60〜80％の負荷	・患者個々のVO₂ peakに対し40〜60％の負荷
利点	・同一運動刺激に対して高い運動能力の改善がみられ，生理学的効果は高い	・在宅で継続しやすい ・抑うつや不安感の改善効果は大きい ・リスクが少ない ・アドヒアランスが維持されやすい
欠点	・すべての患者に施行は困難（特に重症例） ・リスクが高いため，付き添い，監視が必要 ・患者のアドヒアランス低下	・運動能力の改善が少ない ・運動効果の発現に長時間を要す
適応	・モチベーションが高い症例 ・肺性心，重症不整脈，器質的心疾患がない ・運動時にSpO₂が90％以上である	・高度な呼吸困難症例 ・肺性心合併例 ・後期高齢者（75歳以上）

表4 運動療法の中止基準

呼吸困難感	修正Borg scale 7〜9
その他の自覚症状	胸痛，動悸，疲労，めまい，ふらつき，チアノーゼなど
心拍数	年齢別最大心拍数の85％に達した時（肺性心を伴うCOPDでは65〜70％）
呼吸数	毎分30回以上
血圧	高度に収縮期圧が下降したり，拡張期血圧が上昇した時
SpO₂	90％以下になった時

- 強度の指標としては，修正Borg scale 3〜5程度の自覚症状を参考に，運動の負荷量や速度を調整する．
- 低酸素血症を生じる場合は，パルスオキシメーターを装着し，運動中は酸素飽和度が90％以上を維持できるように実施し，90％以下に低下したら運動をいったん中止し，回復を待って運動を再開するように指導する．その他，運動療法の中止基準（表4）[4]を参考にし，安全範囲内で運動強度を決定する．

c．Time（持続時間）
- 運動療法導入時は5〜10分程度から開始してもよいが，20分以上の運動継続が望ましい．

d．Type（種類）
- 持久力トレーニングは継続できる運動が適しているため，日常行える歩行が第一選択である．特に普段外出機会が少ない対象者であれば，訪問リハビリ時に外出も兼ねて歩行運動を行うとよい．
- 高齢者で転倒のリスクが高い場合や，悪天候時には椅子に座った状態での足踏み，上肢を用いての運動などで代用する．

継続のためのアプローチ

- 在宅で運動療法を継続実施させるには，訪問指導，実施方法，プログラム内容などが影響している[5]．
- 口頭のみでの指導ではなく，各種パンフレットを用いたり，一緒に実践するなどの工夫も必要である．

図3 運動療法の進め方

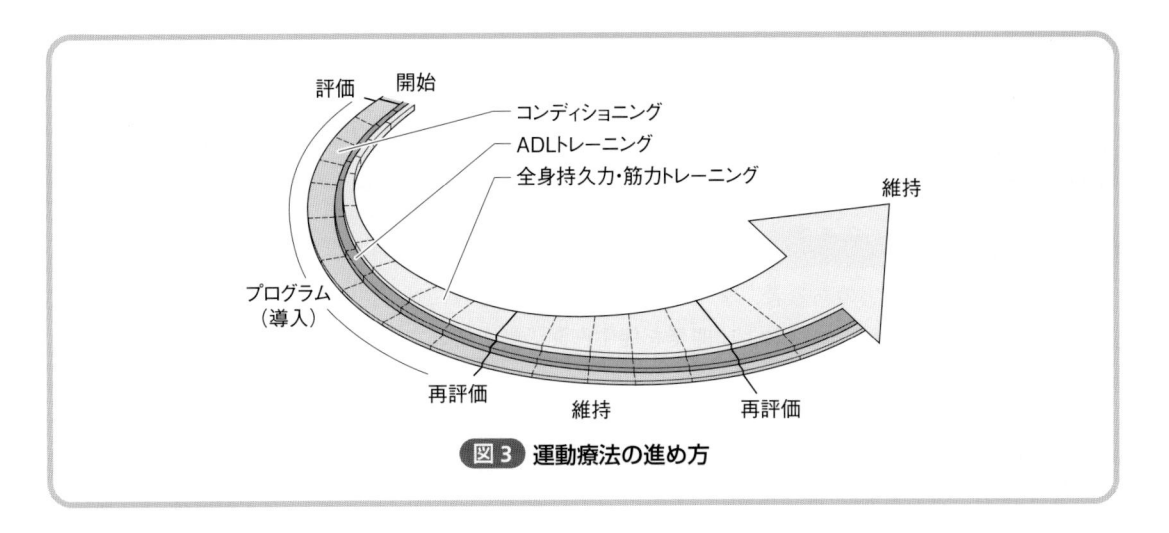

- 屋内で実施でき，機器も必要としない「座ってできるCOPD体操」[6]のように，慢性呼吸器疾患患者にとって有効な運動方法もあるので活用する．
- 訪問リハビリの利点は，実際に自宅でどの程度の運動を，どのような状態で，どれくらい実施できているかを細かくチェックできることであり，安全性も含め継続的に指導，実践できる．
- 単発的な指導にとどまらず，また運動療法のみ行うのではなく，各種コンディショニングやADLトレーニングを取り込みつつ，評価と運動の実践，運動プログラムの再考を定期的に繰り返し行い，運動療法によって得られた効果や今後の目標などを常に対象者と共有する（図3）[4]．

■文献
1) Global Initiative for Chronic Obstructive Lung Disease. Global strategy for diagnosis, management and prevention of COPD. NHLB/WHO workshop report. Bethesda, National Heart, Lung and Blood Institute. April 2001; Update of the Management Sections, GOLD website（www.goldcopd.com），Date update: December 2009.
2) Ries AL, Bauldoff GS, Carlin BW, et al. Pulmonary rehabilitation: Joint ACCP/AACVPR Evidence-Based Clinical Practice Guidelines. Chest. 2007; 131: 4-42S.
3) 日本呼吸器学会COPDガイドライン．3版作成委員会，編．COPD（慢性閉塞性肺疾患）診断と治療のためのガイドライン．3版．東京: メディカルレビュー社; 2009.
4) 日本呼吸管理学会呼吸リハビリテーションガイドライン作成委員会，日本呼吸器学会ガイドライン施行管理委員会，日本理学療法士協会呼吸リハビリテーションガイドライン作成委員会，編．呼吸リハビリテーションマニュアル−運動療法−．東京: 照林社; 2003.
5) 宮川哲夫，高橋仁美．在宅呼吸リハビリテーション．理学療法学．2005; 32: 177-82.
6) 高橋仁美，菅原慶勇，佐竹將宏，他．座ってできるCOPD体操．月刊呼吸器科．2007; 11: 291-301.

〈宮崎慎二郎〉

第4章 訪問呼吸ケア・リハビリのプログラム

12 ADL指導と作業療法

● 作業療法とは

- 身体または精神に障害のある者，またはそれが予測される者に対し，その主体的な生活の獲得を図るため，諸機能の回復・維持および開発を促す作業活動を用いて，治療，指導および援助を行うことをいう[6]．

● 作業療法の目的

- ①基本能力（運動機能，精神機能），②応用能力（ADL，APDL），③社会生活適応能力（地域活動への参加，就労就学の準備）の3つの能力の改善に加え，食事や更衣，入浴などの日常生活動作（ADL）や，炊事や掃除などADLではとらえられない高次の生活機能である手段的日常生活動作（IADL）への支援を行う．

● 在宅での生活について

- 服薬，規則正しい生活，活動量の維持，1日の過ごし方，在宅での役割，行動範囲，介護方法，介護量等，さまざまな要素に注意して生活しなければならない．
- 身体機能の改善はもちろんのことであるが，ADL・IADLの拡大に向け，呼吸状態が悪化しない生活動作や生活環境の調整が必要になる．
- 患者本人にはどのような動作・活動にて呼吸困難感が生じるのかを自覚してもらう．その中で呼吸困難感を誘発しやすい動作を避けるようにし，動作の効率化を図ることが大切である．
- 必要に応じて介助者にも動作方法を指導し，呼吸困難感を軽減することができる動作を習慣化できるように援助していくことが必要になる．
- 上肢を挙上することや反復運動をすることにより，呼吸補助筋である斜角筋・胸鎖乳突筋・肋間筋が過剰に緊張してしまうために換気が制限され，呼吸のリズムが乱れてしまう．
- また胸部を圧迫することや息を止めて力んでしまう動作では，横隔膜の活動が阻害されてしまう．呼吸の約70％を担う横隔膜呼吸を妨げてしまうと，呼吸のパターン・リズムに乱れが生じる．
- これらの要素がADL・IADLの制限，さらにはQOL低下を招いてしまうことにつながる．
- そのため，患者にはどのような動作・活動において，どの程度の呼吸困難感が生じ，その対処法はどのようなものが適切なのかを十分に理解してもらう必要がある．
- また記銘力や注意力等の認知機能が低下あるいは障害されている場合では，指導の内容を理解・把握することはできず，動作の修正が困難となる．
- その際は，人的介助を活用することや張り紙等を利用し，常に動作の修正ができる環境を整えておくことが重要である．

● ADLを指導するにあたっての注意

- 呼吸器疾患患者は，呼吸困難感を呈していても，動作が実施できないわけではない．息切れを感じながらも動作を遂行してしまうため，短時間で終わらせようとする傾向にある．そのため，呼吸器

疾患患者の作業遂行スピードは，非常に速い特徴がある．
- 労作時の息切れを軽減するためには，動作パターンの修正，動作の断続化や緩徐な動作を指導することにより，息切れを緩和できることがある．
- ADL を指導するにあたり，患者の一人一人の動作方法を評価し，一人一人に適した方法を指導することが重要になる．
- また訪問リハビリにおいては，住環境を十分に把握し，環境に適した動作を指導し，状況に応じて住宅改修等を検討することが必要である．
- 指導するにあたり，動作指導のポイントを整理しておくことが重要である．
  ①動作速度の調整：動作や活動の工程を分析して，単位時間内の仕事量を減らす．
  ②動作方法の修正：呼吸困難感を誘発しやすい動作（上肢挙上位での活動，上肢の反復運動，胸部の圧迫等）を避けるようにする．
  ③息を止める動作は避ける：呼吸リズムが乱れ，心臓にも負担をかけてしまう．
  ④動作を簡略化する：活動量が増えないようにし，消費エネルギーを節約する．
  ⑤動作を再確認する：フィードバックしながら，動作を習慣化させていく．

● パニックコントロール[5]

- 息切れを生じやすい活動を持続して実施したり，急に負荷の大きな動作を行うと，急激な息切れの増悪を認めることがあるため，速やかに息切れの改善を図る必要がある．
- 息切れが増悪した場合には，
  ①最も安楽な肢位をとらせ，呼吸しやすい姿勢を確保する．
  ②浅くて早い呼吸から口すぼめ呼吸を行う．
  ③数回の呼吸に1回の深呼吸を入れる．
  ④深呼吸の間隔を短縮する．
  ⑤横隔膜呼吸と口すぼめ呼吸を意識する．
- 安楽な肢位には個人差があるため，事前に評価しどのような肢位が適切なのかを理解しておくことが必要である．これは本人のみではなく，家族や介護者にも理解してもらい，適切に素早く対応してもらうことが必要になる．
- 日頃から口すぼめ呼吸やリラクセーション，息を吐きながらの動作方法に習熟させ，パニック時に迅速に対処できるように訓練しておくことが重要である．
- 息切れが強い場合は，動作は呼吸と同調して行うようにする．呼気時にあわせて動作するように指導し，動作時の呼吸も口すぼめ呼吸や横隔膜呼吸を行う．

● 実際の ADL 場面

1 食事

- 背もたれのある椅子を使用し，机も高すぎないように設定する．食事中は机に肘をつくようにし，食べやすい楽な姿勢になるように配置する．そうすることで胸鎖乳突筋の緊張を防ぎ，活動しやすい状況を作ることで呼吸困難を防ぐことにつながる（図1）．
- 食事の開始前に深呼吸を数回行い，呼吸状態を安定させる．食事は続けて摂取しないようにする．一口量を少なくし，休憩を取り入れ，深呼吸しながら呼吸状態を整える等，消費エネルギーを節約するように心がける．

2 整容
a．歯磨き
- 椅子に座り，肘を洗面台の縁に置くようにする．呼吸に合わせてゆっくりと歯ブラシを動かすようにする．動かす際は，上肢を上げず，下げた状態で行い，呼吸困難感が生じないようにする（図2）．
- 患者の状態に合わせながら，電動歯ブラシを使うことを検討する必要もある．

b．洗顔
- 息を止めずに呼吸に合わせて顔を洗う．息切れが強いときは片手で行うなど，呼吸困難感を生じる動作を避けるようにする．

3 更衣
- 動作は座って行うようにする．着用する物は着やすいものを選ぶようにする．

a．上衣
- 着衣はできる限りトレーナーやかぶるようなシャツを避け，前開きのシャツを着用するようにする．かぶり物を着用する場合は，両腕から袖に通し，最後に頭からかぶるようにする．

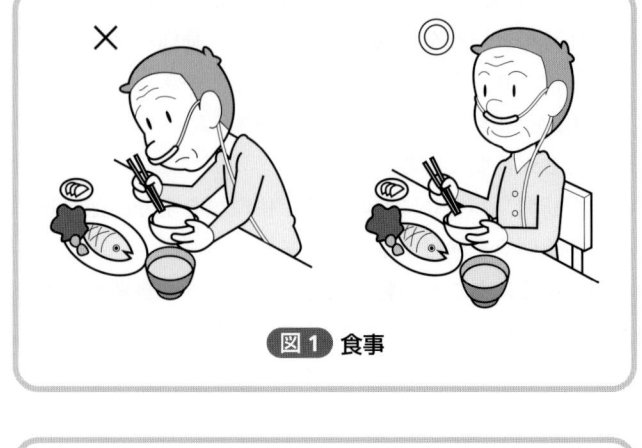

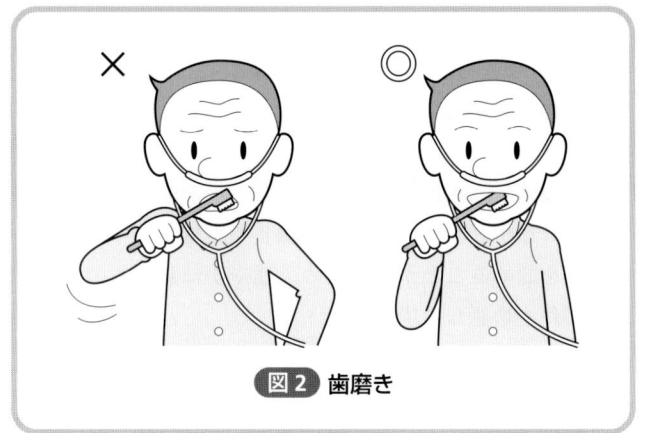

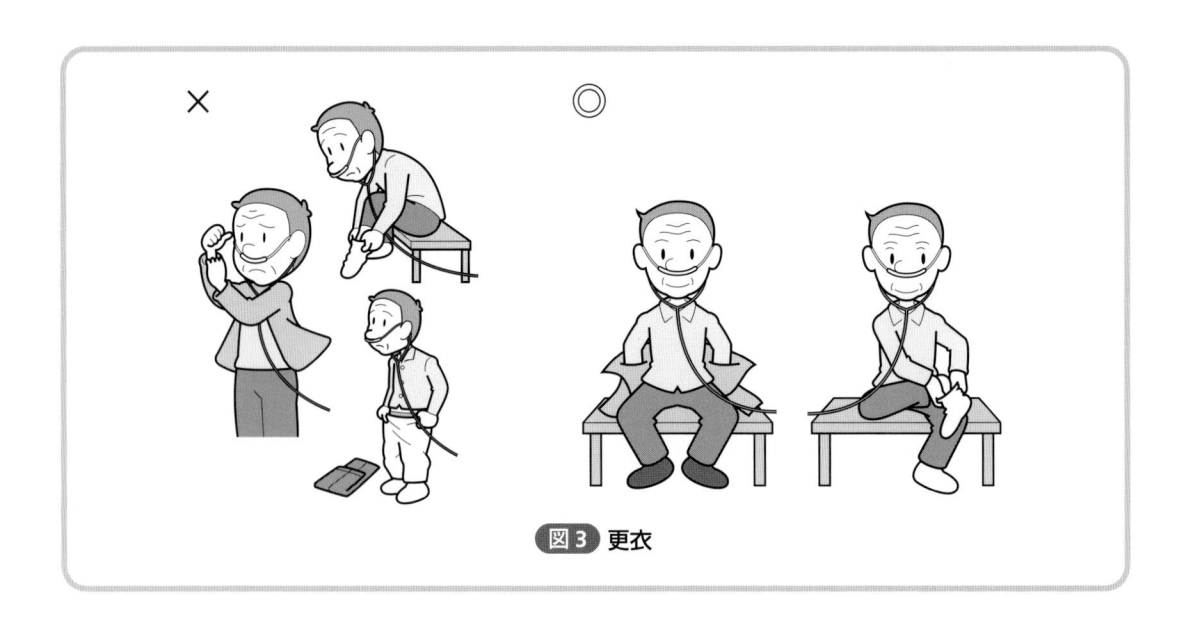

図1 食事

図2 歯磨き

図3 更衣

12．ADL 指導と作業療法

- 脱衣は着衣の反対である．腕から通すことで，両上肢の挙上を避けることができ，呼吸困難感を誘発することを防ぐことができる，というように腕を上げる動作を少なくするように手順や方法を検討する．上着と下着を重ねておくことでエネルギー消費を節約し，呼吸困難感を軽減させる．

b．下衣
- ズボンと下着を一緒に着脱するなどし，効率的な動作をすることが望ましい．下衣だけでなく，靴下の着脱も含め，座位で行い，一方の下肢を外転・外旋させ，反対側の下肢の上にのせることで腹部の圧迫を防ぐことができる．
- 椅子を使用しても体幹を前傾させてしまうと呼吸状態が乱れてしまうため，姿勢には十分に注意する（図3）．

4 排泄

- 排泄動作はトイレまで移動し，下衣を下げるというように動作が連続して行われる．まずは便座に座り，呼吸状態を整えることから始めるようにする．
- 環境としては洋式トイレが望ましく，手すり等があれば楽な姿勢を保持できる（図4）．
- 本来手すりの位置は前方にあり，立ち上がりが安定するように設置する．
- しかし呼吸器疾患患者の場合，手すりが前方にあると体幹の前傾により腹部の圧迫が生じてしまうため，手すりの設置は身体に近い位置にするようにする．手すりが近いため立ち上がりの際に，十分な重心移動ができない．そのため立ち上がりが容易にできるように便座を高くするように調整することも必要になる．
- 排便時は息を止めるようなことは避け，息をゆっくり吐きながら徐々に腹圧をかけるようにする．
- 臀部の清拭時はウォシュレットを使用する．食生活も注意するようにし，便の固さを調整するため，水分の摂取や食事にも配慮することが大切である．

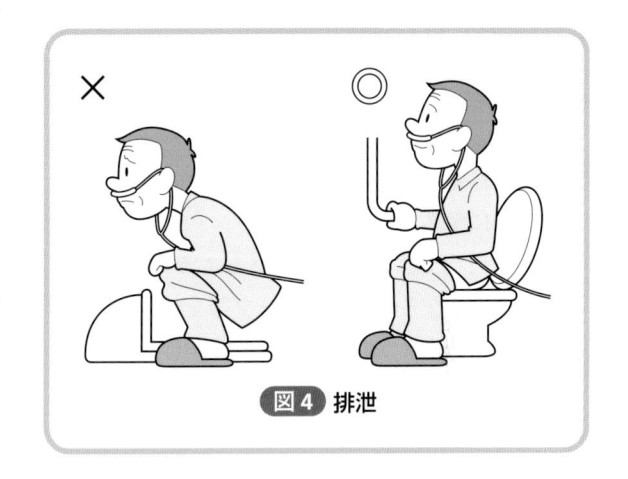

図4 排泄

5 入浴

- 入浴動作は非常に多くの動作が連携していることから呼吸困難感を生じやすい動作の1つである．そのため，入浴時は十分な休憩を取り入れながら行うようにする．
- シャワーチェア等を使用するようにする．高さの調整に注意し，腹部の圧迫を避けるようにし，立ち上がり動作もスムーズに行えるように設定する．また使用する道具は床に置かず，台を使用するなどして道具を置く位置も調整する．
- 入浴では上肢を挙上する動作や反復して動かす動作が多いため，スピードの調整は注意する必要がある．

a．洗体
- できる限り上肢を挙上せず，身体に近い位置でゆっくり行う．背中や手の届かない場合は，長めのタオル（ループ付きタオル等）を使用し，上肢の挙上を避けるように行う（図5）．

b．洗髪
- 体幹の過度の屈曲を避け，体幹を側屈させながら行うようにする．また両上肢挙上位ではなく，片

図5 洗体

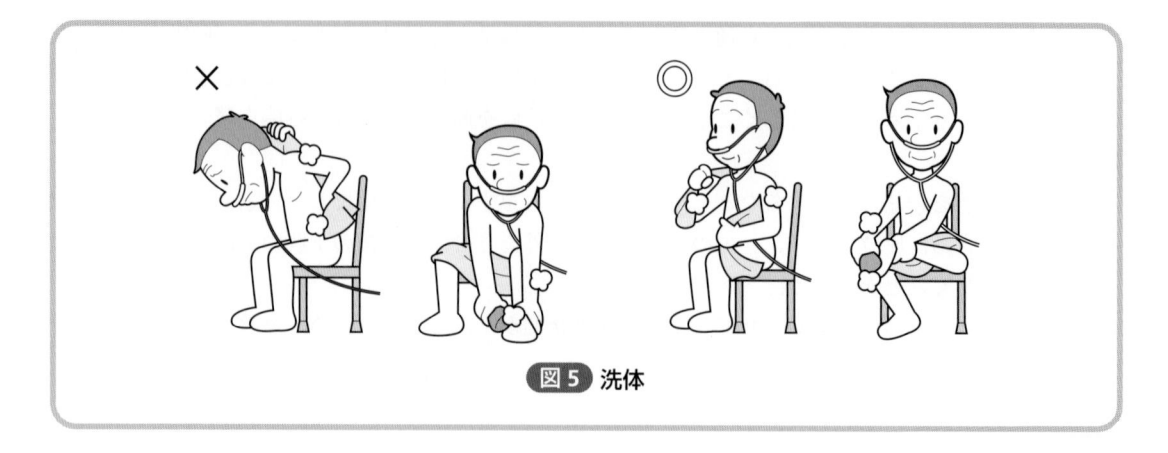

手で行うようにする．

c．身体を拭く

- 入浴後，身体を拭くことも呼吸困難感を増大させてしまうことから，椅子に座りながら行うようにする．急いで体を拭くのではなく，暖かい環境で休憩を取り入れるようにする．可能であるならば，バスローブ等を使用しながら軽く拭くようにし，連続した動作を避けるようにするとよい（図6）．

図6 身体を拭く

6 掃除

- 掃除機がけをする際，体幹の前傾に伴い腹部が圧迫されてしまうことや上肢の反復した動作により，呼吸困難が生じてしまう．そのため掃除機のノズルを伸ばして使用するようにし，体幹を伸展させて腹部の圧迫を避けるようにする．掃除機の操作も両手動作よりも片手動作で行うようにし，足を運びながら，重心移動にて操作を行う．
- 床や廊下の雑巾がけや窓ふき等も，体幹の前傾，上肢の反復動作を避けるようにし，補助具的な道具を活用する等し，呼吸困難感が生じないように注意することが重要である（図7）．

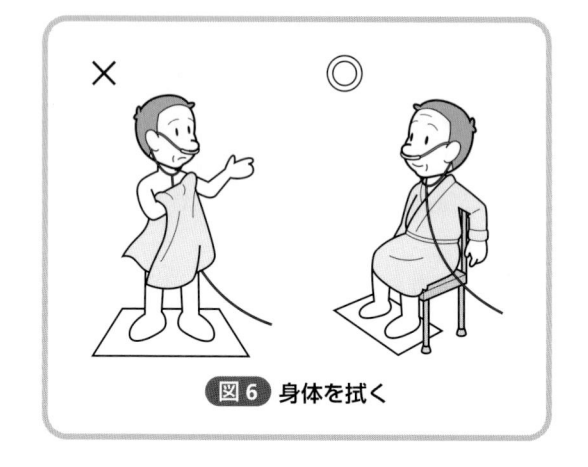

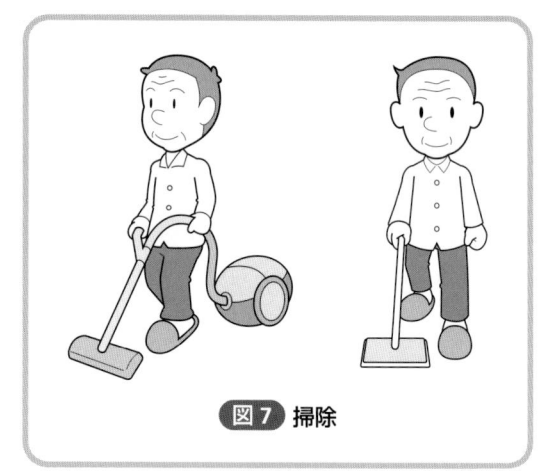

図7 掃除

7 洗濯

- 洗濯物はかごにまとめ，椅子や台の上に置く等して取りやすい高さに設定し，体幹の過度の屈曲を避けるようにする．
- 干す際は，上肢の挙上を避けるようにするため，竿からロープ等を下げ，胸の高さで行うようにする（ロープを使用する際は，決められた場所で行うことになるため，針金のハンガーを変形させる．縦に長くすることで環境を変えながら行うことが可能になる）．

8 移動

- 歩行時は歩行器を使用する等，福祉用具を使用するようにする．安定性はもちろんであるが，エネルギー消費の節約にもつながる．
- 階段は手すりを設置し，踊り場がある場合は椅子を置き，休憩できるようにすることも検討する（図8）．
- 玄関は靴の着脱，低い上がりかまちからの立ち上がり等，呼吸困難感が増大しやすい場所の一つである．立位が安定している患者の場合は着脱しやすい靴を着用し，靴べらを使用することで腹部の圧迫を避けるようにする．立位が安定しない場合は，椅子に座りながら靴の着脱を行い，立ち上がりも努力的にならないように指導する．

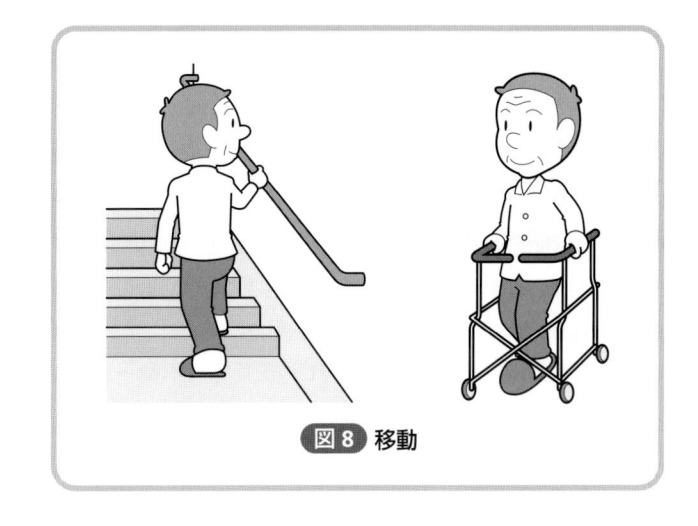

図8 移動

訪問リハビリでの関わり方

- 訪問リハビリでは，病気により何らかの障害や問題を抱えた患者に対し，ADL・IADL の拡大や効率的な動作の獲得，生活場面での動作方法の指導，住環境の調整や整備等，病院では指導することのできない生活場面に密着した支援をすることが重要になる．
- 患者の ADL・IADL の拡大に向けた効率的な動作の獲得や動作の習慣化等身体機能面の向上はもちろんであるが，トイレ・浴室などにおける手すりの設置，椅子の設置や高さの調整，屋内外の段差の解消など，住環境の整備も同時に行うことが必要になる．
- 高齢化が進み，認知症を合併している患者も多い．認知機能の低下により，指導内容を理解できず，呼吸困難感を増大してしまう場合もある．身体機能だけではなく，認知面を含めた精神機能も適切に評価し，対応策を検討することも訪問リハビリでの作業療法士の重要な役割である．
- 患者本人だけではなく，家族やケアマネージャー等他職種と連携を取り合い，話し合いを重ね，福祉用具の使用や用具の使用方法を検討し，必要に応じて社会資源の活用や住宅改修等の環境調整に取り組むことも必要である．

■文献
1) 塩谷隆信，高橋仁美，高島千敬．極める!!最新呼吸リハビリテーション—今すぐできる栄養リハビリテーションと ADL/IADL トレーニング．東京: 南江堂; 2010.
2) 千葉哲也．在宅呼吸リハビリテーションポケットマニュアル．東京: 医歯薬出版; 2010.
3) 江藤文夫，上月正博，植木 純，他．CLINICAL REHABILITATION 呼吸・循環障害のリハビリテーション．東京: 医歯薬出版; 2008.
4) 高橋仁美，宮川哲夫，塩谷隆信．動画でわかる呼吸リハビリテーション．2 版．東京: 中山書店; 2006.
5) 高橋仁美，塩谷隆信．臨床実践！虎の巻 呼吸ケアリハビリテーション mini．東京: 中外医学社; 2010.
6) 杉原素子．作業療法学全書．改訂第3版．第1巻作業療法概論．東京: 協同医書出版社; 2010.
7) 日本呼吸器学会在宅呼吸ケア白書作成委員会．在宅呼吸ケア白書．東京: 文光堂; 2005.

〈大島雅宏〉

第4章 訪問呼吸ケア・リハビリのプログラム

13 精神的サポート

● 在宅患者の心理面の特徴

- COPDや喘息を中心に呼吸器疾患を伴う在宅患者の心理面の特徴を以下にあげる．
  ① 呼吸困難の悪循環（息切れ・疲労感→不動→廃用→息切れ・疲労）（図1）[1]
  ② 慢性疾患を有することに対する不安やうつ，意欲低下
  ③『死ぬかもしれない』恐怖やパニック
- したがって，これらに対処することが精神的サポートの中心となる．

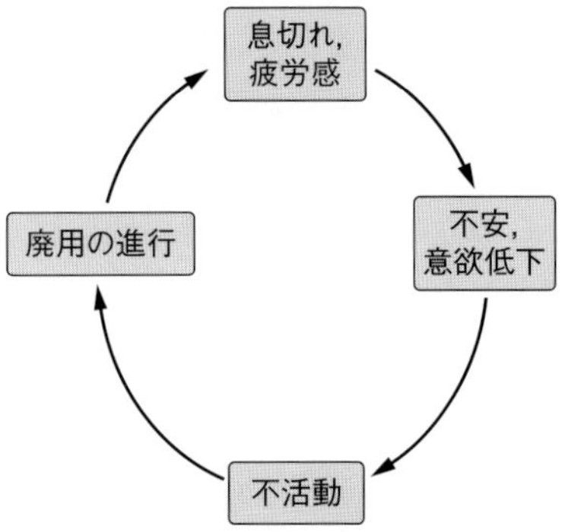

図1 呼吸困難の悪循環の様式
（文献1より改変）

● 患者教育

- 予防的に対処することが，まずは第一である．呼吸教室などの患者教育は成果を上げている[2]．病気の知識を得て，今後の見通しが立つことは患者の不安を減じ，引いては不安からくる緊張やパニックも減じることが期待できる．さらに，呼吸教室が効果的な理由として，ランニングコストがかからないことも一つであるが，同じ境遇にある患者同士の交流（ピアカウンセリング）が期待できる．
- 息切れ，疲労感，慢性疾患とうまく付き合い，安全で安楽な生活を送るために，リハビリは大事なことであり，決して矛盾したことではない．しばしば，リハビリが危険であるかのような無理解から，「呼吸困難の悪循環[1]」を引き起こしてしまうことがある．患者が理解できるように丁寧に粘り強く理解を得ることが大事である．また，知識としては理解できてもやる気が出ないこともある．その際には，患者の「困り感」に付き合うことも信頼関係の確立には重要である．
- 症状が寛解すると「喉元過ぎれば熱さを忘れる」という例えのような治療継続困難な患者が喘息死亡率が高いとする報告も見られる[3]．心気的な患者に対し，必要以上にネガティブな予後説明は効果的ではないが，こういった患者にはネガティブな予後説明などは効果的であろう．

● リハビリにおける工夫：活動するベクトルに傾けよう（図2）

- 慢性疾患というストレスの中で，意欲的に生きている人は少ないであろう．人はストレスがかかったときに，コーピング（対処）方略の多さ，ソーシャルサポートの多さ，ストレスへの認知方略によってストレスを軽減できると言われている．しぶしぶリハビリに参加していた患者でも，その効果が見えてきたり，仲間ができたりすることで，精神的に上向きになることが多い．うつや不安と呼吸機能は密接にかかわりあっていると思われる[4,5]．
- 具体的なゴール設定と効果がわかる工夫：具体的なデータを視覚的な目印などを用いてわかりやすく説明する．最初はスモールステップから行うとよいだろう．
- 患者のリソース（資源：例えば趣味，職業的能力など）を生かした作業や運動療法を実施する．

図2 活動するベクトルに傾けよう

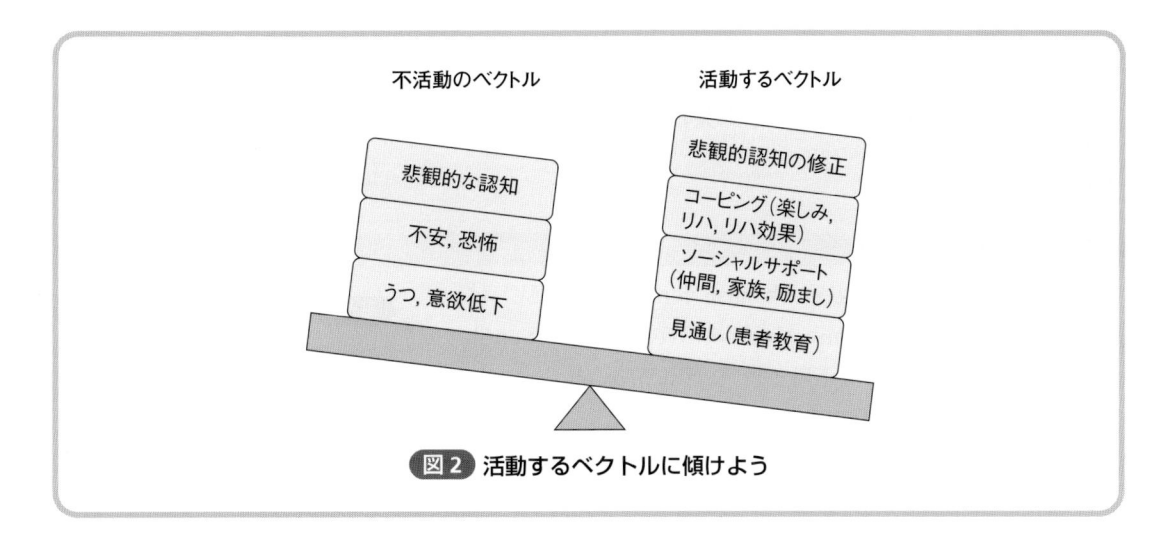

- スタッフや他の患者等リハビリ室に仲間を作ることが有効である．
- 患者の悲観的認知をデータや話し合いによって前向きな方向に修正していくことも有効である．神経質な患者に対しては，事前に様々なやり方を試してみて，運動が実際は「危険でないこと」を体験してもらうことが有効である．
- 呼吸疾患患者には「死ぬかもしれない」不安や恐怖を持つ人もいる[5]．また，過去の急性発作やパニック，処置からくる不快感から PTSD をきたした症例もあるかもしれない．いったん，PTSD を発症した患者に対するリハビリは，フラッシュバックなどからくる強い精神的苦痛のために容易ではない．しかし，こうした患者に対しても，パニックコントロール手技やリラクセーションなど，事前の教育が効果的である．また，緊急時の動きをシミュレーションしておくことは，患者やその家族の過度な不安や緊張を減じるであろう．

不安やうつ，恐怖への精神的サポート

- 慢性呼吸器疾患患者に不安，恐怖，抑うつ，うつ病，不安症状を併発している割合はかなり高い[3]．患者の表情や言動，生活（不眠や食欲の問題）などから抑うつやうつ病が疑われる場合は，速やかに主治医に相談し，適切な治療を受けさせるべきである（第3章10項を参照）．
- 近年，うつに対する認知行動療法（cognitive behavioral therapy: CBT）が注目を集めている．カウンセリングも含め，CBT を併用することにより，合併しがちなうつへの効果が期待できる．
- また，チームで患者を抱えることは，患者のみならずスタッフのメンタルヘルスにとっても重要である．

■文献
1) Hilling L, Smith J. In Cardiopulmonary physical therapy. 3rd ed. Pulmonary Rehablitation: 1995.
2) 岩田 晋. 外来呼吸リハビリテーション教室の運営. 総合リハ. 2004; 32: 127-32.
3) 土橋邦生. 喘息死. 呼吸. 2006; 25: 856-61.
4) 加賀谷 斉, 高橋仁美, 菅原慶勇, 他. 慢性閉塞性肺疾患患者の抑うつ, 不安に影響を及ぼす因子の検討. 総合リハ. 2005; 33: 871-4.
5) 清川憲孝, 高橋仁美, 菅原慶勇, 他. 呼吸リハビリテーションが COPD 患者の HRQOL 改善に及ぼす因子の検討 CRQ の MCID による比較. 日本呼吸管理学会誌. 2006; 15: 410-6.
6) 飯田晴美. 在宅酸素療法中の慢性呼吸不全患者が体験するスピリチュアルペイン. 群馬県立県民健康科学大学紀要. 2006; 1: 15-34.

〈上村佐知子〉

第4章 訪問呼吸ケア・リハビリのプログラム

14 在宅人工呼吸療法

● 在宅人工呼吸療法の適応

- 在宅人工呼吸療法（home mechanical ventilation: HMV）は，非侵襲的陽圧換気（non-invasive positive pressure ventilation: NPPV）と気管切開下陽圧換気（tracheostomy positive pressure ventilation: TPPV）に分けられる．
- 1990年にTPPVが，1998年にNPPVが保険適応となった．現在の医療保険点数は，表1の通りである．
- 病院にて人工呼吸器装着状態で，病態が安定していることが適応の前提となる．
- 高二酸化炭素血症を伴う呼吸不全（II型呼吸不全）で酸素化の状態がある程度維持，安定している症例が適応となる．
- 2007年に行われた石原らによる全国調査[1]によると，療養者数は約16,200症例であり，そのうちNPPVは14,200例．TPPVは2,000例とTPPVは徐々に減少傾向にある．
- HMVが施行されている基礎疾患として，NPPVは，COPD 26％，肺結核後遺症23％，神経筋疾患18％，睡眠時無呼吸症候群14％など．TPPVは，神経筋疾患72％，COPD 6％，肺結核後遺症4％となっている[2]．

表1 HMVの医療保険点数

在宅人工呼吸指導管理料
- TPPV，NPPV ：2,800点
- 対外式 ：2,300点

人工呼吸器使用加算料
- 気管切開 ：8,000点
- NPPV ：6,000点
- 対外式人工呼吸器 ：3,000点
- 酸素濃縮器加算 ：5,800点
- 携帯用酸素ボンベ加算：1,300点

● 院内での導入準備プログラム

1 NPPV

- 導入は，他職種によるチーム連携で行う．医師，看護師のみでなく，他のコメディカルの役割は大きい．
- 基礎疾患によっては，覚醒時のみでなく夜間睡眠時の呼吸状態の評価も重要となる．
- 適応疾患となるCOPD患者では，睡眠時の低換気・無呼吸を合併している症例が多い．
- 導入では，患者・家族のNPPVに対する理解と受入れが大きなウエイトを占める．
- 受入れにはマスクのフィッティングが成功の是非を決めるといっても過言でない．
- マスクは，ネーザルマスク，フルフェイスマスク，トールフェイスマスクなどがある．
- マスクの選択・フィッティングや陽圧に対する不快感を最小限に留め，導入に成功し，アドヒアランスを高めていくためには，医療スタッフの個々の能力の高さや経験値が重要となる．
- 自己管理の指導については，①機器の操作方法や回路・マスクの管理（加温・加湿器を含める）と手入れ方法，②マスクの着脱と装着部の皮膚の管理，③アラーム等のトラブルに対する対処方法を習得する．
- 呼吸理学療法プログラムとして，①導入時や装着時の呼吸法の指導，②自己排痰法の習得，③運動療法の継続指導，④ADL指導等を行う．

2 TPPV

- 在宅復帰に関しては，家族・介護者の理解と知識・技術の習得が重要となる．そのため，NPPV

に比べると，介護者の負担は大きいものとなる．介護者の状況，家庭環境，居住環境，経済状況の把握や調査も必要である．

- 院内での家族・介護者への総指導時間の平均は 197.5 分間であった[2]．その指導内容を表2に示す．
- 呼吸理学療法として，呼吸・身体機能を評価し排痰法（体位ドレナージ等）・運動療法の継続の指導を行う．患者・介護者の要望 (demands) を十分に把握し，可能な限り最高の ADL を維持するためには運動療法の継続も重要となる．
- 介護者は入院中に，家庭での状況を想定した模擬トレーニングを行う．
- TPPV が適応となる状況であれば，身体障害者手帳 1 級取得に相当すると思われるため，退院までにその申請手続きを行う．
- 地域連携を強化するために，介護保険の申請を行う．
- 地域連携を活用し，患者・介護者を中心としたチームを結成する（図1）．
- 地域主治医の決定，緊急入院用病床の確保，レスパイトケア入院施設の確保が必要となる．
- 増悪時の緊急連絡網のマニュアルを作成する．
- 退院・外泊前に家庭に訪問し，療養室内の環境整備や緊急時の連絡体制の整備などを行う．呼吸器

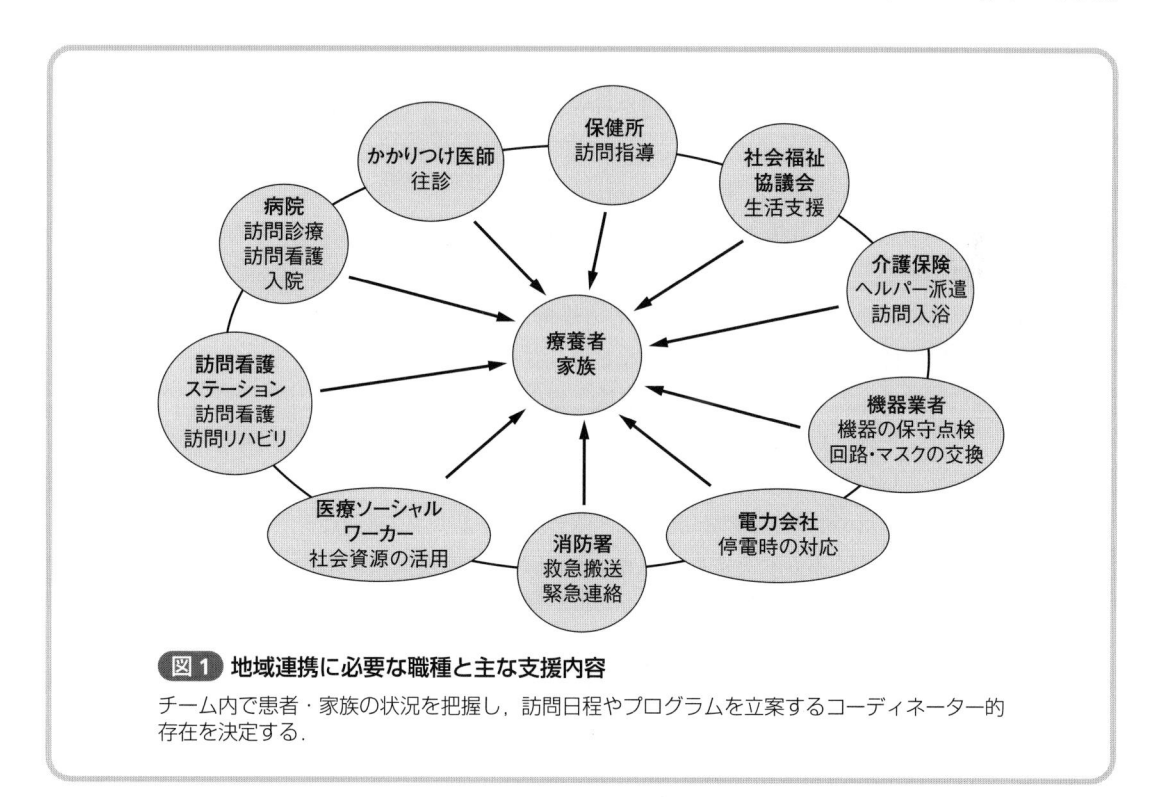

表2　家族指導に必要な内容

1. 感染予防：喀痰吸引・口腔ケア・回路やカニューレの汚れの点検等（口腔ケアに関しては歯科医や歯科衛生士の介入も考慮）
2. 人工呼吸器と関連機器の取り扱い方法・日常点検の方法（観察項目の把握，アラームに対するトラブルシューティング）
3. 呼吸状態やバイタルサインの評価方法と把握
4. 排痰法や運動療法を含む呼吸理学療法
5. コミュニケーションツールの確立
6. パニックコントロール方法，アンビューバッグの使用方法
7. 食事方法・栄養療法の決定
8. 内服薬，吸入方法
9. ADL 動作での介助量と介護方法
10. 緊急時の対処方法と心得

図1　地域連携に必要な職種と主な支援内容

チーム内で患者・家族の状況を把握し，訪問日程やプログラムを立案するコーディネーター的存在を決定する．

第4章 訪問呼吸ケア・リハビリのプログラム

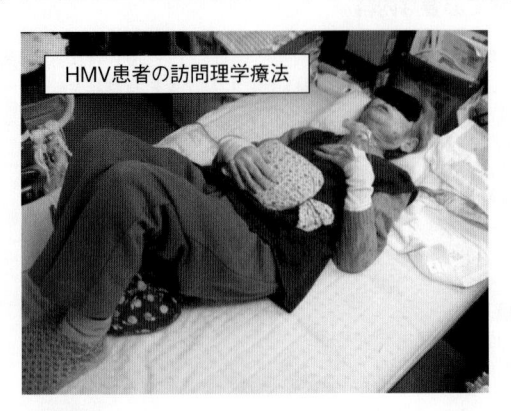

図2 日中はトラキベントで過ごされる患者

表3 訪問看護・リハビリ時に評価したい内容

・バイタル面（血圧，脈拍，酸素飽和度，体温など）
・メンタル面（モチベーション，精神面など）
・人工呼吸器
・フィジカルエグザミネーション，呼吸状態（呼吸数，一回換気量，胸郭拡張性，横隔膜収縮など）
・喀痰（量，色，粘稠度，におい），口腔内のケアの状態
・尿や便通の状態
・四肢・体幹筋や皮膚，浮腫
・ADL・QOL 状況の変化
・栄養状態（摂食状況，体重の変化）
・介護者の疲労度合
・家庭内環境の変化　など

や吸引器，家庭内の空調機など消費電力や使用可能な電気容量を調査する．
・日常の体調管理のためにパルスオキシメーターの購入を検討する．
・緊急停電時に備え，外部バッテリーの準備を行う．

● 在宅での導入

・在宅での TPPV 処方時間は，すべての症例が 24 時間ではなく，8 時間未満 11%，8〜15 時間 12%，15〜24 時間 11% であった[2]（図2）．
・訪問看護・リハビリ時に患者の状態の評価を行う（表3）．
・患者や介護者のニーズを尊重し，精神的，身体的にも QOL が高い生活を送れるよう他職種で対応していく必要がある．

表4 増悪の初期症状

感染
　①喀痰量・色・粘稠度の変化
　②発熱
　③呼吸数・換気量の変化
　④人工呼吸器との同調性の低下，ファイティング増加
　⑤低酸素血症，チアノーゼ
心不全
　①尿量の減少
　②下肢・顔面等の浮腫の出現と冷感
　③体重の増加
　④低酸素血症，チアノーゼ
CO_2 ナルコーシス
　①手足末梢の温感
　②頭痛
　③日中の傾眠
　④血圧上昇

・感染予防のための口腔ケア・排痰，ADL能力の維持・向上のための運動療法を実施する．
・介護者や家族に毎日のバイタル・呼吸状態などの日誌をつけてもらう．
・人工呼吸器が正常に作動しているか，日常点検と定期点検を行う．
　日常点検は毎日，家族，介護者が実施し，定期点検は医療従事者，業者が訪問時行う．
・定期的にカンファレンスを開催する．異なる職種がそれぞれの専門性を活かし，多角的視点から患者を評価し，それぞれの情報を提供，共有できるカンファレンスを行う．
・増悪の原因は，感染や心不全にともなう低酸素血症や肺胞低換気による CO_2 ナルコーシスなどがあるが，増悪の初期症状を見落とさないよう注意し観察・評価を行う（表4）．

■文献　1) 石原英樹, 他. 在宅呼吸ケアの現状と課題: 平成19年度全国調査結果. 厚生労働省特定疾患呼吸不全調査研究班. 平成19年度研究報告書. 2008. p.60-3.
　　　　2) 日本呼吸器学会肺生理専門委員会在宅呼吸ケア白書ワーキンググループ. 在宅呼吸ケア白書. 2010.

〈萩森康孝〉

第5章

訪問呼吸ケア・リハビリの実践

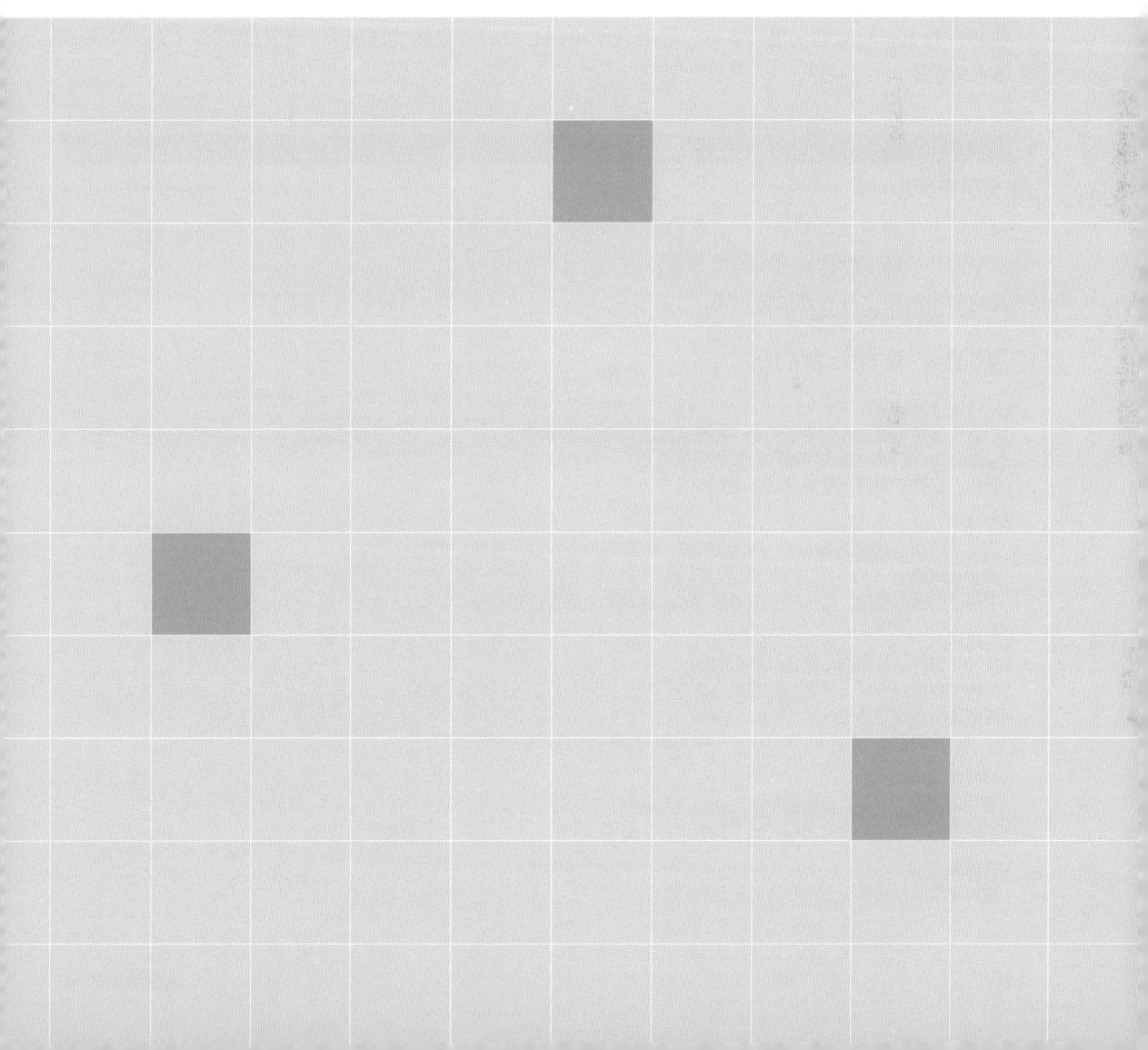

第5章 訪問呼吸ケア・リハビリの実践

1. 摂食・嚥下障害に対する嚥下指導

● 摂食・嚥下
- 食事は日常生活場面において楽しみの一つであり，QOLの向上にもつながる．
- 食事は生命を維持するために必要な栄養素を摂取する行為であるばかりではなく，コミュニケーションの場でもあり，重要な社会的意義を持つ．

● 嚥下と呼吸
- 呼吸と嚥下は，相互に意識的にも反射的に調整することができ，咽頭腔を共有している．
- 呼吸機能＝喉頭開大，嚥下機能＝喉頭閉鎖と，相反する働きを持つ．
- 嚥下は大半の人が呼気相で行っている．
- 嚥下時に声門閉鎖が生じ，呼吸が一時的に停止する現象を「嚥下時無呼吸」という．
- 「嚥下時無呼吸」に何らかの問題が生じると，食物が喉頭に侵入し「誤嚥」を招く．
- COPDなどの呼吸器疾患により，呼吸数が増加している症例では嚥下タイミングのずれによる誤嚥も報告されている[7]．

● 摂食嚥下機能のしくみ（生理）

1 5期モデル（表1）
- 命令嚥下を基本としており，日常の食べる動作とは異なる．
- 水や液体の嚥下動作に対するモデル．
- 食物の場所により5期に分ける．

表1 摂食・嚥下の5期モデル

①先行期（認知期）
・視覚や嗅覚，触覚等を使って食べ物を認識・判断する時期．
・食事動作（口まで運ぶ行動など）も含まれる．
・動作，姿勢，意識，精神機能などが関与する．

②準備期
・口に入れたものを咀嚼して（よく噛み），飲み込みやすい「食塊」を形成する時期．
・咀嚼時の顎の運動，舌・頬・口唇などの協調運動，感覚が関わっている．

③口腔期
・食塊を口腔から咽頭へと送り込む時期．
・舌背に食塊をのせ，舌面が前方から後方へ押し上げられると同時に一気に咽頭へと押し込む．
・一方，舌根部，下咽頭の動きにより中咽頭の圧を下げ食塊を引き込む．

④咽頭期
・咽頭の運動によって食塊を食道に送り込む時期．
・不随意的な身体活動である「嚥下反射」が生じる．

⑤食道期
・食塊を食道から胃へと送り込む時期．

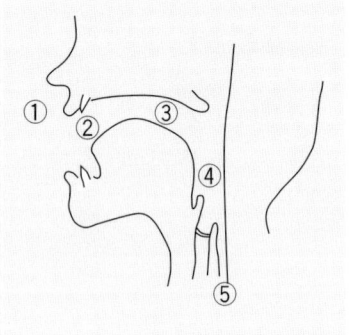

1. 摂食・嚥下障害に対する嚥下指導

表2 プロセスモデル

Stage I transport	捕食された食物を舌の働きによって臼歯部へと運ぶ（舌の pull back 運動）．食べ物を下顎の咬合面にのせる．
Processing（咀嚼）	食べ物の粉砕，唾液と混ぜ，嚥下しやすい性状へと変化．下顎の周期的咀嚼運動＋舌，頬，軟口蓋，舌骨なども周期的に連動しながら動く．
Stage II transport	食塊を中咽頭へ送る時期 食塊の一部は舌中央にのせられ，舌の絞り込むような働き（squeeze back）にて，中咽頭（喉頭蓋谷部）へ
咽頭期	咽頭から上食道括約筋を超え，食道へと送る時期．
食道期	食道から胃まで食塊を送る時期．

2 プロセスモデル（表2）
- 日常の食べる動作を基本としている．
- 咀嚼中に食べ物が口腔と咽頭に存在することをあらわしている．
- 食物の咀嚼・嚥下時動態に対するモデルである．
- 2つのステージが同時に起こる．

● 摂食・嚥下リハビリ総論

1 摂食・嚥下障害が抱える大きな問題
- 脱水や低栄養の原因となる．
- 誤嚥が肺炎や呼吸器合併症発症につながる．
- むせない誤嚥（不顕性誤嚥）の危険がある．
- 食べる楽しみの喪失や精神機能の低下につながる．

2 摂食・嚥下訓練の目標
- 「食べる喜びを再び獲得していただくこと」が目標である．
- 口から十分な栄養を取ることができないからと言って摂食不可能なわけではない．
- 普通食を問題なく食べられるようになることが目的ではない．
- 現状より少しでも量が増えるように，安心して摂食できるように，評価結果から訓練プログラムを立案し，実施する必要がある．

3 在宅での摂食・嚥下障害
- 入院中嚥下訓練をしていた方で，退院後咳き込みがあっても，摂食・嚥下に不安を感じる人が少ないことが報告されている．
- 変化し得る患者や家族の考えを尊重して，その考えに柔軟に合わせた対応が重要である．
- 病院や施設に比べ，在宅ではマンパワー不足，24時間の完全管理困難などの問題があるため，安全で慎重な管理が求められる．しかし，家族との心理的距離も近いためこまめな情報交換や家族指導，一人一人に合わせた医療を展開することができる．
- 窒息時など緊急時の対応や連絡先の確定など危機管理を決めておく．
- 目的は，患者や家族，介護者が無理なく行える安全な食べ方や栄養量，水分摂取方法の提案／患者や家族の同意，協力のもとに実現に努める／合併症を予防することである．

4 慢性期における在宅管理
- 慢性期でも病態は常に変化することを念頭におく．
- 摂食・嚥下障害の三大合併症（肺炎，脱水，低栄養）を防ぐ．
- 長く安全に経口摂取を維持していく．

5 摂食・嚥下障害と関連のある主訴
- 下記内容を自覚していない場合も多く，周囲からの発見も重要である．
  - ・食事中にむせる．
  - ・声がかすれる．ガラガラ声が出る．
  - ・よく咳が出る．
  - ・よく熱を出す．
  - ・食欲が低下した．体重が減った．
  - ・のどが痛い．
  - ・食事中のどに引っかかる．

6 間接訓練と直接訓練
- 間接訓練：食物を用いない訓練．安全な嚥下をするために働きかけ，嚥下機能を改善させる訓練．
- 直接訓練（摂食訓練）：食物を用いる訓練．安全な嚥下をするための方法を身につけ，嚥下することを通じて嚥下機能を改善させる訓練．

7 間接訓練の流れ（表3）
①患者の病態と原因を正確に把握する．

表3 摂食・嚥下障害の病態と間接訓練（文献9より改変）

	病態	原因	適応となる間接訓練の例
準備期・口腔期	取り込み障害	咀嚼筋群の筋力低下，協調運動障害	口唇・舌・頬のマッサージ・運動訓練
	取りこぼし	舌運動障害・感覚障害	開口−閉口訓練
	食塊形成困難	口唇閉鎖不良・感覚障害	口腔内−舌への感覚刺激，構音訓練，咀嚼訓練
口腔期・咽頭期	送り込み障害	舌運動障害	口唇・舌の運動訓練
	誤嚥	口腔内の感覚障害	構音訓練
咽頭期	誤嚥	嚥下反射惹起の低下/消失	冷圧刺激法，チューブ飲み訓練（12〜16 F使用），氷なめ嚥下
		喉頭挙上不良	舌運動訓練（舌尖，舌根部，tongue holding）
		呼吸コントロール不良	呼吸訓練，発声訓練
		咽頭収縮不良	舌突出嚥下訓練，喉頭周囲筋群のストレッチ
		喉頭閉鎖不良	シャキア訓練
	鼻腔・口腔逆流	食道入口部開大不良	嚥下手技獲得訓練，バルーン食道拡張法
		鼻咽腔閉鎖不良	ブローイング法，軟口蓋挙上訓練，嚥下体操
	誤嚥物喀出困難	咳嗽反射の低下・消失	咳嗽訓練，呼吸訓練
		呼気筋の筋力低下	発声訓練
その他			頸部可動域拡大訓練，嚥下体操，座位安定，体力増強ほか

②訓練の優先順位を決め 1 つの訓練を集中的に行う．
③常に効果を確認し，方法や負荷量を見直しながら進める．
- 障害や訓練法に対する知識と訓練技術が必要である．
- 常に疲労や全身状態に配慮し，リスク管理を行う．
- 摂食・嚥下障害に伴う咳嗽を中心とした気道防御機構障害を改善する．
- または，代償によって誤嚥物や気道分泌物の効果的な排出を支持する．
- 呼吸機能に直接働きかけることにより，その予備力増大や嚥下機能に好影響を与えることを期待して行われる．
- その目標は，呼吸機能向上や呼吸状態の安定化による安全な摂食訓練の支援，誤嚥性肺炎の予防と治療への貢献である．
- 呼吸パターンを自発的に調節することが不可能な場合や，多大な努力を要する場合は適応外である．

表 4　摂食・嚥下障害の病態と直接訓練（文献 13 より改変）

	障害の背景	症状	直接訓練・対応の工夫	食形態
先行期障害	覚醒レベルが低い	摂食の意識が持てない	・間接訓練で覚醒の向上を図る（嚥下体操，口腔の冷却刺激等） ・覚醒よい時のみ摂取	・味，香りが明確なもの ・患者の好みのもの
	認知の障害	食物の認知が悪い	・見やすい位置に器を置く ・食事中に食器を置き換える	
	上肢機能の障害	・口へ運ぶ途中でこぼれる ・食器を押えられない ・食器（スプーンなど）が持ちにくい	・セッティングの工夫 ・食器の工夫 ・食具の工夫	・あまり細かくないもの ・準備期以降に問題があれば合わせて調整する
	座位保持の障害	拘縮，失調などにより座位保持困難	・安定のよいリクライニング位の工夫 ・介助による摂食	
準備期－口腔期障害	歯牙欠損，義歯不適合	咀嚼困難	歯科治療をすすめる	・咀嚼機能不全に合わせた食材・献立 ・形態を工夫する：咀嚼・食塊形成・移送不全を助ける形態
	開口障害	K-point 刺激	開口および嚥下反射を促通する	
	舌・頬・顎・口唇の運動障害	・咀嚼困難・不全 ・口唇閉鎖困難・不全 ・口腔内移送困難	・間接訓練に加え模擬食品で咀嚼訓練 ・リクライニング位にて重力で送り込みを助ける ・下顎の挙上，口唇閉鎖の介助 ・舌接触補助床（PAP）	
	鼻逆流		・軟口蓋挙上装置（PLP）	
咽頭期障害	嚥下反射の遅延	嚥下前誤嚥：嚥下反射惹起前に咽頭流入し誤嚥が引き起こされる．飲み込む前にむせが見られる．湿性嗄声が見られる．	・うなずき嚥下 ・一口量の調整 ・食器（特に水分摂取）の工夫	・症状に合わせて水分にはトロミを付けたり，ゼリー摂取などの工夫をする ・固形物の含有水分に留意する
	喉頭挙上・閉鎖不全	嚥下中誤嚥：飲み込むと同時または直後にむせ，湿性嗄声が見られる	息こらえ嚥下	
	喉頭挙上・閉鎖，咽頭収縮不全	嚥下後誤（嚥下後に誤嚥，むせ，湿性嗄声が見られる）	複数回嚥下，必要に応じて頸部回旋	
		咽頭残留	・咳，ハフィング ・努力嚥下 ・メンデルゾン手技	

- おもなものとして，喀出法，体位排痰法，咳嗽訓練などがある．

8 直接訓練の開始基準（表4）

①意識レベルが清明か覚醒（JCSで0〜1桁）している．

②全身状態が安定している．重篤な心疾患や消化器合併症，痰のからみなどがない．バイタルが安定している．

③嚥下反射を認める

④経口摂取しているが，むせや咀嚼困難など何らかの問題を有するもの．

⑤医師が訓練可能と許可したもの．

- 可能であればこれらの基準が満たされたら医療機関で嚥下内視鏡検査（VE），嚥下造影検査（VF）を行うことが望ましい．

■文献
1) 野原幹司．言語聴覚士が行う呼吸リハビリテーション．1-3．発声と呼吸．In: 石川　朗，編．言語聴覚士のための呼吸ケアとリハビリテーション．東京: 中山書店; 2010. p.6-7.
2) 熊倉勇美．摂食・嚥下に関与する諸因子．3．呼吸と摂食・嚥下．In: 才藤栄一，他監修．摂食・嚥下リハビリテーション．2版．東京: 医歯薬出版; 2007. p.102-4.
3) 田上裕記，太田清人．呼吸から見た誤嚥性肺炎のリハビリテーション: 臨床篇．難病と在宅ケア．2010; 15: 62-6.
4) 西尾正輝．摂食・嚥下障害とは．In: 西尾正輝，監修．新しい介護食・嚥下食レシピ集．1版．東京: インテルナ出版; 2010. p.14-8.
5) 馬場　尊．プロセスモデル（嚥下）．臨床リハ．2009; 18: 49.
6) Gross RD, Atwood CW Jr, Ross SB, et al. The coordination of breathing and swallowing in chronic obstructive pulmonary disease. Am J Respir Crit Care Med. 2009; 179: 559-65.
7) 松尾浩一郎．摂食・嚥下モデル．3．摂食・嚥下のプロセスモデル; 生理学と運動学．In: 才藤栄一，他監修．摂食・嚥下リハビリテーション．2版．東京: 医歯薬出版; 2007. p.68-77.
8) 藤島百合子．在宅での摂食・嚥下障害管理の基本．1．在宅での摂食・嚥下障害者．In: 才藤栄一，他監修．摂食・嚥下リハビリテーション．2版．東京: 医歯薬出版; 2007. p.268-9.
9) 岡田澄子．間接訓練．In: 清水充子，編．言語聴覚療法シリーズ15．摂食・嚥下障害．東京: 建帛社; 2004. p.69-74.
10) 岡田澄子．口腔・咽頭機能訓練．MEDICAL REHABILITATION．2005; 57（特集: 摂食・嚥下障害リハビリテーション実践マニュアル）: 34-9.
11) 藤島一郎，植田耕一郎，岡田澄子，他．訓練法のまとめ: 日本摂食・嚥下リハビリテーション学会医療検討委員会版．日本摂食嚥下リハ会誌．2009; 13: 31-49.
12) 神津　玲，藤島一郎．摂食・嚥下障害に対する呼吸理学療法．Modern Physician．2006; 26: 50-2.
13) 岡田澄子．障害の状態に応じた摂食・嚥下リハビリテーション．n-Books 4 嚥下リハビリテーションと口腔ケア．東京: メヂカルフレンド社; 2001. p.59-79.

〈齊藤恵美〉

第5章 訪問呼吸ケア・リハビリの実践

2 摂食・嚥下能力に合わせた食形態

● 経口摂取とリハビリ

- 摂食・嚥下障害者が経口摂取（直接訓練，摂食訓練）するということは，誤嚥する危険と隣り合わせにあり，誤嚥性肺炎を発症する危険性を含んでいる．
- 経口摂取せずに継続すると，ADL の低下，口腔ケアの不良，嚥下回数の減少に伴い唾液誤嚥による誤嚥性肺炎リスクが高まる可能性もある．
- 適切な評価と訓練プログラムの立案が重要となる．

表1 摂食・嚥下障害臨床的重症度分類（DSS）

	分類		定義	食事
誤嚥なし	7	正常範囲	問題なし，訓練の必要なし	常食
	6	軽度問題	主観的問題を含め何らかの軽度の問題がある（若干の食形態の工夫要）	軟飯，軟菜食など 義歯，自助具の使用
	5	口腔問題	誤嚥はないが，主として準備期・口腔期障害により摂食に問題がある（中等度から重度）	軟飯，軟採食，ペースト食など 食事時間の延長，食事に指示・促しが必要 食べこぼし，口腔内残渣が多い （一般医療機関，在宅で直接訓練可能レベル）
誤嚥あり	4	機会誤嚥	時々誤嚥する，もしくは咽頭残留が著明で臨床上誤嚥が疑われる．姿勢，嚥下法の工夫で水分誤嚥防止可	嚥下障害食から常食誤嚥防止方法が有効 水の誤嚥も防止可能 咽頭残留が多い場合も含む
	3	水分誤嚥	水分は誤嚥するが，工夫した食物は誤嚥しない	嚥下障害食，水分に増粘剤必要 水を誤嚥し誤嚥防止方法が無効（医師，専門家がいる施設で可能）
	2	食物誤嚥	あらゆるものを誤嚥し嚥下できないが，呼吸状態は安定	経管栄養法（専門医療機関のみで可能）
	1	唾液誤嚥	唾液を含めてすべてを誤嚥し，呼吸状態が不良．あるいは，嚥下反射が全く惹起されず，呼吸状態が不良	経管栄養法（胃瘻） 直接訓練困難

表2 摂食・嚥下能力グレード（文献1より改変）

Ⅰ．重症	経口不可	G.1 嚥下困難または不能．嚥下訓練適応なし G.2 基礎的嚥下訓練のみ摂食訓練レベル G.3 厳密な条件下の摂食訓練レベル
Ⅱ．中等度	経口と補助栄養	G.4 楽しみとしての摂食は可能 G.5 一部（1〜2食）経口摂取 G.6 3食経口摂取＋補助栄養
Ⅲ．軽度	経口のみ	G.7 嚥下食で3食とも経口摂取 G.8 特別に嚥下しにくい食品を除き，3食経口摂取 G.9 常食の経口摂取可能，臨床的観察と指導を要する
Ⅳ．正常		G.10 正常の摂食嚥下能力

表3 障害期別にみた嚥下症状と食形態

	障害の背景	症状	食形態
先行期	覚醒レベルが低い 認知の障害	摂食の意識が持てない 食物の認知が悪い	・味や香りがはっきりしたもの，患者の好みのものを用いる
準備期〜口腔期	舌・頬・顎・口唇の運動障害	・咀嚼困難・不全 ・口唇閉鎖困難・不全 ・口腔内移送困難 ・送り込み障害	・食材を薄くスライス，口唇からのこぼれを防ぐ半固形物 ・ピューレ状食品，裏ごしした食品 ・食塊を形成しやすい半固形物，ムース食，ゼリー食，舌でつぶせる程度の軟固形物 ・1回で咽頭へ送り込める大きさ，量に調節
咽頭期	嚥下反射の遅延 喉頭挙上・閉鎖不全 咽頭収縮不全 咽頭残留	嚥下反射惹起しない，または嚥下反射惹起するが，むせや湿性嗄声が見られる	・食べ物の咽頭通過速度が低下するようにとろみをつける ・脂肪分の多い肉や魚，つなぎとして生クリームやマヨネーズ，卵白，くず粉，片栗粉，長芋，ゼラチン，増粘剤を利用 ・冷たく，酸味のあるもので反射を促す ・固形物の含有水分に留意する

※市販品もあるため，情報を集め，組み合わせて献立に利用することもできる．
※味，テクスチャー（物性），価格等は発売元に確認，相談して決めていくことをお勧めする．

- 誤嚥しても肺疾患につながらないように口腔ケア，呼吸リハビリを提供できるようになっておく必要がある．
- 重症度分類や評価グレード（表1, 2）を用いて評価を行い，同じ目標を掲げ他職種と協力し取り組むことが重要である．

● 食物形態（表3）

- 摂食訓練を行う上で適切な食物形態が提供されることは必要不可欠である．
- 咀嚼・嚥下機能の障害に合わせて選択する．
- 不適切な食物形態は，誤嚥や窒息を起こす危険性があり，機能向上も図れない．

● 嚥下障害者に適した食事

① まとまりがある．
② 流動性が強くなく，適度な粘性がある．
③ 咽頭通過に際し，変形性がある．
④ 口腔や咽頭でバラバラになりにくい．
⑤ 味，香りがはっきりしている（感覚を刺激）．
⑥ 均一性がある．粒のあるものや液体と固形物が混じっている状態はよくない．
⑦ 温度は温冷がはっきりしているとよい．

● テクスチャー

- テクスチャーとは，食べたときに口の中で感じる食べ物の性質である．
- 弾性率，粘度などが関係する．
- 水が飲み込みにくい方はトロミを付ける，キザミ食がバラバラになって食べにくい方はトロミを付けてまとまりを作る等，テクスチャーの調整により，改良することができる．
- 食事の水分にトロミを付ける場合，味噌汁などの汁物，煮物の煮汁，果物の汁など固形物の中に隠

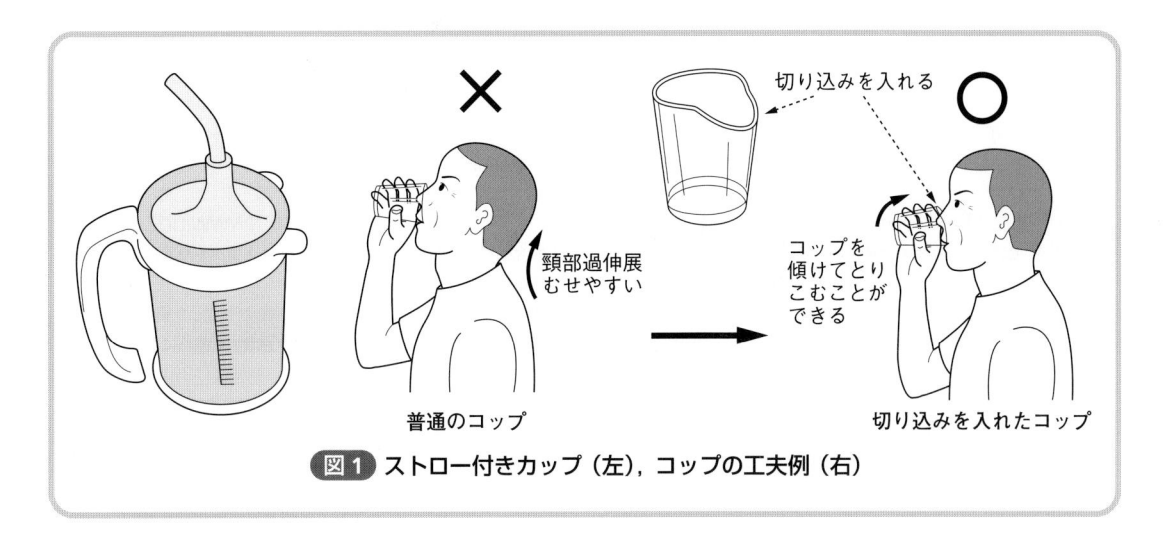

図1 ストロー付きカップ（左），コップの工夫例（右）

れている水分にもトロミを付ける．また，普段の水分摂取（薬の水）にもトロミを付けすべてを均一にする．

● 食器・食具

- むせやすい姿位の頸部過伸展位にならないような工夫をする（図1）．
  - ・ストローを使用する．
  - ・切込みが入ったコップを使用する．
- 一口量が多くならないような工夫をする．
  - ・一度に多くすくえないように，皿部分が小さいものを使用する．
  - ・本人の意見を尊重しながら適宜声をかける．

● 食事の外観や味を工夫する

- 色彩を生かす．
- 食器を考慮する．
- 盛り付けを美しくする．
- 摂食・嚥下を促す味付けにする．
- 患者の嗜好を考慮する．

● 水分・飲料に対する工夫

- 水分は口腔から咽頭への通過速度が速く，喉頭侵入，誤嚥しやすいため，注意が必要である．
- 市販の増粘剤（トロミ調整剤）を使用することで手軽にトロミを付けることができる．

● トロミ付けのポイント

- トロミ剤は多すぎると，逆に飲み込みにくく，口腔内や咽頭へ付着してしまう．
- トロミ剤の量は必要最低限とし，常に同じ仕上がりになるように工夫する（同じカップを使用する，計量スプーンを使用する等）．
- 食材やトロミの種類によって特徴が異なるので，商品に合わせてトロミ剤を使用する（だし入りの

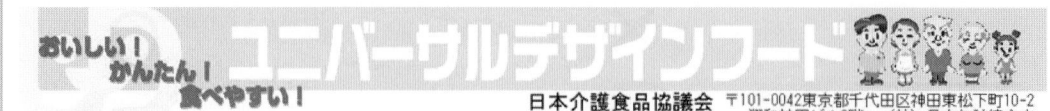

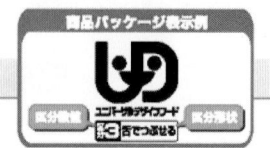

第5章　訪問呼吸ケア・リハビリの実践

図2 ユニバーサルデザインフード

トロミ剤，乳製品用のトロミ剤などもある）．
- 加える量により硬さが変わる．
- 初期段階ではヨーグルト状の硬さを目指す．
- 撹拌しながらまぶすように添加する．
- 素早く撹拌する．
- トロミを追加するときは濃い溶液を別に作って加える（トロミ剤のまま追加しない）．
- ダマができてしまった場合は取り除く．
- 物性が安定化するまで5〜15分ほど待つ．

● 市販嚥下食の購入方法

- 身近なところでは，大手スーパーの介護コーナーや薬局，病院内の売店などで購入可能だが，種類は多くない．
- インターネットにて在宅向けの通信販売を検索できる．
- 日本介護食品協議会では，「ユニバーサルデザインフード」ロゴマークを作成し，利用者が選びやすいような工夫を行っている（図2）．

■文献 1) 藤島一郎. 脳卒中の摂食・嚥下障害. 1版. 東京: 医歯薬出版; 1993. p.72.
2) 清水充子. 嚥下訓練・摂食訓練. MB Med Reha. 2005; 57 増刊: 41-51.
3) 大越ひろ. 摂食・嚥下障害と栄養. 3. 増粘食品. In: 才藤栄一, 他監修. 摂食・嚥下リハビリテーション. 2版. 東京: 医歯薬出版; 2007. p.244-5.
4) 西尾正輝. 摂食・嚥下障害患者に適した食事とは. In: 新しい介護食・嚥下食レシピ集. 1版. 東京: インテルナ出版; 2010. p.26-36.
5) 西尾正輝. 飲食物の形態の基本原則. In: 摂食・嚥下障害の患者さんと家族のために. 2巻. 1版. 東京: インテルナ出版; 2008. p.4-5.
6) 大越ひろ. テクスチャーと調整食品―最近の傾向と使い方のヒント. 臨床栄養. 2004; 105: 178-85.
7) 太田博子, 興津太郎. 在宅患者さんの嚥下障害食とトロミ調整食品の選択. 難病と在宅ケア. 2010; 16: 49-52.

〈齊藤恵美〉

表6 パーキンソン病の長期薬物治療に伴う副作用

副作用	症状
ウェアリングオフ現象	薬剤の有効時間が短縮する
オン–オフ現象	薬剤効果の急激な日内変動が起こる
不随意運動	薬剤が効きすぎた過剰な不随意運動が起こる
精神症状	幻覚，妄想，せん妄
悪性症候群	パーキンソン症状の増悪，非感染性高熱，頻脈，血圧の変動，発汗過多，意識障害

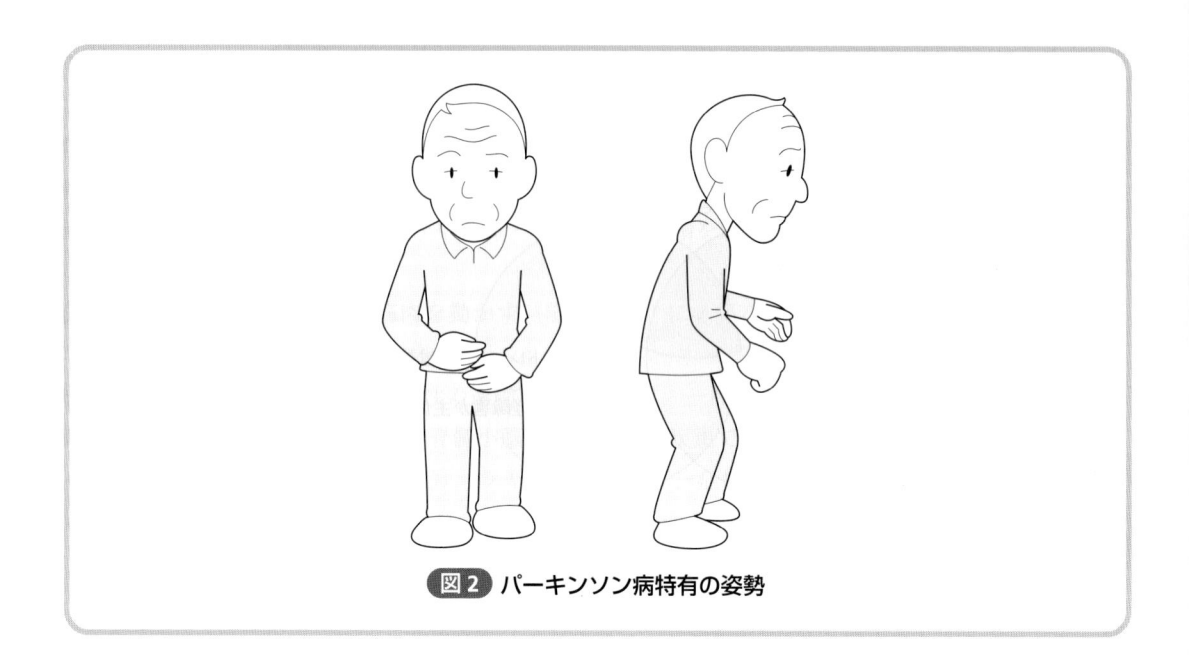

図2 パーキンソン病特有の姿勢

表7 遺伝性疾患に対する支援

- 患者・家族のニーズに対応する遺伝学的情報および全ての関連情報を提供する
- 出生前診断，保因者診断の意義，診断の方法，その後の対応について具体的な情報を提供する
- 患者・家族が病気と向き合い，今後の人生について話し合えるように支援する
- 患者・家族が自分達のニーズ・価値・予想などを理解した上で意志決定ができるように支援する

減少するために起こる病気．抗パーキンソン薬による症状コントロールが治療の基本（表5，6，図2）．

- **進行性筋ジストロフィー（PMD）**：遺伝性筋疾患であり，進行性筋萎縮症の中の筋原性変化の代表的疾患．臨床症状，遺伝形式，予後などが異なるいくつかの病型がある（表7）．

● 神経筋疾患の摂食・嚥下障害とケア

- 球麻痺とは，下位運動ニューロン（延髄）の障害で起こる舌・咽頭の麻痺であり，舌萎縮を特徴とし，咽頭反射亢進，下顎反射消失が起こる．
- 仮性球麻痺とは，上位運動ニューロン（両側性の皮質延髄路）の障害で起こる舌・咽頭の麻痺であ

3. 神経筋疾患の摂食・嚥下障害のケア

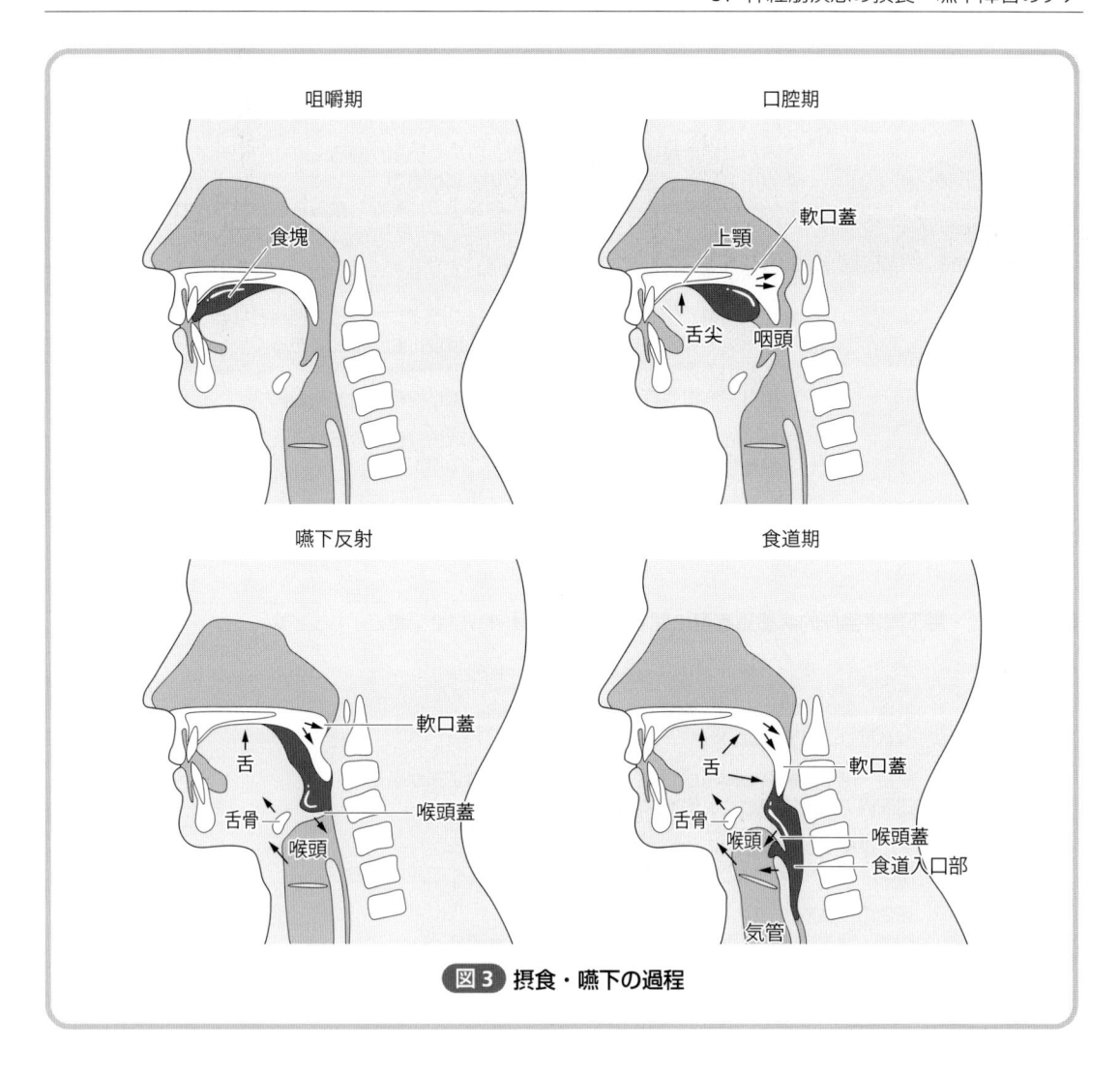

図3 摂食・嚥下の過程

表8 誤嚥の分類

誤嚥の分類	症状
嚥下前の誤嚥	嚥下反射が起こる前に，だらだらと食塊が気道に入る
嚥下中の誤嚥	嚥下反射時に咽頭閉鎖のタイミングがずれ，液体などが瞬間的に気道に入り込む
嚥下後の誤嚥	梨状窩などに残留したものが，嚥下後に気道に受動的に入る
顕性誤嚥	誤嚥時にむせや咳などの反応を示す
不顕性誤嚥	誤嚥してもむせや咳などの反応を示さない
無症候性誤嚥	睡眠中に唾液，胃食道逆流液が気道に入る
咽頭残留	梨状窩などに唾液・食塊が残留し，吸気に伴い気道に入る

り，咽頭反射減弱，下顎反射亢進が起こる．
- 誤嚥は，呼吸機能の低下や窒息の原因となるため，症状を細かく観察し，摂食・嚥下のどの部分に障害が起こっているのか評価する（図3，表8）．

表9 疾患による嚥下障害の特徴

疾患	嚥下障害の特徴
筋萎縮性側索硬化症（ALS）	とろみ（粘度が強いもの）が飲み込みにくい例がある 常食の方がキザミ食よりも食べやすい例がある 咽頭への残留があり，努力嚥下（首を上下に動かし飲み込む）がみられる
脊髄小脳変性症（SCD）	誤嚥の頻度は比較的低い 口腔相は良好である
多系統萎縮症（MSA）	食塊の残留，停滞がみられるため，リクライニング位の適用となる スプーンの保持，食べ物の移送などの摂食行動が不良である 嚥下反射の遅延がみられ，嚥下中誤嚥の危険性が高い 声帯外転麻痺や頚部の後方への固縮により誤嚥の危険性が高い
パーキンソン病（PD）	食塊の咽頭への送り込みが障害され，咽頭残留がみられる 不顕性誤嚥の症例が多い
多発性硬化症（MS）	不顕性誤嚥の症例が多い

表10 摂食・嚥下障害臨床的病態重症度に関する分類 （日本神経学会治療ガイドライン）

分類		状態
7	正常範囲	摂食・嚥下に関係なく，通常の食事を摂取できる リハビリの必要はない
6	軽度問題	摂食・嚥下に軽度の問題があり，若干の食事形態の工夫が必要 口腔内の残渣は少なく，誤嚥はない
5	口腔問題	主に準備期から口腔期に中等度から重度の障害がある 咀嚼に関し食事形態の工夫が必要で，食事時間が長く口腔内残渣が多い
4	機会誤嚥	通常の摂食方法では，誤嚥を認める 誤嚥・咽頭残留防止手段で，水の誤嚥も十分防止できる
3	水分誤嚥	水の誤嚥が認められる 誤嚥・咽頭残留防止手段では水の誤嚥は防止できないが，食物形態を工夫することで食物の誤嚥は十分防止できる
2	食物誤嚥	食物の誤嚥を認める 食物形態の工夫をしても誤嚥は防止できない 経管栄養が基本となる
1	唾液誤嚥	常に唾液も誤嚥していると考えられる

- 疾患によって嚥下障害の特徴が異なるため，「常食が食べられる」「むせない」から誤嚥がないと判断してはいけない（表9）.
- 食事の準備や食事介助は，家族介護者や訪問介護（ヘルパー等）が行うことが多い．神経筋疾患の摂食・嚥下障害は，疾患による特徴や進行に個人差が大きいため，観察のポイントが記録できる工夫を行い，訪問看護師や主治医が障害の程度を評価できるようにする（表10）.
- 摂食・嚥下障害の進行状況と患者・家族のニーズに応じて，口腔のケア，リハビリ，代替栄養法の選択を行う（表11）.
- 神経筋疾患の嚥下障害には，体温で表面が溶けて滑らかになり，分離しにくいゼラチンゼリーをスライス型にすると，口腔・咽頭の狭いスペースを通過しやすく，誤嚥予防に効果的である（図4）.

3. 神経筋疾患の摂食・嚥下障害のケア

表11 摂食・嚥下ケアの選択（日本神経学会治療ガイドライン）

	嚥下障害出現前期	嚥下障害あり 経口摂取	嚥下障害あり 経口摂取不可
状態	7. 正常範囲 6. 軽度問題 5. 口腔問題 上肢運動障害を有すると自力摂取困難	4. 機会誤嚥 3. 水分誤嚥 球麻痺症状の顕在化 ← 気道閉鎖症状 喀痰・唾液の貯留	2. 食物誤嚥 1. 唾液誤嚥 ← 気管切開を要する場合がある
目標	経口摂取の維持 嚥下障害兆候の早期発見	誤嚥の防止	合併症出現の防止
リハ	7.6.は，嚥下訓練は必須ではない 間接訓練 ――――――――――――――――――→ 直接訓練 ―――――――――――――→ 食の楽しみに主眼		
代替栄養法		嚥下補助食品 間欠的経管栄養法 経管栄養法	経管栄養法 中心静脈栄養法

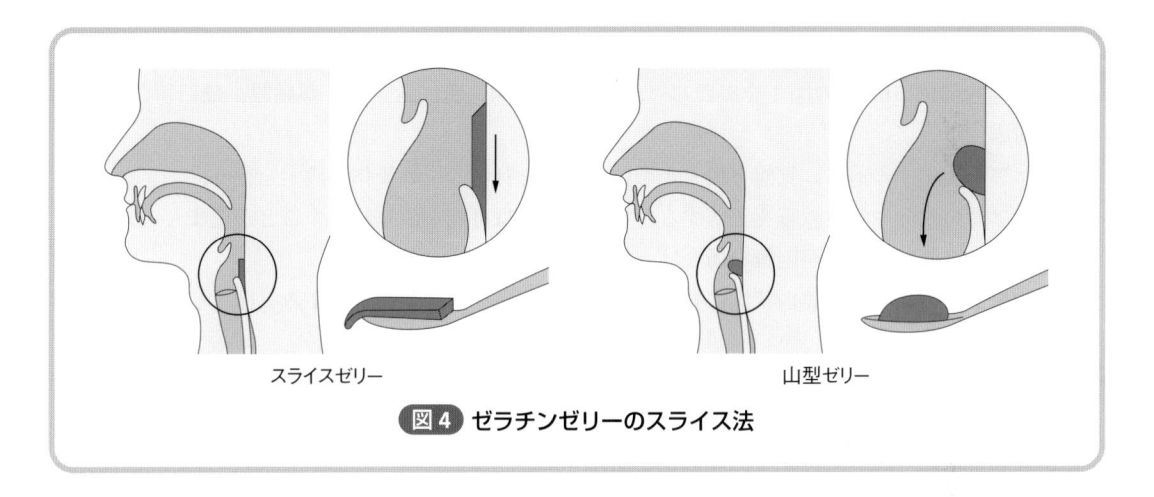

図4 ゼラチンゼリーのスライス法

スライスゼリー　　　山型ゼリー

〈小西かおる〉

第5章 訪問呼吸ケア・リハビリの実践

4 口腔ケアの実際

● 口腔ケアの準備

- 最初にすべきことは状態の把握.
- 全身の状態と口腔内の状態, それぞれを把握する必要がある.
- 全身状態の情報は, 事前に文書や介護者, 家族等から得て, さらに実際に口腔ケア対象者と対面してアセスメントする.
- 確認すべき項目：バイタルサイン, 酸素飽和度, 罹患している疾患, 摂食・嚥下障害の有無, ADL, 認知力, 意思疎通の可否, 血液検査結果（特に出血傾向）.
- 口腔内の状態は, 目で見て実際に観察することが重要である.
- 観察は口腔ケアの基本で, 歯がどこに残っているのか, 口腔内のどこにどんな問題があるのかを把握し, 適切な準備に繋げる.
- 観察すべき部位は口腔内全体だが, 歯だけでなく, 舌や頬部, 口蓋部などの口腔粘膜の状態も必ず観察する.
- 観察すべき部位（60頁の図1を参照）：口唇, 歯, 歯肉, 舌, 舌下部, 頬粘膜, 硬口蓋, 軟口蓋, 口腔前庭.
- 口腔ケアを実施する前に, 覚醒を促すために声掛けを行い, その後体位設定を行う.
- 口腔ケア時の水分や唾液誤嚥を予防するために, 体位は可能な限り起こすことが望ましい.
- 全身状態により起こすのが困難な場合は, 側臥位をとる.
- 口腔内をよく観察し, 口腔内状況に合わせた適切な口腔ケア用具を用意する（図1）.

● 口腔ケアの実施

- うがいが可能な場合はうがいをしてもらい, 不可能な場合はスポンジブラシで清拭し, まず大きな汚染物を可及的に除去し, ケアの効率化を図る.

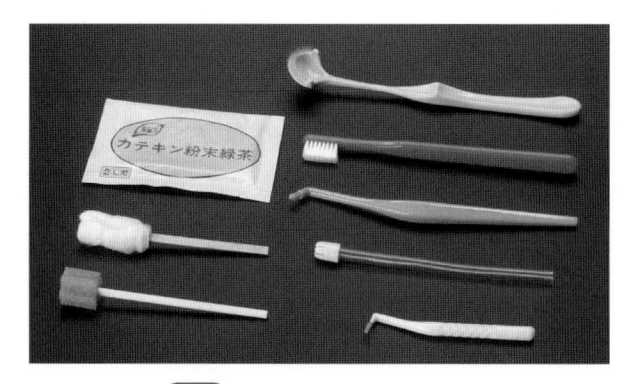

図1 さまざまな口腔ケア用具

4. 口腔ケアの実際

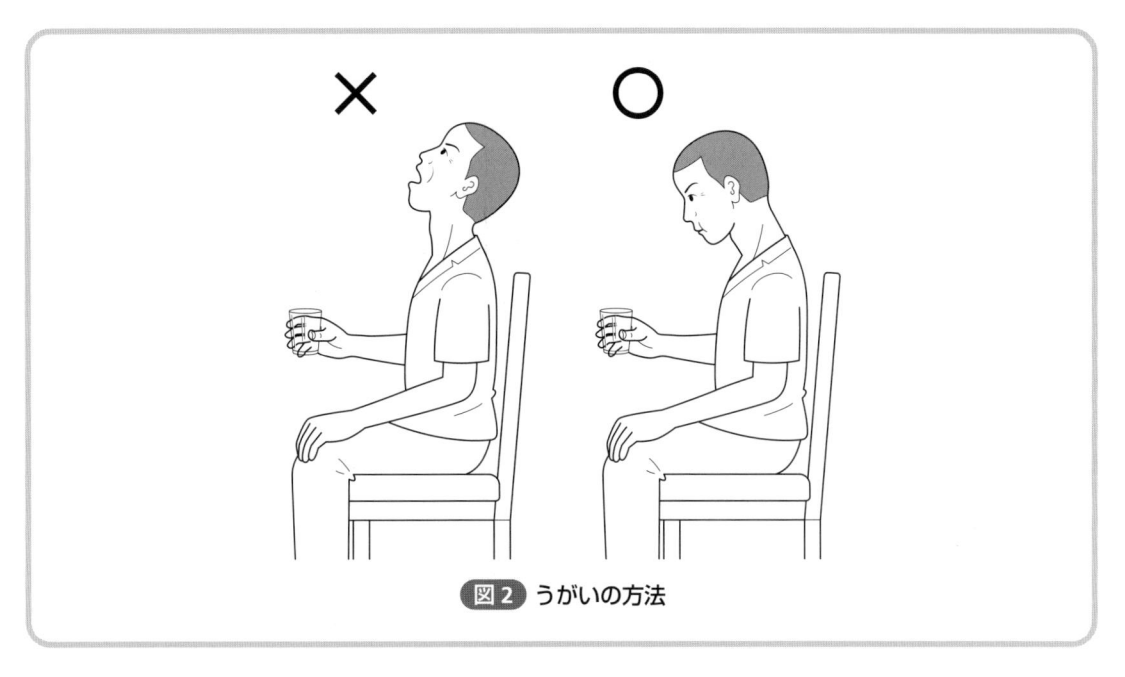

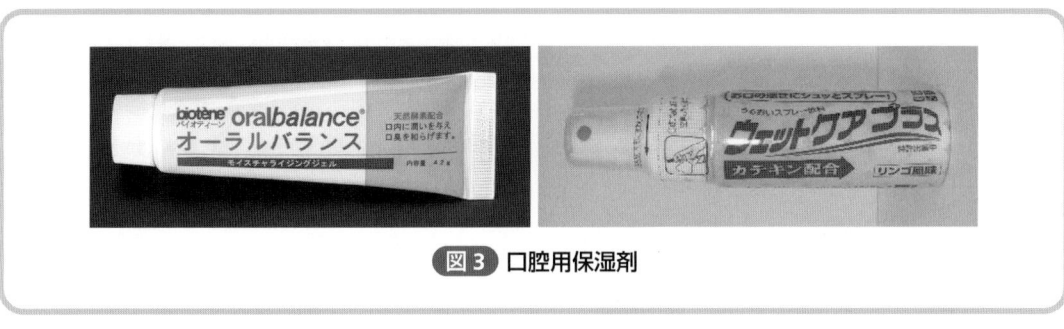

図2 うがいの方法

図3 口腔用保湿剤

- 認知力の低下などで意思疎通が困難な場合や，水分の口腔内保持が困難な場合，うがいはさせずスポンジブラシで清拭する．
- うがいさせる場合は，単に「うがい」と言うと，上を向いてガラガラとうがいしてしまうことがあるので，「下を向いてブクブクうがい」と言うとよい（図2）．
- 誤嚥性肺炎を発症している患者の場合，口腔乾燥が著明なことが多いので，口腔用保湿剤（図3）をうまく利用すると粘膜損傷を予防し，さらに痰などの付着物の湿潤化が早くなり，口腔ケアを効率よく実施しやすい．

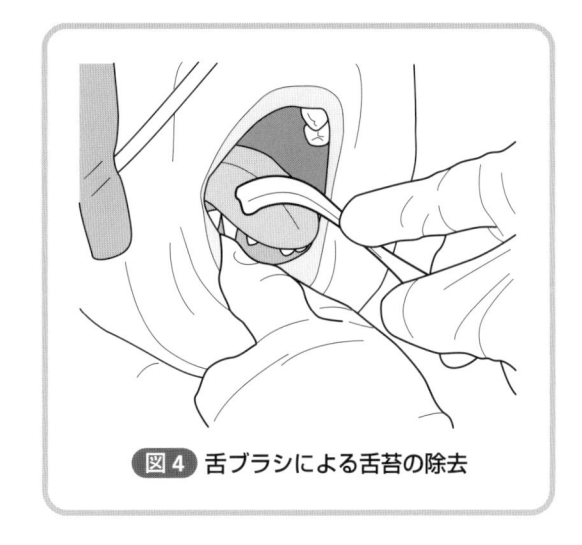

図4 舌ブラシによる舌苔の除去

- 歯がある場合は歯ブラシを使用して，ブラッシングを実施する．
- 高齢者の場合，歯肉の退縮により歯間に隙間があることが多く，歯間ブラシも有効である．
- 舌に付着する舌苔と呼ばれる汚染は，過剰だと細菌の温床になるため，舌ブラシを使用して除去す

る（取りすぎ，舌の損傷に注意）（図4）．
- 粘膜に付着した痰などの汚染物は，事前に湿潤化した上でスポンジブラシや粘膜ブラシで除去する．
- 口腔ケア中，唾液や痰が貯留することがあるので，適宜吸引する．
- 一通り終わったら再度，うがいができる場合はうがいをしてもらい，できない場合はスポンジブラシで清拭する．
- 最後にもう一度，口腔内をよく観察し，汚染物の残留など問題はないか確認する．
- 口腔乾燥状態に陥りやすい場合は，口腔の保湿状態を維持する目的で，最後に口腔用保湿剤を口腔粘膜に薄く塗布するとよい．
- 口腔ケア実施後に呼吸理学療法を実施すると，排痰させやすい場合がある[1]．

開口手技（図5）

- 口腔ケア時に口を開けてくれない，あるいは開口状態が維持できない場合は，いくつかの開口手技を利用する．

1 歯牙欠損部の利用（図5a）

- 口腔内をよく観察すると，ところどころ歯が欠損している部位がある場合があり，そこを利用して，口腔内側に清掃用具を挿入して口腔ケアを実施する．

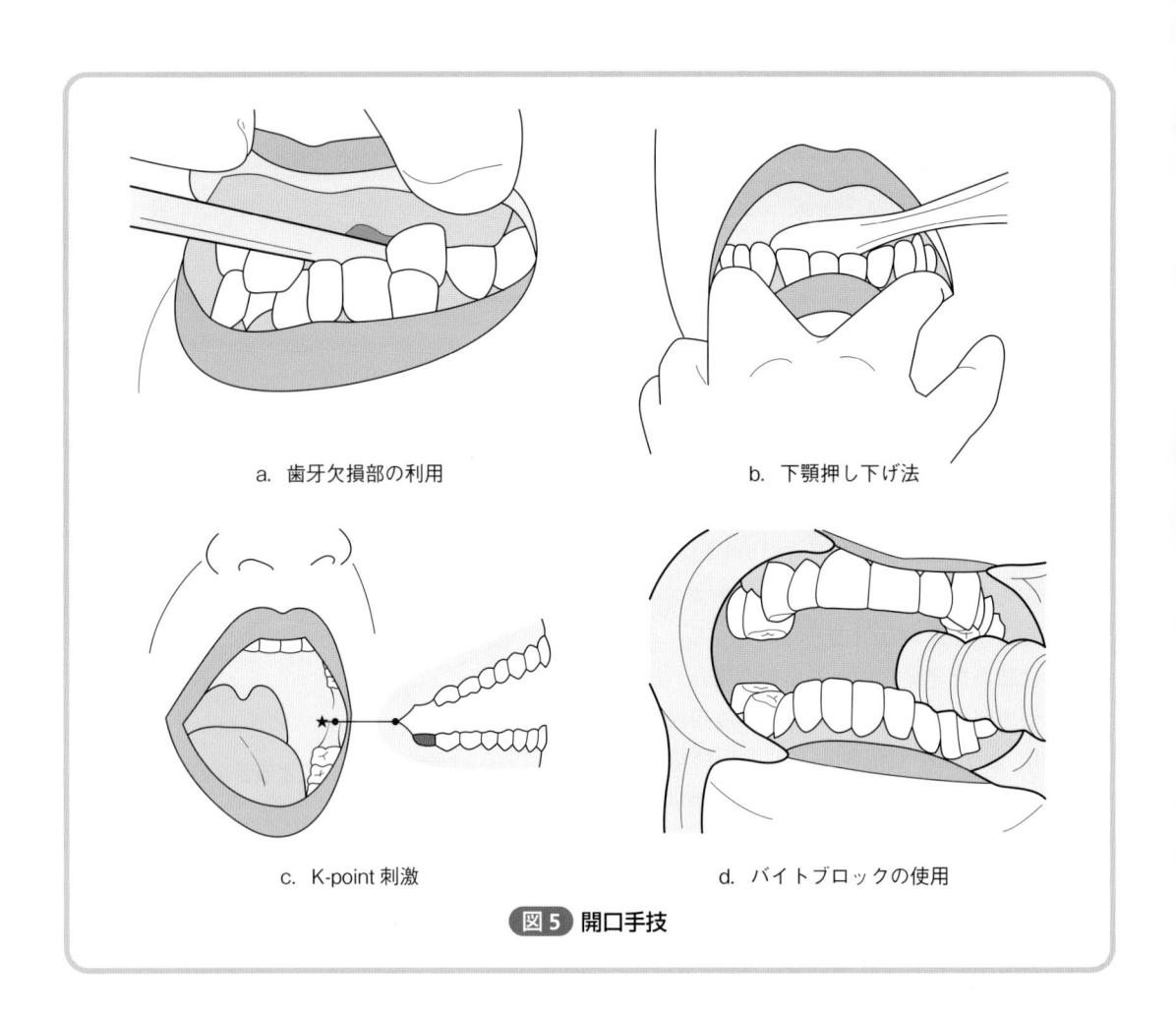

a. 歯牙欠損部の利用　　　b. 下顎押し下げ法

c. K-point 刺激　　　d. バイトブロックの使用

図5 開口手技

2 下顎押し下げ法 (図 5b)[2]

- 下顎の口腔前庭に指を入れて下顎を押し下げると，開口可能な場合がある．

3 K-point 刺激 (図 5c)[3]

- 図の★の部位が K-point と呼ばれる部位であり，触れると開口に続き咀嚼，嚥下運動が生じる場合がある．ここを刺激し，開口させている間に口腔ケアを実施する．
- 全員に有効ではないが，脳梗塞などで大脳病変がある方に有効な場合がある．

4 バイトブロックの使用 (図 5d)

- バイトブロックを噛ませて上下の歯列に隙間を作り，そこから清掃用具を口腔内側に挿入して口腔ケアを実施する．
- バイトブロックを噛ませる歯は，事前に動揺がないかどうか確認して，動揺がある場合はそこで噛ませるのは避ける．
- また前歯は構造的にバイトブロックを噛ませるのに適していない．なるべく小臼歯部（口角付近の歯）に噛ませた方がよい．

■文献
1) 平山友恵, 神津 玲, 藤島一郎, 他. 呼吸理学療法前の口腔ケアが気道分泌物除去に及ぼす影響. 日本摂食嚥下リハビリテーション学会雑誌. 2007; 11: 123-9.
2) 牛山京子. 意識障害・栄養管理（静脈栄養，経腸栄養）・開口困難の方への口腔清掃. 在宅訪問における口腔ケアの実際. 東京: 医歯薬出版; 1998. p.59-61.
3) Kojima C, et al. Jaw opening and swallow triggering method for bilateral-brain-dameged patients: K-point stimulation. Dysphagia. 2002; 17: 273-7.

〈大野友久〉

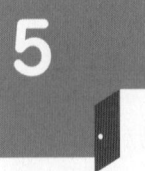

第5章 訪問呼吸ケア・リハビリの実践

5 誤嚥性肺炎の予防

● 誤嚥と誤嚥性肺炎

- 食塊が喉頭内に入っているが声帯を超えていないときを喉頭侵入という．一方，食塊が声帯を超えて気管内に入ったときが誤嚥である（図1）．
- 肺炎は本邦における死亡原因の第4位であり，高齢者肺炎の多くは誤嚥性肺炎である．
- 誤嚥しなければ誤嚥性肺炎は生じないが，誤嚥しても必ず誤嚥性肺炎を生じるわけではない．
- 誤嚥性肺炎の原因となる誤嚥には，飲食物の直接的な誤嚥，胃の内容物や胃液の逆流または嘔吐時の誤嚥，唾液の誤嚥などがある．
- 高齢者の誤嚥性肺炎は症状に乏しく，見逃されることも少なくない．元気がない，食べられない，寝てばかりいるなどの症状を示すことも多いので，注意が必要である．

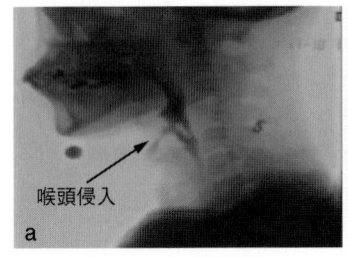

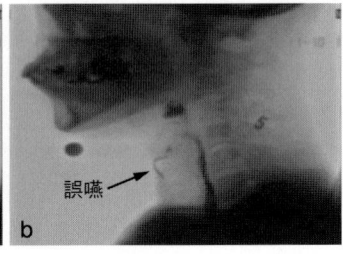

図1 嚥下造影画像による喉頭侵入と誤嚥
a: 喉頭侵入．食塊が喉頭内に入っているが声帯を超えていない．
b: 誤嚥：食塊が声帯を超えて気管内に入っている．

● 誤嚥性肺炎の予防1 ─ 誤嚥を防ぐ

- むせや湿性嗄声は喉頭侵入や誤嚥を疑うので，これらが生じないような工夫が必要である．とろみの付加や，リクライニング位が有効であることも多い．むせるものをそのままの形態で飲食させるのは危険である．
- リクライニング位を用いるときは，頸部が伸展しないように枕やタオルなどを用いる（図2）．摂食・嚥下障害を持つ患者では頸椎の可動域が減少している場合も多く，その場合には頸椎可動域訓練が必要である．
- 胃食道逆流に対しては食後2時間の座位が有効である[1]．
- 嚥下反射の時に喉頭が十分に挙上しているかどうかを確認する．具体的には反復唾液嚥下テスト[2]の要領で舌骨と喉頭隆起に指を当てて，嚥下運動に伴って舌骨と喉頭隆起が指腹を乗り越えるかどうかをチェックする．喉頭挙上が悪い場合にはシャキア訓練[3]が有効とされる（図3）．
- 嚥下反射や咳反射などの上気道防御反射を改善させる目的でドーパミン，ドーパミン遊離促進薬，アンジオテンシン変換酵素（ACE）阻害薬，シロスタゾールなどの薬物療法も有効である．

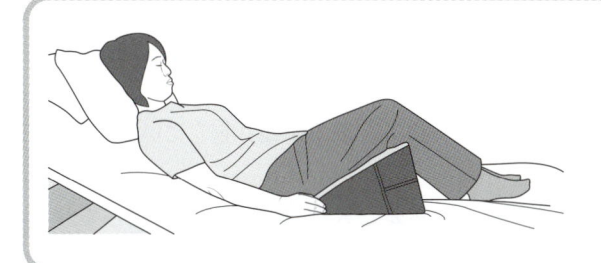

図2 リクライニング位
頸部が伸展しないように枕やタオルなどを用いる．

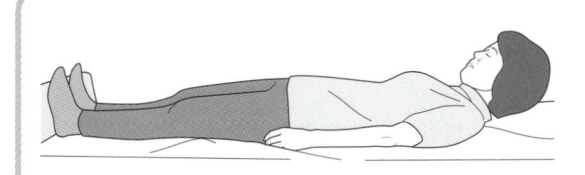

図3 シャキア訓練
仰臥位で頭部を1分間持ち上げる動作を1分間の休憩を挟んで3回行う．その後頭部を持ち上げる動作を30回行う．これを1セットとして1日3セット行う．

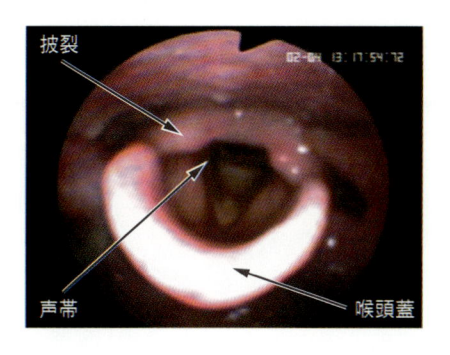

図4 嚥下内視鏡画像
声帯，披裂，喉頭蓋などが確認可能である．

- むせや湿性嗄声がないからといって安心はできない．少量の誤嚥ではむせない場合や，誤嚥しても全くむせない場合もまれではない．
- 誤嚥の正確な診断には嚥下造影検査や嚥下内視鏡検査が必要である．嚥下内視鏡検査は訪問でも施行可能である（図4）．
- 嚥下造影検査や嚥下内視鏡検査で咽頭に飲食物が残留することが確認できた場合には，残留物を誤嚥しないために，①食後すぐに臥床しない，②食後に吸引を行う，③食事中や食直後に咳やハフィングで残留物を喀出させる，などの対策を行う．

誤嚥性肺炎の予防2 ─ 肺炎を防ぐ

- 誤嚥を完全に防ぐことは困難である．そこで，たとえ誤嚥しても誤嚥性肺炎が生じないような対策も極めて重要である．
- 誤嚥性肺炎発生には誤嚥量，誤嚥物の喀出能力，口腔内細菌，患者の体力，免疫力などが関与する．
- 誤嚥性肺炎の予防には口腔ケアが最も有効である．経口摂取自体が口腔ケアとなるので，経口摂取可能な患者は可能な限り経口摂取させることが望ましい．経口摂取していない患者の口腔内は汚れたままになりやすいので，口腔ケアが特に大切である．

- 禁食させられている患者でも経口摂取可能であることは多いが，このレベルの患者は不顕性誤嚥（むせない誤嚥）を示すことも多いので，経口摂取の可否には嚥下造影検査または嚥下内視鏡検査を行うことが望ましい．
- 肺炎の既往を確認する．高齢者の肺炎は誤嚥性であることが多く，肺炎を繰り返している患者は再度肺炎を生じるリスクが極めて高い．
- 患者の体力，免疫力を保つためには適切な運動と栄養摂取が必要である．日常生活が自立しており，毎日の摂取カロリーや body mass index などが正常範囲内であれば通常問題はないが，寝たきりや栄養不足の患者は肺炎を生じやすい．COPD 患者などでは息切れのため動けないことも多く，また摂取カロリーが大幅に不足していることも珍しくない．このような患者に対しては運動療法や栄養療法が不可欠である．摂食・嚥下障害はそれ自体栄養不足の原因となるため，必要栄養量の確保は重要である．
- 胃瘻患者では胃食道逆流症を合併していることも多い．胃食道逆流症患者は就寝時に頭部挙上させたり，就寝3時間前には栄養剤の投与を終えるなどの工夫が必要である[4]．

■文献
1) Matsui T, Yamaya M, Ohrui T, et al. Sitting position to prevent aspiration in bed-bound patients. Gerontology. 2002; 48: 194-5.
2) 小口和代, 才藤栄一, 馬場 尊, 他. 機能的嚥下障害スクリーニングテスト「反復唾液嚥下テスト」(the Repetitive Saliva Swallowing Test: RSST) の検討 (2) 妥当性の検討. リハ医学. 2000; 37: 383-8.
3) Shaker R, Kern M, Bardan E, et al. Augmentation of deglutitive upper esophageal sphincter opening in the elderly by exercise. Am J Physiol. 1997; 272: G1518-22.
4) 寺本信嗣. 誤嚥性肺炎. 綜合臨牀. 2010; 59: 2107-12.

〈加賀谷　斉〉

第5章 訪問呼吸ケア・リハビリの実践

6 排痰指導の実際

- ここでは実際に，訪問リハビリで患者に指導している自分で行う排痰法や訪問スタッフまたは家族が介助を行う排痰法を紹介する．

● 排痰器具を用いない自己排痰法

- 自分で行う排痰法として，咳嗽（directed cough）やハフィング（huffing），ハフィングなどを組み合わせて行う自動周期呼吸法（active cycle of breathing technique: ACBT）がある．
- 咳嗽は中枢気道からの痰の喀出に有効であり，第4から第5気管分岐部より中枢の痰を喀出させる．
- 吸気量が不十分な場合には効果的な咳嗽が得られないことがあり，十分な吸気が得られるように呼吸法指導を行う必要がある．
- ハフィングは声門を開いたまま中等度の吸気量から最大吸気量の間を「ハッ，ハッ…」と強く速い呼気を繰返し行う方法である（図1）．
- ハフィングの指導ポイントは，適度な吸気指導や強く速い呼気を得るための努力呼出動作の練習，およびこれらを繰返しリズムよく行う練習を行うことである．
- ACBTは，リラックスした横隔膜呼吸を行う呼吸調節（breathing control: BC）とBCとハフィングを組み合わせた強制呼出手技（forced expiration technique: FET）と深い吸気練習を行う胸郭拡張練習（thoracic expansion exercise: TEE）を組み合わせて行う方法である．
- ACBTは「いきみ」を防ぐため，一過性の低酸素化が起こりにくく，循環動態に与える影響も少ないと言われている．

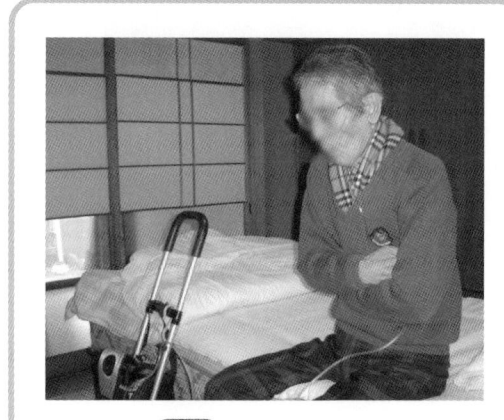

図1 ハフィング練習

● 排痰器具を用いた自己排痰法

- 排痰器具として，呼気陽圧器具（positive expiratory pressure: PEP）がある．
- PEPは痰の多い患者に対し，呼気時に陽圧をかけることで分泌物を中枢気道へ移動させ喀痰させる．最近では，呼気陽圧に振動を加える器具が多用されている．
- 適応は主に嚢胞性線維症，慢性閉塞性肺疾患（COPD），痰が多い肺疾患や無気肺の患者であり，使用方法を理解できる方である．
- 循環動態の不安定な患者や肺にブラがあり，気胸など陽圧がかかることでリスクが高まる患者は使用を控えるべきである．
- 使用する器具として，アカペラDHやアカペラDM，アカペラデュエットが販売されている（図2）．

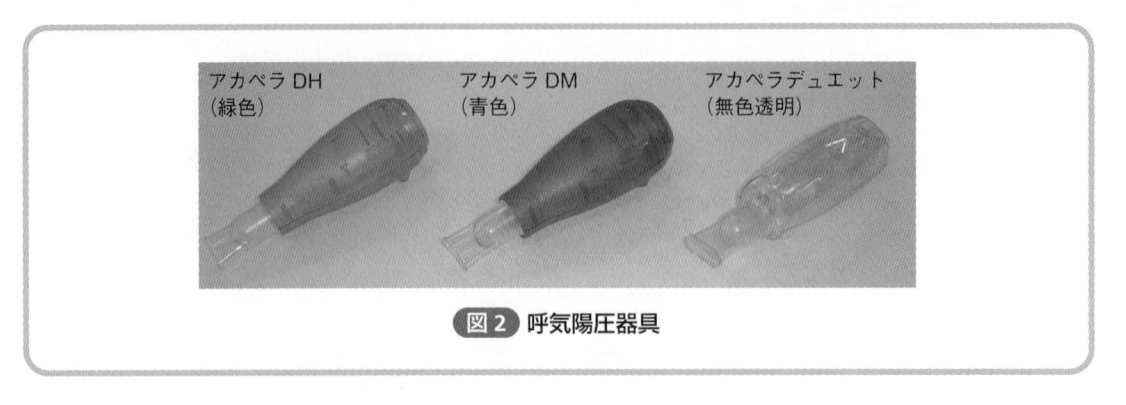

第5章 訪問呼吸ケア・リハビリの実践

図2 呼気陽圧器具

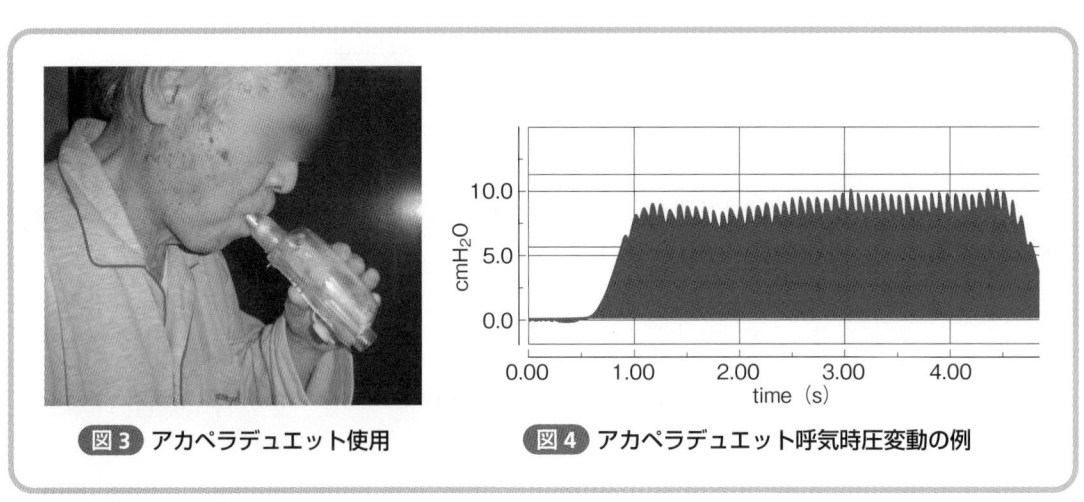

図3 アカペラデュエット使用

図4 アカペラデュエット呼気時圧変動の例

　これらの器具にはダイヤルが付いており，呼気抵抗圧と振動数を調節することができる仕組みとなっている．アカペラ DH（緑）は，呼気流量 15l/分を3秒以上維持できる患者に用い，アカペラ DM（青）は 15l/分を3秒以上維持できない低肺機能患者に用いる．アカペラデュエット（無色透明）はアカペラシリーズで最近に追加されたものである．アカペラデュエットの特徴は，ネブライザとの併用が可能であり，また本体を分解でき，洗浄，消毒・滅菌が行えることである．一般的にこれら器具は，個人購入し使用してもらう．
- 在宅にて実際にアカペラデュエットを使用している場面とアカペラデュエット使用時の呼気陽圧と振動による圧変動の一例を掲示する（図3, 4）．

訪問スタッフおよび家族が行う排痰介助

- 在宅にて排痰介助を行う際，介助者がいる場合はスクイージング（squeezing）や Bag Valve Mask を用いて徒手的過膨張（manual hyperinflation: MH）を行って痰を中枢気道まで移動させたり，中枢気道まで移動させた痰を咳嗽介助（assist cough）を併用し喀出させる場合がある．
- スクイージングとは，排痰体位をとり気道分泌物が貯留する胸郭を呼気時に圧迫し，吸気時に圧迫を開放する手技のことである（図5）．
- スクイージングは末梢気道からの痰の移動に有効で虚脱した肺胞へのエアーエントリーの改善と呼気流量の増大を利用した方法である．

6. 排痰指導の実際

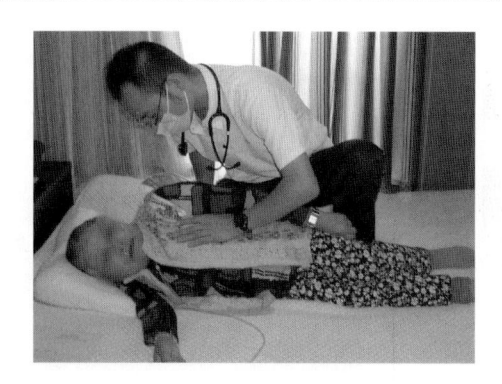

図5 スクイージングの実施

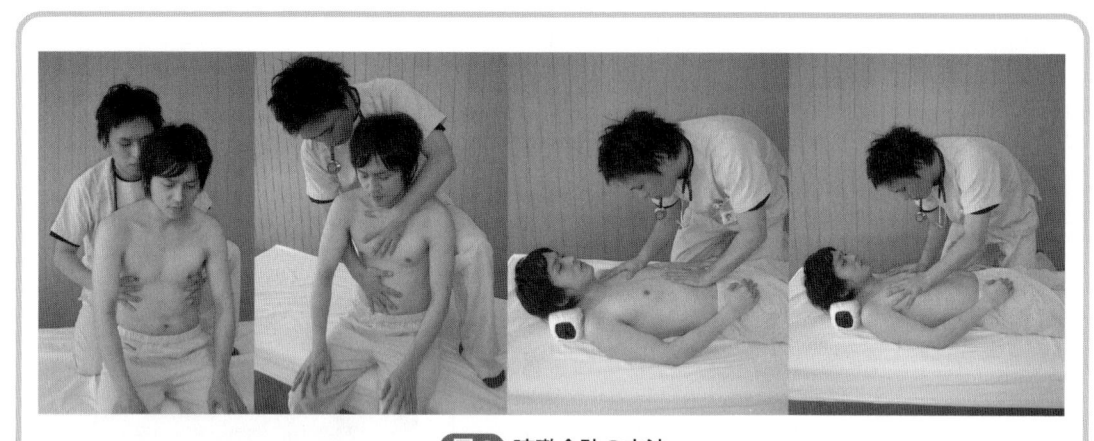

図6 咳嗽介助の方法

- スクイージングを行う際には，気管支拡張薬や去痰薬を吸入しながら行うとより有効である．
- 在宅で人工呼吸管理中の患者にも同様に実施するが，必ず状態の観察および人工呼吸器の設定モードの確認などを行っておく必要がある．
- スクイージングにて中枢気道まで痰を移動させたのち，ハフィングや自力での咳嗽で喀出できないときには咳嗽介助を併用する．
- MHとは，Bag Vale Maskを用いて徒手的に加圧し，肺の過膨張を行うことで換気を促し痰を移動させる方法である．
- 咳嗽介助は咳嗽のタイミングに合わせて，介助者が呼気時に胸郭や腹部を圧迫する方法で，自力での咳嗽より約2～5倍の最大呼気流速を得ることができる（図6）．
- 咳嗽介助を行っても痰の喀出が不可能なときは，吸引による痰の除去を行う．
- 気管切開をされている患者は，自己喀出困難であるため，痰を中枢気道まで移動させた後に介助者が気管吸引を行う（図7）．
- 在宅では吸引が必要な患者も多く，吸引の操作方法や感染予防等，事前に知識や技術を習得しておく必要がある．
- ADLトレーニングや歩行などのダイナミックな動作練習中や動作練習後では，換気が亢進するた

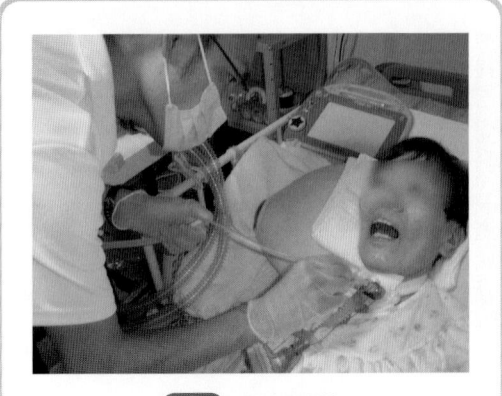

図7 吸引の実施

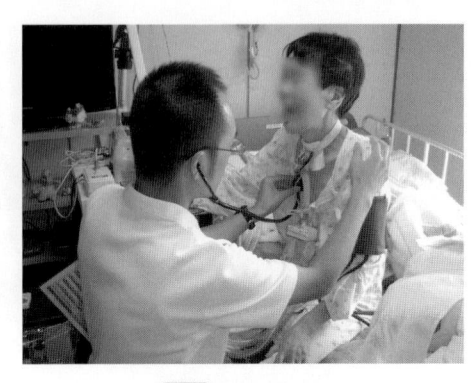

図8 聴診の実施

め，末梢気道から中枢気道へ痰が移動することがあり，痰の有無のアセスメントを行いながらトレーニングを実施する（図8，9）．

- 各手技の実施に関して共通して言えることは，各手技をむやみに行うのではなく，必要か否かのアセスメントや実施後のアセスメントを必ず行うことである．家族に対しての指導も重要であり，より簡単なアセスメントおよび各手技の方法をわかりやすい表現にて伝え，目的を理解した上で安全に実施してもらうことが重要である．

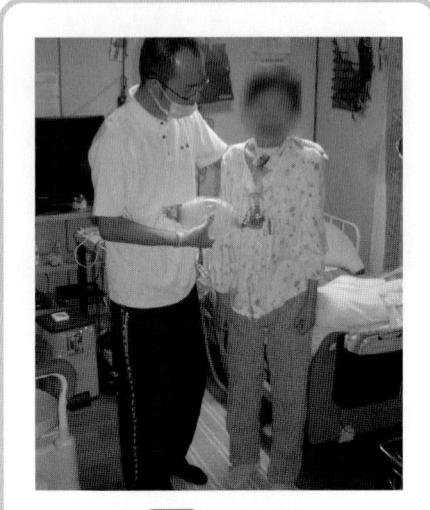

図9 歩行練習

■文献　1) Lapin CD. Airway physiology, autogenic drainage, and active cycle of breathing. Respir Care. 2002; 47: 778-85.
2) 塩谷隆信, 高橋仁美. 現場の疑問に答える呼吸リハビリ徹底攻略 Q & A. 1版. 東京: 中外医学社; 2009.
3) 塩谷隆信, 高橋仁美. リハ実践テクニック呼吸ケア. 1版. 東京: メジカルビュー社; 2004.

〈柳澤幸夫〉

第5章 訪問呼吸ケア・リハビリの実践

7 喀痰吸引の実際

● 在宅訪問での喀痰吸引における特徴と役割・留意事項等

- 指示者（医師）のタイムリーな助言が得られにくい状況にあり，全身状態が不安定なケースもある．施行者自身のアセスメントや技術能力が必要とされる．
- 喀痰吸引は訪問時に行うだけで解決する場合は少なく，常時側にいて介護を行う家族等介護者との連携作業でもある．
- 訪問時には症状緩和を目的とした吸引自体を実施するとともに，「手技の見本」としての役割認識や介護者への「指導」等も念頭に置く（介護者が日々行う行為でもある．指導内容はわかりやすく，安全面の原則を守りながらも，可能な限り負担感が少なく継続できる方法を工夫・選択する必要がある）．
- 通常，医療機関等から入手・調達・使用できる物品は限られ，その範囲内での活用がのぞまれる．しかし必要時は医療機関への交渉や経済面での助言も行う．

● 吸引カテーテルの種類と特徴

- カテーテル先端の形状による分類（図1左）：2孔式，先端開口2孔式，先端開口1孔式がある．
- 吸引チューブとの接続部による分類（図1右）：アダプター付き，アダプターなし（広がっている）がある．
- アダプターの種類（図2）：調節口なしタイプ，調節口ありタイプがある．

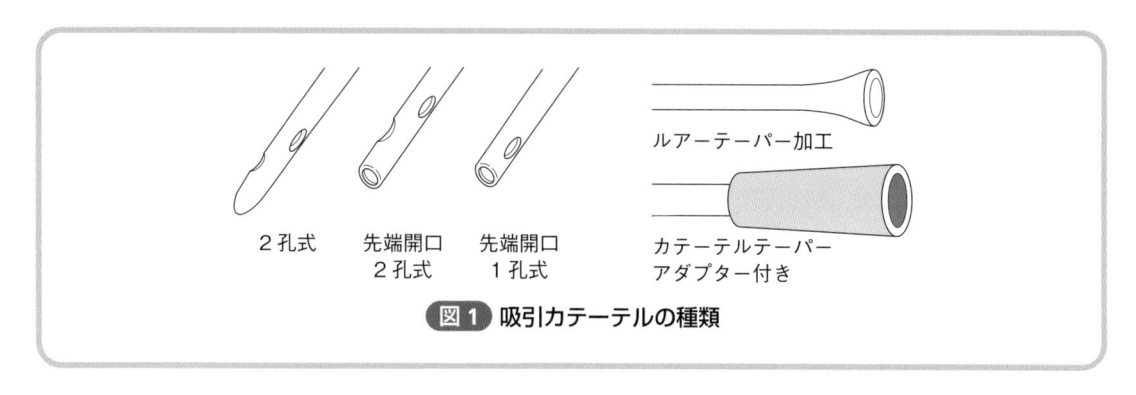

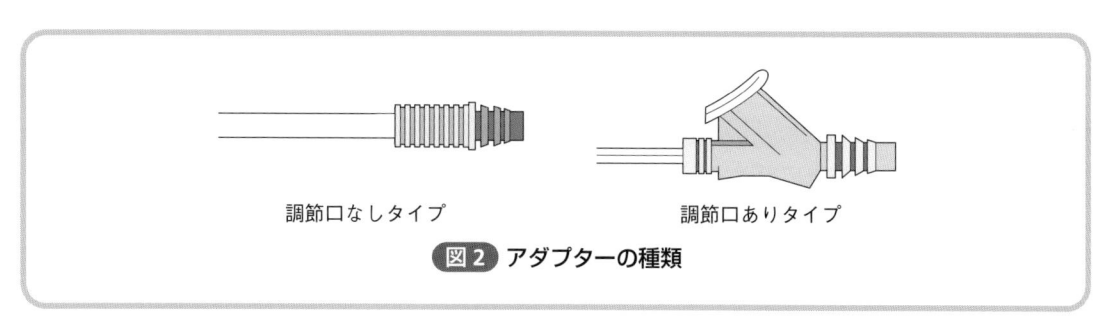

図1 吸引カテーテルの種類

図2 アダプターの種類

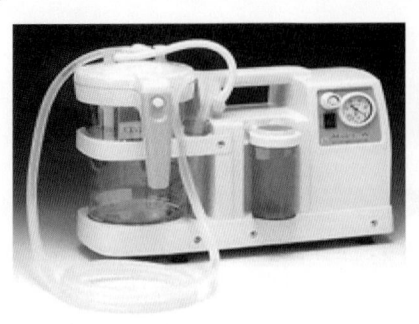

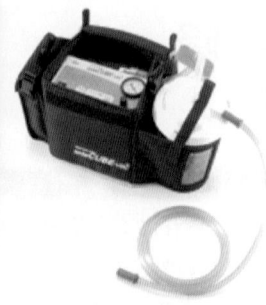

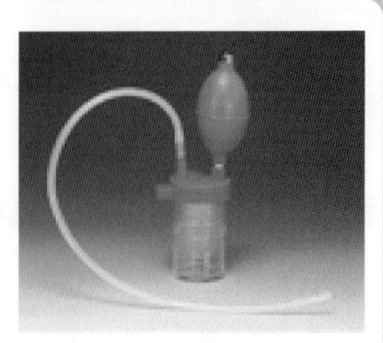

第5章 訪問呼吸ケア・リハビリの実践

| 比較的多くの在宅で使用されているタイプ | バッテリー付き | 手動吸引器 |

図3 吸引器の種類

- どれを使用するのかは，供給されているもの，もしくは普段に最も痰の吸引を行う介護者の使いやすさと去痰の効果で選択される場合もある．

● 在宅での吸引器の種類

- 電源を必要とし，持ち運びのできる小型卓上吸引器が主流である（図3左）．そのため停電時には作動しないことに留意しなければならない．
- 高い吸引力から惹起するリスク回避のため最大吸引圧は最大で約70kPaと低く設定されている．吸引容量は1500ml程度である．吸引量が多い時は適切（1000mlを超えると吸引力が少なくなる）に廃棄する必要や清潔維持のためのメンテナンスを行う等の作業が必要である．
- 外出時にも使用できる充電式や携帯小型タイプ等もある（図3中）．また外部バッテリーの使用という方法もある．吸引だけでなく，吸入が可能なものや停電時の対処のための手動タイプもある（図3右）．
- 器械の給付は介護保険のレンタル用品にはなっておらず，一定の条件下（制度）のみ自己負担が軽減されての給付となる場合がある．
- 「吸引しない」または「吸引圧が弱い」時には以下を確認する．
  - スイッチが入っているか，コンセント自体が作動しているか等基本的な点を確認する．
  - 瓶の蓋から出ている吸引チューブと接続になるホースを手で折り曲げ，丸い圧計が最大60kPa程度まで上がれば，器械自体は正常である．
  - 吸引瓶の蓋の閉まり具合，ゴムパッキンの正確な装着や異常有無を確認する．
  - 安全瓶（横にある小さなプラスチック製）のひび・もれ等のチェックを行う．
  - 吸引瓶のフロート弁が上がっていないか確認する．

● 在宅（訪問）での痰吸引の実際

1 手洗いを行い感染防止に努める

- 在宅では流し場が遠く，適時流水での洗浄ができない場合もある．
- 擦り込み式の携帯手指消毒薬（図4）等の活用もよい．

7. 喀痰吸引の実際

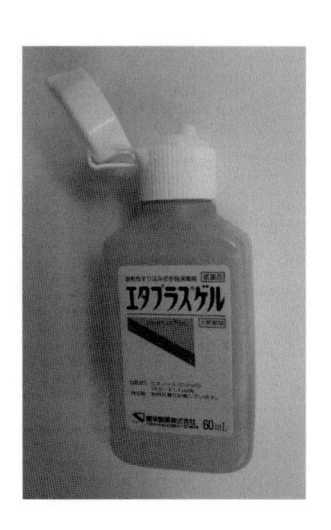

図4 携帯手指消毒薬

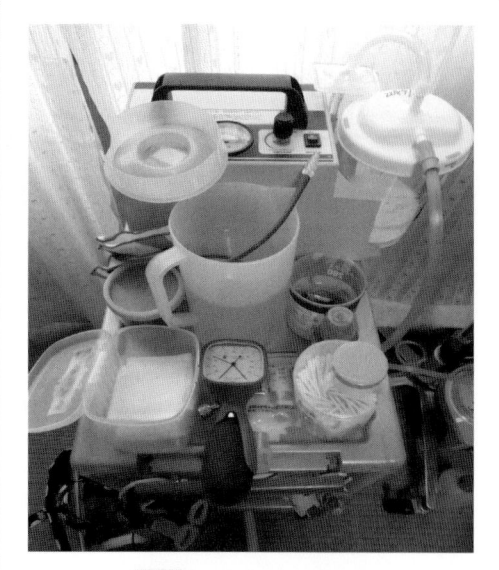

図5 吸引器使用環境例

2 必要物品を準備・器械の作動状況も含めて確認する（図5）
- 吸引器
- 吸引チューブ
- 水およびミルトンなどの消毒薬入り溶液
- 消毒綿（アルコール）もしくはガーゼ等を切って類似したもの
- 使い捨て手袋
- 使用済み綿等を廃棄する容器（ナイロン袋を内側に敷く）

3 手順
①吸引器の電源を入れる．
②手袋をはめる．
③消毒綿（入っている容器から取り出しやすくする）を準備する．
④吸引チューブを吸引器に接続する．
⑤清潔な水を吸引して作動の確認を行うとともに，カテーテル内腔を潤し，外側を消毒綿で拭く．
⑥片方の手で吸引チューブを押さえる（どちらでも利き手を活用）．
⑦通常はチューブからの吸引圧を加えず（＝カテーテルを折り曲げるか，調節口を開放する）ゆっくり口または鼻・気管切開カニューレ内に挿入していく（図6）．
⑧挿入の長さは対象者の体格を考慮し，成人の場合は口腔・鼻腔からでは10cm程度の深さまでとし，気管切開では主気管支までとする．
⑨小児は吸引圧をかけたままでの挿入がよいとされるが，成人でもその方が苦痛が緩和されるという感想を持つケースもいるので，相応した方法で行う．
⑩痰のある所まで挿入したら，吸引圧をかけてゆっくりチューブを動かしながら（カテーテルの種類によっては，くるくる回しながらの方が効果的）痰を吸いつつ戻ってくる．目安として10秒位で長くなると苦痛を誘発する．

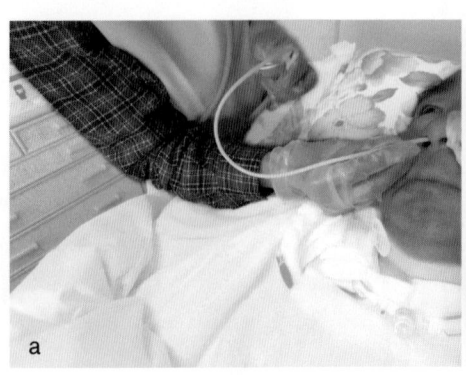

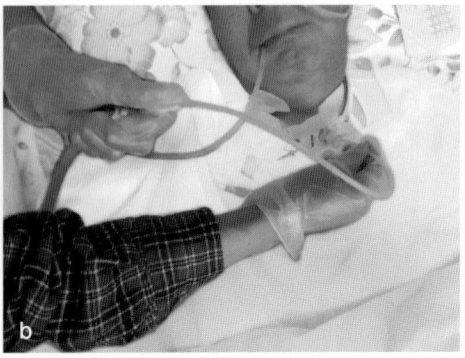

第5章 訪問呼吸ケア・リハビリの実践

図6 吸引チューブ挿入（a: 鼻，b: 気管口）
bでみられる口腔からのラインは，持続唾液吸引チューブである．常時，口腔内に貯留している唾液（誤嚥的に痰の増量につながる）を極低圧で持続吸引する．

⑪痰が吸引されたら，チューブについた痰を消毒綿などで拭く．
⑫チューブ内に付いた痰を流すため，水や消毒液を吸いランディングチューブ内も流して通し清潔にする．苦痛の程度や状態の許す範囲においてこの手技（痰の吸引）を数回繰り返さざるを得ないことが現実としてはある．
⑬吸引し終えたら，吸引チューブ内に消毒液を通してきれいにする．
⑭吸引チューブを器械から外して消毒液に漬けておく（図7）．この時，先端は液から出しておくのがよい．洗濯ばさみ等を使用して工夫してもよい．

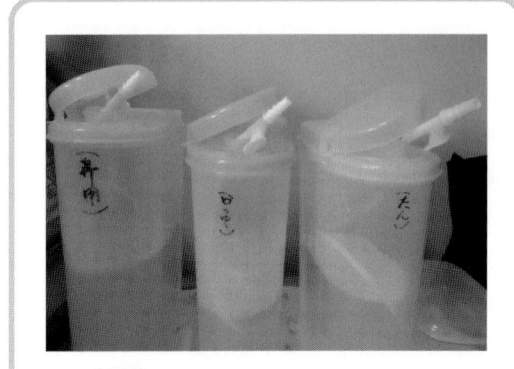

図7 吸引後の吸引チューブの扱い

・吸引チューブを洗浄する水や消毒液は毎日交換することを指導する．
・チューブは病院内と異なり，その都度新しいものと交換する必要はないが，使用状況や材質，入手状況によっても異なるので，清潔と個別性を考慮する．
⑮器械の電源を止めて，使用した物品や手袋を場所を決めて捨てる．貯まった痰は，最低1回/日は廃棄してビンを薄めたミルトン等の消毒液で満たすなど，衛生面でのメンテナンスを行うようにする．
※人工呼吸器装着者の吸引については，気管カニューレ装着者の手技に順ずるが，上記⑤の後，呼吸器の回路を外し（リークのアラームが鳴り，騒音による不快を生じる場合は消音ボタンを操作してよいが，終了後は必ず戻すこと）蘇生バックを準備・装着し手動換気と吸引を数回，間歇的に繰り返した方がよい場合もある．1回の吸引時間は長くならないよう，特に注意して行う．呼吸器を再装着するが，外した場所（カニューレ接続部）がゆるくはずれやすくなっていないか（リークの起こる最大部）等，十分な点検・確認が必要である．

表1 吸引手技チェックリストの例
介護者への指導内容に置き換えて使用も可．

内　　　容	月　日	月　日	月　日
①必要物品の準備・調達ができる			
②行為の前に手洗い・手指消毒等が適切に行える			
③状態の観察ができる（レベルは観察者に応じた内容）			
医療者：吸引効果を高めるための吸入や呼吸ケアが行える			
④吸引前に声かけを行い緊張を緩和させられる			
⑤吸引器の電源を入れて圧の確認と調整ができる			
⑥吸引器の接続部に吸引カテーテルを接続できる			
⑦カテーテルのタイプに応じて、接続部を指で押さえるかアダプターを開放して，口・鼻・気管へゆっくり挿入できる			
⑧（気管内吸引は特に無菌操作に留意して）挿入後は指を外し，もしくは陰圧にカテーテルを操作し痰を吸引できる			
⑨1回吸引時間は10〜15秒を目安に行える			
⑩吸引した痰の色や性状などを観察できる			
⑪カテーテル外側に付着した痰をふき取り除くことができる			
⑫カテーテル内側に付着した痰をきちんと除去するための水を吸引することができる			
⑬吸引カテーテルの清潔な状態を確認し保管容器に入れる			
⑭吸引後の状態の観察ができる（吸引の効果確認やその他）			
⑮吸引器の電源を切り，後始末ができる			
⑯その他，必要事項：以下追記			

- 吸引手技チェックリストの例を表1に示す．

〈佐藤正子〉

第5章 訪問呼吸ケア・リハビリの実践

8 栄養療法と食事指導の実際

● 栄養障害と栄養補給療法

- COPDにおいては，体重減少が病態や予後の悪化に関連するため，身体組成の変化に十分注意する[1]．
- 栄養障害が高度になると栄養治療の効果が低下する．
  - →％IBW 80％未満の症例や，％IBW 80％以上であっても食事摂取量の増加困難，あるいは進行性の体重減少がみられる症例においては，積極的に栄養補給療法を導入する（表1, 2）．
- 標準体重の時期においても，代謝亢進によるエネルギー充足率の低下により体重減少が認められ，

表1 栄養障害の程度からみた治療

%IBW	栄養障害の程度	治療
90%≦%IBW＜110%	標準体重	早期の栄養学的介入
80%≦%IBW＜90%	軽度栄養障害	栄養補給療法を考慮
70%≦%IBW＜80%	中等度栄養障害	栄養補給療法必須
%IBW＜70%	高度栄養障害	

表2 主な栄養補助食品

食品名	エネルギー	タンパク質	脂質	特徴
高脂質，ω-3系脂肪酸強化				
ライフロン®QL（200 ml）	200 kcal	16.0 g	44.0 g	ω-3系脂肪酸強化，抗酸化物質含有
MEIN®（200 ml）	200 kcal	20.0 g	25.2 g	ω-3系脂肪酸強化，乳清ペプチド
オキシーパ®（250 ml）	375 kcal	16.7 g	55.1 g	ω-3系脂肪酸強化，BCAA 1,850 mg
ライフロン®Q10（200 ml）	200 kcal	20.0 g	30.0 g	ω-3系脂肪酸強化，抗酸化物質含有
プルモケア®-Ex（240 ml）	360 kcal	16.7 g	55.2 g	抗酸化物質含有
ラコール®（200 ml）	200 kcal	18.0 g	20.0 g	ω-3系脂肪酸強化
BCAA強化				
ヘパス®（200 ml）	200 kcal	16.0 g	27.0 g	BCAA 4,800 mg
アミノガレット®（1本24 g）	100 kcal	21.6 g	27.9 g	BCAA 4,000 mg
ヘパス®Ⅱ（125 ml）	150 kcal	13.0 g	22.0 g	BCAA 3,200 mg
アミノフィール®（1袋4 g）	16 kcal	80.0 g	17.2 g	BCAA 3,200 mg
高エネルギー				
アイソカル®2K（200 ml）	400 kcal	12.0 g	38.3 g	高エネルギー（1 cc 2 kcal）
テルミール®2.0（200 ml）	400 kcal	14.5 g	33.8 g	高エネルギー（1 cc 2 kcal）
エンシュア®・H（250 ml）	375 kcal	14.0 g	31.5 g	高エネルギー（1 cc 1.5 kcal）

また除脂肪体重（lean body mass: LBM）の減少により積極的な栄養療法を必要とする症例もみられる[2,3]．

→％IBW 90％以上の標準体重の時期から栄養学的介入を行い，定期的な評価をする必要がある．

● 簡易に行うことのできる身体計測

- 体重減少が高頻度にみられるCOPD患者に対して，定期的に栄養学的評価を行うことは重要であるが，すべての項目について毎回評価することは現実的に難しい〔栄養状態の評価の項（73頁）参照〕．
- 体重，体脂肪率，上腕周囲長，上腕三頭筋皮下脂肪厚など，簡易に測定できる項目について，経時的な変化をみるだけでも効果的である．

■ 上腕周囲長と上腕三頭筋皮下脂肪厚の測定方法[4]（図1）

(A) 肩峰（肩先）と尺骨肘頭（肘先）の中点の測定
  ① 利き腕でないほうの腕を内側に直角に曲げる．
  ② インサーテープを使用し肩先と肘先の中心点に印をつける．
(B) 上腕三頭筋皮下脂肪厚（TSF）
  ① 中点より1cm離れた部位の皮膚をつまみ，脂肪部分を離す．
  ② キャリパーの圧力線が一直線になるまではさみ，3秒後に計測値を読み取る．
  ③ 皮膚をつまんだままいったんキャリパーをゆるめ，同位置で再計測する．誤差が4mm以内の場合，その平均値をとる．
(C) 上腕周囲長（AC）
  ① 中点の周囲をインサーテープで締め付けない程度で計測する．インサーテープをわずかに締め，テープを自然にゆるめた位置で目盛りを読み取る．
  ② インサーテープをいったんゆるめ，続けて再計測する．
  ③ 2つの計測値の誤差が0.5cm以内である時，その平均値をとる．

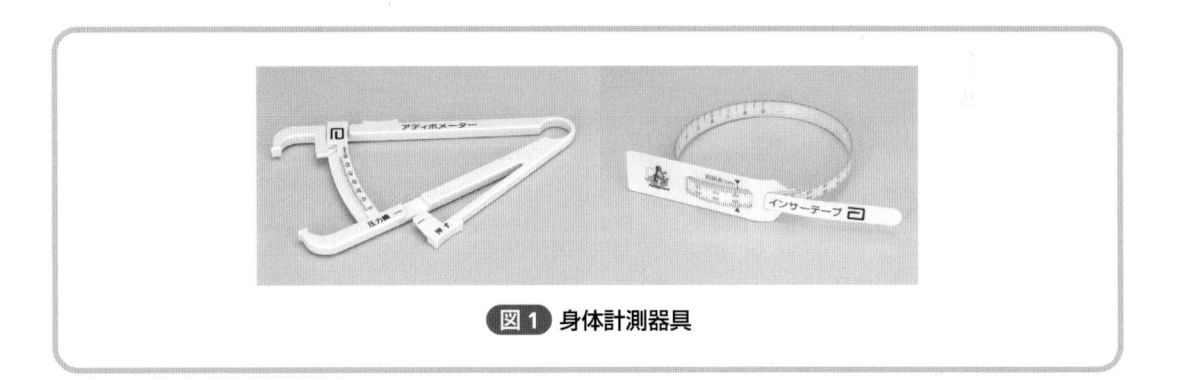

図1 身体計測器具

● 食事指導の実際

1 必要エネルギー量の設定

- COPDにおける代謝亢進は，安静時エネルギー消費量（resting energy expenditure: REE）に反映される．
- COPDにおけるREEは，Harris-Benedictの式から予測される基礎エネルギー消費量（basal ener-

gy expenditure: BEE）の 1.2 〜 1.3 倍に増加している[5]．
- 体重を増加させるためには，実測 REE の 1.5 倍（予測 REE の 1.7 倍）程度のエネルギー摂取が必要である[1]．

2 良質なタンパク質と BCAA の補給

- 筋タンパク量の維持には十分なエネルギーとともに，十分なタンパク質の摂取が必要である[6]．
- アミノ酸スコアの高いタンパク質と分岐鎖アミノ酸（branched chain amino acid: BCAA）を豊富に含有する食品を，積極的に摂取する必要がある[7]（表3）．
- 重症度に合わせてタンパク質量を 1.0 〜 1.5g/kg に設定するが，呼吸負担を考慮するとエネルギー

表3 食品中の BCAA 量[11]

食品名	タンパク質*(g)	BCAA*(mg)	アミノ酸スコア
鶏卵全卵 生	12.3	2,580	100
牛乳 生乳	3.3	720	100
プロセスチーズ	22.7	5,100	91
さんま 生	18.5	3,280	100
まぐろ赤身 生	24.3	4,100	100
たら 生	17.6	3,010	100
さけ 生	22.3	3,850	100
ぶり 生	21.4	3,800	100
しじみ	5.6	910	95
あさり	6.0	830	81
かき	6.6	840	77
くるまえび	26.4	3,630	74
ほたるいか	11.8	1,660	84
牛サーロイン 脂なし	18.4	3,380	100
豚ロース 脂なし	21.1	3,880	100
若鶏むね 皮なし	24.4	3,680	100
若鶏もも 皮なし	22.0	4,480	100
大豆 乾	35.3	6,610	84
木綿豆腐	6.6	1,320	82
凍り豆腐	49.4	10,100	86
ひきわり納豆	16.5	2,860	84
精白米	6.1	1,150	65
食パン	9.3	1,410	44
うどん ゆで	2.6	400	41
そば ゆで	4.8	700	65
アーモンド	18.6	3,090	50
カシューナッツ	19.8	3,850	82

*可食部 100 g あたり

表4 ω-3 系脂肪酸を多く含む食品[11]

食品名	ω-3 系脂肪酸*(g)	エネルギー*(kcal)	脂質*(g)
くるみ いり	8.96	674	68.8
たいせいようさば	5.88	326	26.8
すじこ	5.83	282	17.4
いくら	4.70	272	15.6
さんま	3.95	310	24.6
やつめうなぎ	3.80	273	21.8
きちじ	3.63	262	21.7
はまち 養殖	3.63	256	18.2
ぶり	3.35	257	17.6
まいわし	3.16	217	13.9
たちうお	3.15	266	20.9
ぎんざけ 養殖	2.56	204	12.8
うなぎ 養殖	2.42	255	19.3
にしん	2.13	216	15.1
まだい 養殖	2.05	194	10.8
だいず 国産 乾	1.79	417	19.0

*可食部 100 g あたり

比率で 20％を超えない範囲とする[5]．

3 脂質のとり方

- 呼吸不全による炭酸ガス血症がみられる場合には，呼吸商（respiratory quotient: RQ）の低い脂質エネルギー比を増加させることは有効である[8]．〔※体内で栄養素が燃焼する時に消費される酸素の量と，生産された炭酸ガス量の比を呼吸商という．呼吸商の高い炭水化物は，炭酸ガスの発生を増加させることから，より多くの回数と深い呼吸をして炭酸ガスを排出しなければならない．〕

$$呼吸商 = \frac{炭酸ガス産生量（V\text{CO}_2）}{酸素消費量（V\text{O}_2）}$$

炭水化物（1.0）＞タンパク質（0.8）＞脂質（0.7）

- 脂質は胃内滞留時間が長く，横隔膜運動を低下させる要因となる．消化器系の負荷にもなるので，炭酸ガス血症がなければ，栄養組成に関わらず，十分なエネルギー補給を最優先させる[1,9]．
- 全身性の炎症がみられるCOPDにおいては，ω-3系脂肪酸（α-リノレン酸，エイコサペンタエン酸，ドコサヘキサエン酸）は抗炎症効果が期待できる[1]（表4）．
- 消費エネルギーの増大に伴い，ビタミンやミネラルも不足しており，またカリウム，リン，マグネシウム，鉄などの電解質や微量元素は呼吸筋や四肢運動筋の収縮に重要であるため，十分に摂取する必要がある[1,6]．
- COPDには骨粗鬆症の合併頻度が高いことからもカルシウム摂取が重要である．ステロイド薬を内服している場合にもカルシウムを摂取する[1,10]．
- 利尿薬を内服している場合は，カリウムをしっかり摂取するよう指導する[6,10]．
- 食事摂取量が不足している際にはサプリメントなどの利用も考慮する[5]．

● 食事指導のポイント

- 食事指導を行うときは，食事内容だけではなく，臨床症状がないかどうかも確認する[1]（図2）．
- 腹部膨満を訴えやすいCOPD患者に対しては，1日4～6回の分割食にして，少量で高いエネルギーを得られる食品を選択する[1]．
- 炭酸飲料や発泡酒類は消化管でガスを発生させるので，腹部膨満の訴えがある場合には控えるよう指導する[1]．
- 患者自身が食事の準備をする場合には，電子レンジの使用などにより，食事の準備作業に時間と労力をかけずにすむ工夫をする[5]．

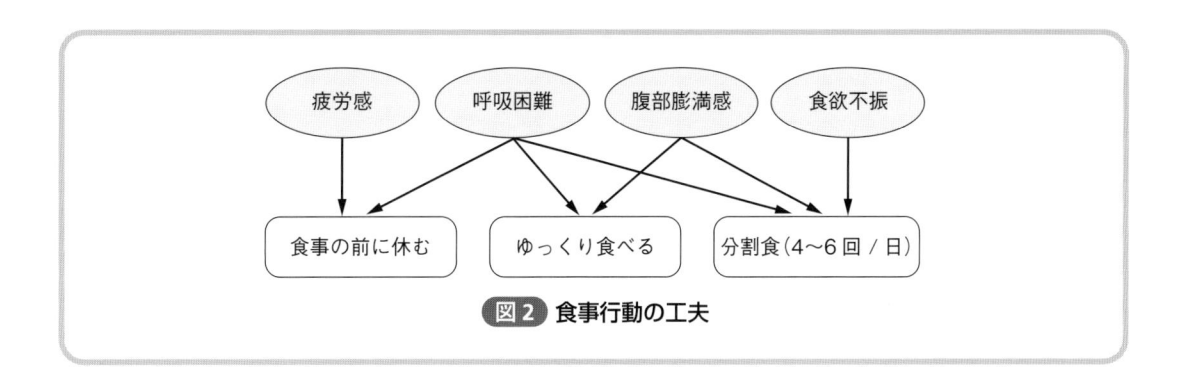

図2 食事行動の工夫

- COPDは男性高齢者が多く，通常，食事の準備は妻または嫁などが行っているので，栄養指導時には，患者自身に加えて直接調理を担当する家族も同席させる[5]．
- 疲労感や呼吸困難感がみられる場合には，食事前に休息をとるようにする．
- 摂食による疲労感や息切れがある場合には，軟菜食やきざみ食など形態に配慮し，咀嚼回数を減らすように指導する．
- 便秘による腹部膨満は，横隔膜を押し上げ食欲低下を助長するので，日頃から便通をよくしておく必要がある[12]．

● 食事指導を行う上での注意点

- 栄養障害のある患者に対しては，体重増加がみられなくても，LBMを含めた現体重を維持していることを評価し，段階的な目標を定めて取り組む必要がある．

■文献
1) 日本呼吸器学会COPDガイドライン第3版作成委員会, 編. COPD（慢性閉塞性肺疾患）診断と治療のためのガイドライン. 3版. 東京: メディカルビュー社; 2009.
2) 武藤直将. COPDの長期栄養療法. In: 塩谷隆信, 他編. 極める!!最新呼吸リハビリテーション. 1版. 東京: 南江堂; 2010. p.160-2.
3) 菅原慶勇. 栄養リハビリテーションの効果. In: 塩谷隆信, 他編. 極める!!最新呼吸リハビリテーション. 1版. 東京: 南江堂; 2010. p.115-9.
4) 青柳清治, 有澤正子. 計測器具と測定方法. 日本人の新身体計測基準値 JARD2001. 栄養-評価と治療. 2002; 19 Suppl: 12-9.
5) 塩谷隆信. COPDにおける栄養状態のアセスメント. 日本胸部臨床. 2007; 66: 633-44.
6) 吉川雅則, 木村 弘. 呼吸器疾患における栄養管理の実際. 呼吸と循環. 2007; 55: 997-1005.
7) 木村 弘, 吉川雅則. COPDの管理と治療 栄養療法. In: 橋本 修, 編. 慢性閉塞性肺疾患（COPD）のマネジメント. 2版. 東京: 医薬ジャーナル社; 2010. p.115-21.
8) 郡 隆之. nutrition support team (NST) におけるCOPDの栄養管理の実際. 日本胸部臨床. 2007; 66: 653-63.
9) 呼吸不全. In: 日本静脈経腸栄養学会, 編. 静脈経腸栄養ガイドライン. 2版. 東京: 南江堂; 2006. p.38-9.
10) 石井正紀. COPDにおける栄養治療. 日本胸部臨床. 2007; 66: 645-52.
11) 香川芳子, 監修. 新しい「日本食品標準成分表2010」による食品成分表. 1版. 東京: 女子栄養大学出版部; 2011.

〈武藤直将〉

第5章 訪問呼吸ケア・リハビリの実践

9 呼吸理学療法におけるコンディショニングの実際

● コンディショニングの位置付け

- 在宅管理を行う場合，息切れや呼吸困難の発生が問題となる場面が多々あるが，コンディショニング法は，呼吸困難に対する一助となる．
- 呼吸器疾患では急性増悪の予防が重要で，最終的な目標は，呼吸困難を軽減させたうえでの日常生活活動（activity of daily living: ADL）の自立である．
- 呼吸リハビリの中核をなす運動療法を効率的に展開するためにも，コンディショニングは必要不可欠な位置付けにある．

● 運動とコンディショニングのバランス

- 増悪の予防には，ワクチンや薬物療法が効果的であり，運動療法の効果は，薬物療法の効果に上乗せすることができる（図1）[2]．
- 重症の呼吸器疾患では，呼吸困難による不活動により身体機能が低下しているため，一人で行えるADLが限られている場合が多い．
- 重症例では高負荷の全身持久力や筋力トレーニングよりも，効率的な運動療法を図るための呼吸パターンの修正や胸郭を中心とした柔軟性のトレーニングなどのコンディショニング作りが重要である．
- 歩行練習などの全身持久力トレーニングを導入する場合にも，コンディショニングを中心にしたうえで低負荷から開始する配慮が必要である（図2）[3]．
- 軽症例ほどコンディショニング中心から高負荷なトレーニングへと移行していくが，息切れなど自覚的な症状が強い場合は，コンディショニングを重視することが望ましい．

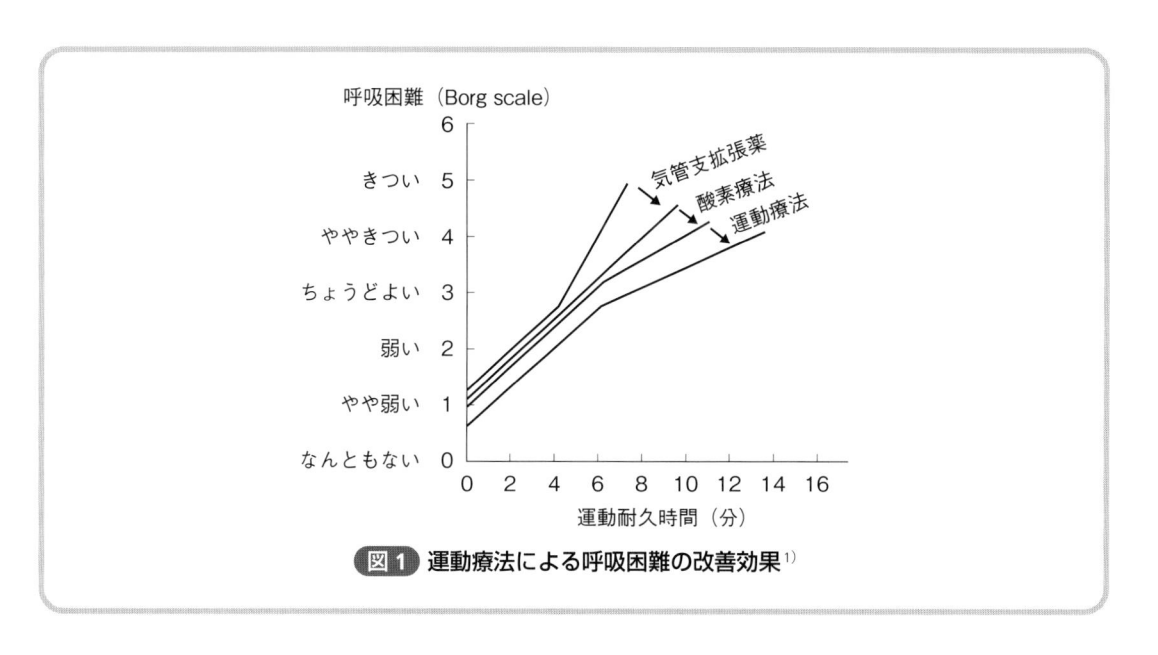

図1 運動療法による呼吸困難の改善効果[1]

- COPDでは横隔膜呼吸にこだわる必要はない．

②拘束性換気障害での留意点
- 横隔膜運動の増幅により胸郭運動を伴わず肺を縦に広げ，1回換気量の増加と呼吸数の減少をもたらすことができる．
- 胸郭が広がりにくい拘束性換気障害に最も適した呼吸法である．
- 間質性肺炎患者では，肺実質の硬化により肺コンプライアンスが低下し，肺の拡張が障害され代償性に呼吸数は増加しているため，呼吸パターンの修正は呼吸困難の増悪をもたらすと考えられることから，横隔膜呼吸は適応となりにくい．

2 胸郭可動域運動について

- 閉塞性換気障害は，肺気量が多すぎて胸郭が膨張する．
- 拘束性換気障害は，肺気量が少なくて胸郭が縮まる，あるいは肺結核後遺症や脊柱側彎症のように胸郭自体の可動性が低下する．
- いずれの障害も肋椎関節，肋間筋，胸肋筋の硬化が起こり，胸郭が縮まりにくかったり，広がりにくかったりする．
- 呼吸介助法や呼吸筋ストレッチ体操を行うことにより胸郭の可動性の維持や改善の効果が期待できる．

3 リラクセーションについて

- セミファーラー位や前傾座位姿勢のポジショニング，介助者が下部胸郭を呼気時にゆっくり圧迫する呼吸介助などがある．
- 斜角筋，胸鎖乳突筋，僧帽筋，脊柱起立筋，菱形筋，腰方形筋など呼吸補助筋のマッサージやストレッチもリラクセーションに効果がある．

4 パニックコントロールについて

- 息切れの状態から呼吸を調節して回復させる．
- 口すぼめ呼吸で呼気を意識する．
- 前傾姿勢で上肢を支持させるなど，個々の安楽な姿勢とすることが重要である．
- パルスオキシメーターがある場合は，患者に見せながら大丈夫であることを説明し，気持ちを落ち着かせることが大切である．

■文献
1) 日本呼吸器学会COPDガイドライン第3版作成委員会, 編. COPD（慢性閉塞性肺疾患）診断と治療のためのガイドライン. 3版. 東京: メディカルレビュー社; 2009.
2) American Thoracic Society. Dyspnea: mechanism, assessment, and management. A consensus statement. Am J Respir Crit Care Med. 1999; 159: 321-40.
3) 日本呼吸管理学会呼吸リハビリテーションガイドライン作成委員会, 日本呼吸器学会ガイドライン施行管理委員会, 日本理学療法士協会呼吸リハビリテーションガイドライン作成委員会, 編. 呼吸リハビリテーションマニュアル―運動療法―. 東京: 照林社; 2007.
4) 髙橋仁美, 諸橋 勇, 編. 理学療法士のためのコンディショニング入門 運動療法の効果を引き出すためのアプローチ. 東京: 中山書店; 2010.

〈菅原慶勇〉

第5章 訪問呼吸ケア・リハビリの実践

10 運動療法の実際

● 在宅の運動療法の目的
- 「運動療法は呼吸リハビリテーションの中核となる構成要素である」[1]と位置付けられており，運動療法は呼吸困難感を軽減し，運動耐容能，健康関連QOL，日常生活動作（ADL）を改善させる．
- 在宅で運動療法を継続して行うことで，呼吸リハビリ効果が上がることが実証されている[2,3]ことから，改善した状態の維持を目的に行う．

● 適応疾患
- 慢性閉塞性肺疾患（COPD），間質性肺炎，肺結核後遺症，肺がん，気管支拡張症，神経筋疾患など，ほとんどの呼吸器疾患で適応となる．
- 2007年ACCP/AACVPRのガイドラインに示された呼吸リハビリに関するエビデンスでは，「呼吸リハビリテーションがCOPD以外のいくつかの慢性呼吸器疾患においても効果的」と1Bに評価されている[4]．

● 適応患者
- 呼吸困難感，運動耐容能，ADL，健康関連QOLなどの評価から1人1人の生活様式に合わせた目標設定が必要となるが，その目標を患者やその家族に説明し同意が得られた患者とする．

● 運動療法の中止基準
- 普段より呼吸困難感が強い，発熱，感冒の罹患，浮腫の出現，その他，体調不良を感じた時などで，運動療法の項にある中止基準（132頁，表4）を参考にする．

● 運動療法の展開
- ACCP/AACVPR（2007）のガイドラインでCOPDに関しては低強度負荷および高強度負荷による運動療法ではどちらも臨床的に有用（1A）と評価された[4]．
- ACCP/AACVPR（2007）より「COPDの運動療法は歩行に関わる筋群のトレーニングが必須」（1A）と評価されている[4]．
- 下肢の全身持久力トレーニングに上肢の筋力トレーニングを併用することで上肢挙上時の酸素消費量が低下し，日常生活の呼吸困難感はより軽減するとされ[5]，ACCP/AACVPR（2007）では上肢支持なし持久力トレーニングはCOPDに有益で，呼吸リハビリに加えるべき（1A）と評価されている[4]．
- 低強度負荷トレーニングは非監視下で行うことができリスクも少ないが，導入プログラムで安全性を確認する必要がある[5]．
- 導入プログラムは外来もしくは入院中に行い，外来の導入プログラムでは最低でも週2回（多くは3回以上），6〜8週間の運動療法を実施する（エビデンスA）となっている[5]．
- COPD患者に対し，低強度の運動を行ったところ，運動耐容能[6-8]，呼吸困難感[6-8]，健康関連

QOL[6] の有意な改善を認めたと報告している[6].
- 維持期では全身持久力トレーニング,筋力トレーニングが主体となり,トレーニングが生活習慣に組み込まれるとよい(エビデンス D)[5].

● 運動療法の実際

- 在宅での継続性を図るという点からも,患者の好む運動や多くの運動を組み合わせたものを積極的に取り入れていく.
- 在宅で運動療法を行う場合,自己管理下となるため継続しやすいように運動強度を低くし実施頻度を多くした低強度高頻度運動療法を行う.
- 運動療法の開始前には運動に適応させるため準備体操を行い,運動療法の終了時には安静に適応させるため整理体操を行う.
- 準備体操,整理体操は図3(後出)のストレッチを代用してもよい.
- 運動処方は各評価から得られた情報より1人1人に合わせた運動の頻度(frequency),運動の強度(intensity),運動の時間(time),運動の種類(type)を決定する.

1 全身持久力トレーニング

a．運動強度

- 運動強度の設定にはいろいろな方法があり,Mahler らが推奨している呼吸困難を指標(自覚的運動強度)とした目標呼吸困難スコア(Target Dyspnea Rating: TDR)[7]が簡便で再現性が高く,在宅での強度設定に適している.
- 酸素摂取量と呼吸困難を示す修正 Borg スケールとの関係について,Horowitz ら[10]や佐竹ら[11]の報告で修正 Borg スケール2〜3(TDR 2〜3:弱い〜中等度)が peak $\dot{V}O_2$ の50%に相当し,低強度負荷であることを示している.
- 以上のことから,在宅では強度設定や継続性の観点から修正 Borg スケール2〜3の低強度負荷トレーニングが適している.

b．運動の頻度と時間

- 運動導入時は5分ぐらいから開始し,状態に合わせて徐々に時間を延長する.
- 持続時間は20分/回以上を目標とする.
- 頻度は3回/週から開始し,毎日行うのが好ましい.

c．運動の種類

- ACCP/AACVPR(2007)より「COPD の運動療法は歩行に関わる筋群のトレーニングが必須」(1A)と評価されており[4],在宅で運動療法を行う場合は,低リスクで簡単な歩行がよいとされている[5].
- 天候などの理由で屋外での活動が制限される場合は,歩行の代わりに椅子に座ったままできる体操を行ってみる(図1)[12].

2 四肢筋力トレーニング

a．運動の強度[5]

- 呼吸器疾患における至適 RM の検討が少なく,強度は楽にできる程度の負荷から開始する.
- 1RM の測定や推定ができれば筋力増強は 1RM の60〜90%の負荷で行い,筋持久力は 1RM の30〜50%の負荷で行う.
- 0.5kg 程度から開始し,0.5〜1.0kg ずつ適当量まで増やしていく方法(適定法)もある.

10．運動療法の実際

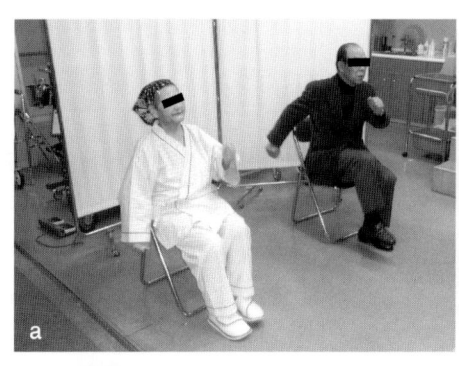

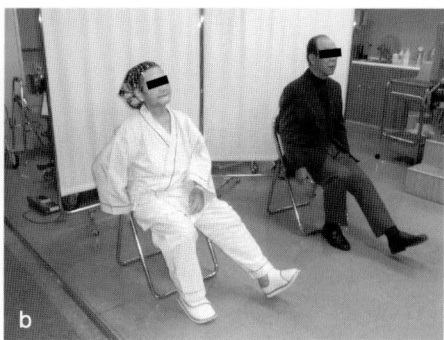

図1 全身持久力トレーニング
a: 椅子歩行．足を高く持ち上げ，腕を大きく振る．
b: 椅子ステップ．交互に足を前に出し踵を着き元に戻す．
・口をすぼめて4秒かけてゆっくり息を吐き，2秒かけて息を吸いこむ．
・呼吸は体操のリズムに合わせる．
・息切れが強くなる場合は自分のリズムで行う．
・椅子歩行，椅子ステップを交互に2分間を3セットから行い5セットを目標とする．

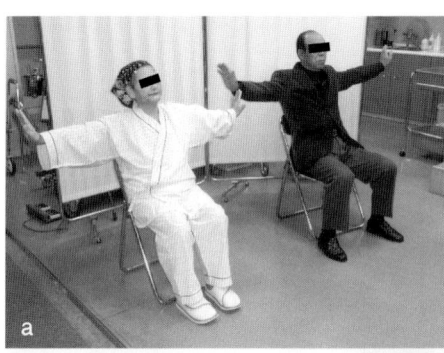

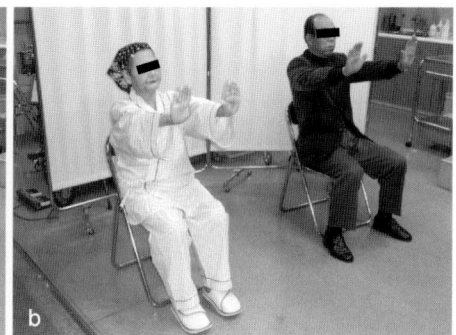

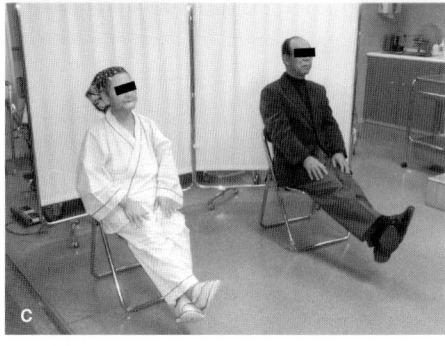

図2 四肢筋力トレーニング
a: 外側空中壁押し，b: 前側空中壁押し．空中にある壁を押すつもりで行う．
c: 足組み力入れ．上側の足は膝を曲げるようにし，下側の足は膝を伸ばすように力を入れる．
・壁押しは外側，前側を交互に行い，足組み力入れは左右交互に行う．
・壁押し，足組み力入れは6秒間力を入れ10回ずつを目標にする．
・口をすぼめて息を吐きながらゆっくり力をいれる．

b．運動の頻度と時間[5]

- 筋力増強では 10 〜 15 回/セットを 2 〜 3 回/週の頻度で行う．
- 筋持久力増強では 25 〜 35 回以上/セットを 2 〜 3 回/週の頻度で行う．

c．運動の種類

- 歩行に関する大腿四頭筋や下腿三頭筋などの下肢筋群，上肢を使用する日常生活動作と関連が大きい肩関節周囲筋，肘関節周囲筋群に対して自重，フリーウェイト，弾性ゴムバンドトレーニングを重症度，状態に合わせて行う[5]．
- 座ってできる図 2 の筋力トレーニング[12] を全身持久力トレーニングの椅子歩行と椅子ステップに組み合わせることで生活習慣に組みこみやすくなる．

3 注意しよう

- 上肢を動かすための筋群は呼吸運動にも関与しており，上肢の運動によって十分な呼吸運動ができなくなり，呼吸困難感を増大させることがある．
- 複合運動は多くの筋群を使うため，換気需要が高まり呼吸困難感を増大させることがある．
- 呼吸困難感を増大させないためには目的の筋群を単独でトレーニングする．
- 筋力トレーニングは呼気に同調して運動を行い，吸気時には運動を止める．
- 息を止めた状態で力を入れると，バルサルバ現象により血圧上昇，脈拍上昇が生じるため注意が必要である．

4 準備体操，整理体操[12]

- 図 3 に示す．

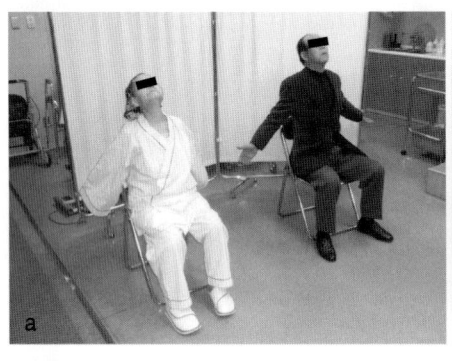

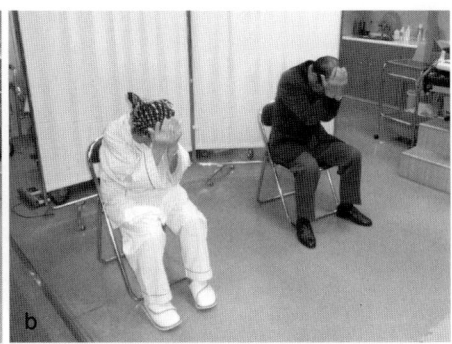

図3 準備体操，整理体操

a: 前胸部のストレッチ．
b: 背部のストレッチ．
- 息を吸いながら両手を広げ，頭を後ろに反らす（a）．吸いきったら息を吐きながら両肘，両小指を付け背中を丸めながらその中に入れる（b）．吐ききったら前胸部のストレッチに移る．
- 気持よいと感じる程度のストレッチを 5 回繰り返す．

5 ポイント

- パルスオキシメーターを装着して SpO_2 を監視しながら行う．
- 運動に伴い低酸素血症を起こす患者では酸素吸入を行うべきであり，この場合 SpO_2 90 ％以下にならないように酸素流量を決める[5]．

- COPD 患者では酸素吸入することで運動療法中の呼吸困難感を軽減させ，運動耐容能を改善させる[5]．
- 重症例に対して非侵襲的陽圧換気（NIPPV）や持続的気道内陽圧（CPAP）による換気補助が運動中の呼吸困難感を軽減させ歩行距離を延長させると報告されているが，効果に一致した見解がなくルーチンの使用は避ける[5]．
- 屋外で運動療法を実施する場合，病名や連絡先を書いたメモを携帯させるようにする．
- 歩数計の使用は運動量の把握，動機づけの観点からもよい．

■文献
1) Ries AL, Kaplan RM, Limberg TM, et al. Effects of pulmonary rehabilitation on physiologyic and psychosocial outocomes in patients with chronic obstructive pulmonary disease. Ann intern Med. 1995; 122: 823-32.
2) Celli BR. Pulmonary rehabilitation in patients with COPD. Am J Respir Crit Care Med. 1995; 152: 861-4.
3) 三浦留美子, 田中一徳, 小林 充, 他. 在宅における呼吸リハビリテーションの継続性に関する検討. 日呼管誌. 2000; 10: 391-7.
4) Ries AL, Bauldoff GS, Carlin BW, et al. Pulmonary Rehabilitation: Joit ACCP/AACVPR Evidence-Based Clinical Practice Guidelines. Chest. 2007; 131: 4-42s.
5) 日本呼吸管理学会呼吸リハビリテーションガイドライン作成委員会，日本呼吸器学会ガイドライン施行管理委員会，日本理学療法士協会呼吸リハビリテーションガイドライン作成委員会，編. 呼吸リハビリテーションマニュアル—運動療法—. 東京: 照林社; 2003.
6) 菅原慶勇, 高橋仁美, 清川憲孝, 他. COPD 患者における外来呼吸リハビリテーションの長期効果—年代別の効果の検討. 日本呼吸管理学会雑誌. 2003; 13: 264-356.
7) Mahler DA, 福地義之助. COPD 患者に対する運動療法の実際—呼吸困難感を指標とした運動療法. COPD FRONTIER. 2004; 3: 51-62.
8) Normandin EA, MuCuster C, Conners M, et al. An evaluation of two approach to exercise conditioning in patients with COPD. Chest. 2002; 121: 1085-91.
9) Clark CJ, Cochrane L, Mackay E. Low intensity peripheral muscle conditioning improves exercise tolerance and breathlessness in COPD. Eur Respir J. 1996; 9: 2590-6.
10) Horowitz MB, Littenberg B, Mahler DA. Dyspnea ratings for prescribing exercise intensity in paitients with COPD. Chest. 1996; 109: 1169-75.
11) 佐竹將宏. 呼吸困難の評価. In: 高橋仁美, 他編. 動画でわかる呼吸リハビリテーション. 東京: 中山書店; 2008. p.86-90.
12) 福地義之助, 監修. 座ってできる COPD 体操. DVD. 東京: 帝人ファーマ株式会社.

〈今川英俊〉

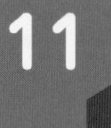

第5章 訪問呼吸ケア・リハビリの実践

11 日常生活における息切れのコントロール

● 息切れと酸素飽和度

- "息切れを軽くする日常生活動作における工夫"は，慢性呼吸不全患者の療養指導で最も強いニーズである．
- 息切れが強いからといって必ずしも酸素不足を生じているとは限らないが，酸素不足があっても息切れをあまり強く感じない場合もあるので注意が必要である．
- 労作時に繰り返される低酸素血症は心臓に負担をかける．
- COPDや間質性肺炎などの慢性呼吸器疾患への日常生活動作の指導では，パルスオキシメータ（図1）を用いて動作の際の酸素飽和度を測定する必要がある．

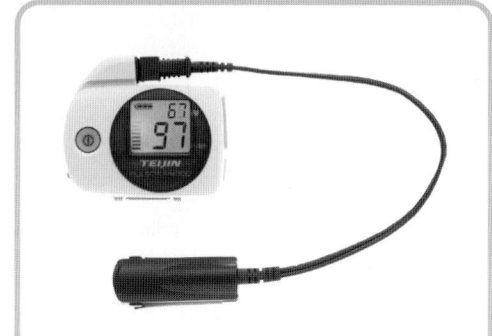

図1　パルスオキシメーターによる検査
正常値は95％以上．94％以下は酸素がやや不足気味．90％を切らないように気を付ける．

● 息切れを起こす動作を確認する

- 息切れが生じやすい動作
  ・坂道や階段の歩行

呼吸のリズムをゆっくりと…
1, 2, 3, 4（イチ，ニ，サン，シ）…5, 6（ゴ，ロク）…

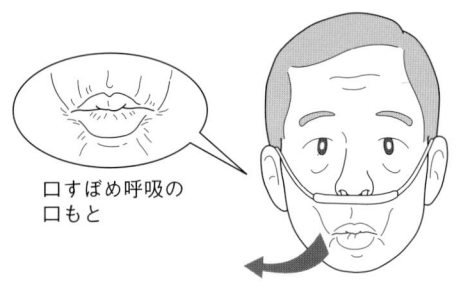

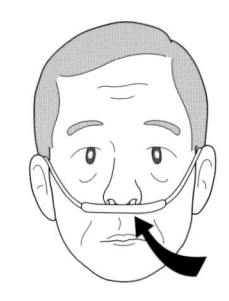

口すぼめ呼吸の口もと

口すぼめ呼吸で吐く　　腹式呼吸で鼻から吸う

図2　呼吸法の指導
・気道の虚脱があると息をうまく吐き出せないので，口をすぼめて息を吐くことで気道内が陽圧となり気道の閉塞を改善することができる．
・口をすぼめ，口から1, 2, 3, 4（いち，に，さん，し）で息を吐き，5, 6（ご，ろく）で腹式呼吸を使って鼻から息を吸う．
・口をすぼめる要領は，口を尖らせるよりも唇を軽く横に引く感じで，（f）とか（s）という音を出す感じで指導する．

11. 日常生活における息切れのコントロール

- ・洗髪やシャツの着脱など上肢を上げる動作
- ・入浴時に体を洗うなど上肢を使用した反復動作
- ・ズボンや靴下を履くなど腹部を圧迫する動作
- ・洗顔や排便など一時的に息をとめる動作
- これらの動作でどの程度の息切れを生じるのかを自覚してもらい，それを軽減するための呼吸法を実施したり（図2），無駄のない動作を工夫したり，環境の整備を行う．

● 息切れの軽減方法

- 動作中は，口をすぼめてゆっくりと息を吐き出す（図3）．
- 動作はゆっくり行い，息を吐き出すのに合わせる．
- 息こらえせずに動作を行う．
- 動作の途中，息切れが強まる前に休憩を取る工夫をする．
- 息切れが強まった時には呼吸を整える練習をする．

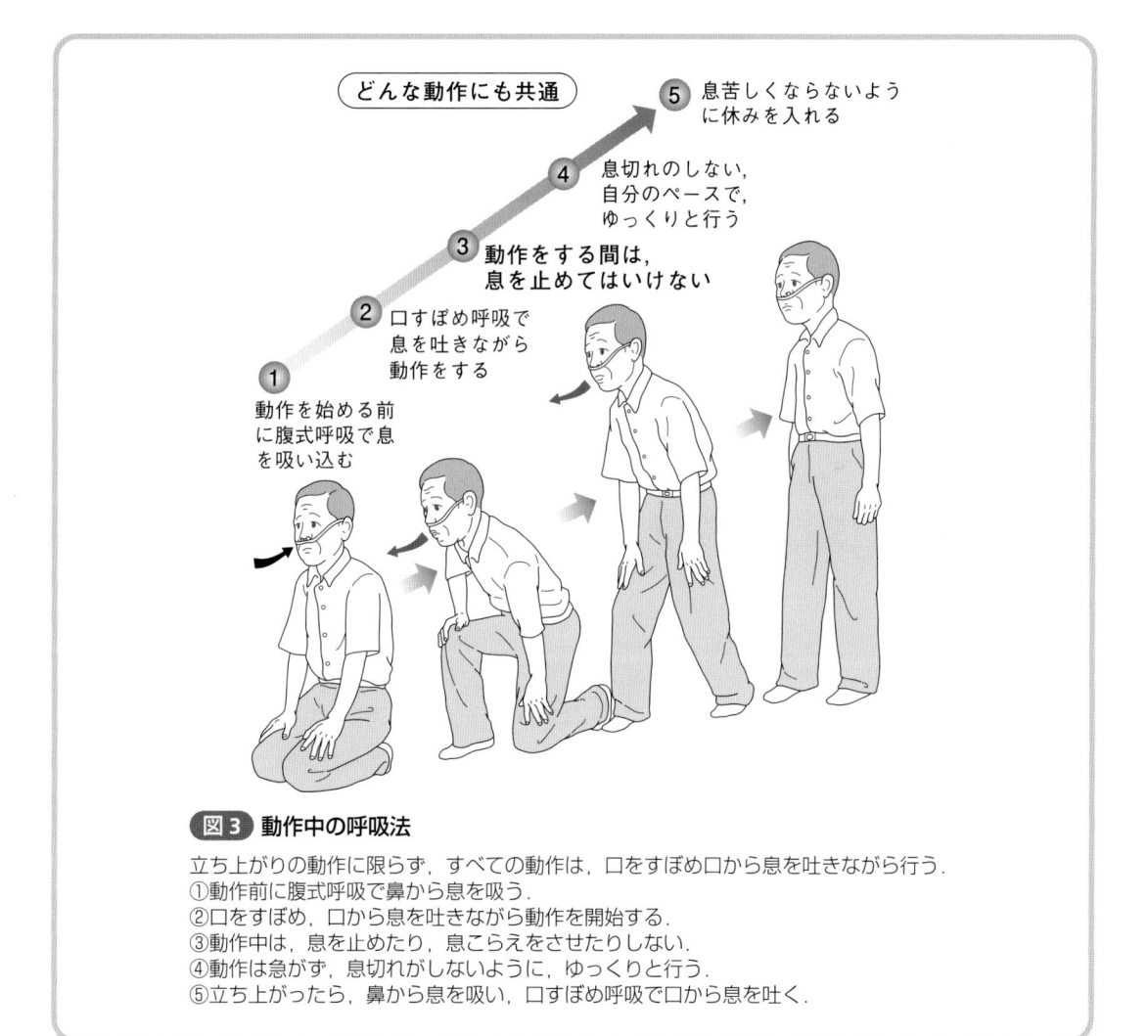

どんな動作にも共通

1. 動作を始める前に腹式呼吸で息を吸い込む
2. 口すぼめ呼吸で息を吐きながら動作をする
3. **動作をする間は，息を止めてはいけない**
4. 息切れのしない，自分のペースで，ゆっくりと行う
5. 息苦しくならないように休みを入れる

図3 動作中の呼吸法
立ち上がりの動作に限らず，すべての動作は，口をすぼめ口から息を吐きながら行う．
①動作前に腹式呼吸で鼻から息を吸う．
②口をすぼめ，口から息を吐きながら動作を開始する．
③動作中は，息を止めたり，息こらえをさせたりしない．
④動作は急がず，息切れがしないように，ゆっくりと行う．
⑤立ち上がったら，鼻から息を吸い，口すぼめ呼吸で口から息を吐く．

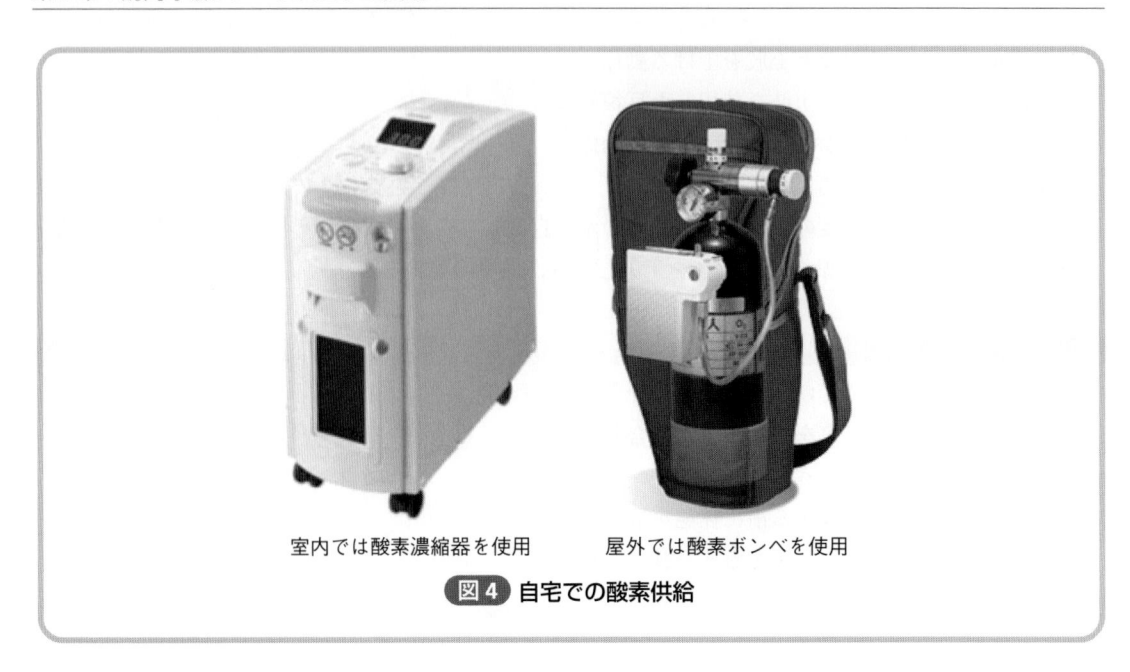

室内では酸素濃縮器を使用　　屋外では酸素ボンベを使用

図4 自宅での酸素供給

- 労作時の低酸素血症がある場合は，酸素を吸って動くようにする（図4）．

〈石澤かおり，高橋仁美〉

第5章 訪問呼吸ケア・リハビリの実践

12 在宅酸素療法の機器の取り扱いと注意点

- 在宅酸素療法（home oxygen therapy: HOT）に用いられる機器には酸素濃縮装置，液化酸素装置，携帯用酸素ボンベシステム，携帯用液化酸素装置などがある．
- ここでは使用割合が90％以上を占めている酸素濃縮装置と携帯用酸素ボンベを中心に解説する．

● 酸素濃縮装置

1 在宅での設置場所のポイント

- 風通しのよい，湿気の少ない場所（吸気，排気に障害のないよう，周囲に15cm程度空間をとる）．
- 周囲温度は5～35℃で使用し，直射日光，ほこり等を避ける．
- タコ足配線を避ける．
- 電気機器（テレビ，ラジオ）から1m以上離す．
- 火気から少なくとも2m以上離す（たばこ，ライター，ストーブ，ローソク，線香等）．

2 取り扱い方法

- 取り扱い方法や注意点などについては添付文書と取扱説明書の内容を確認する（図1）．

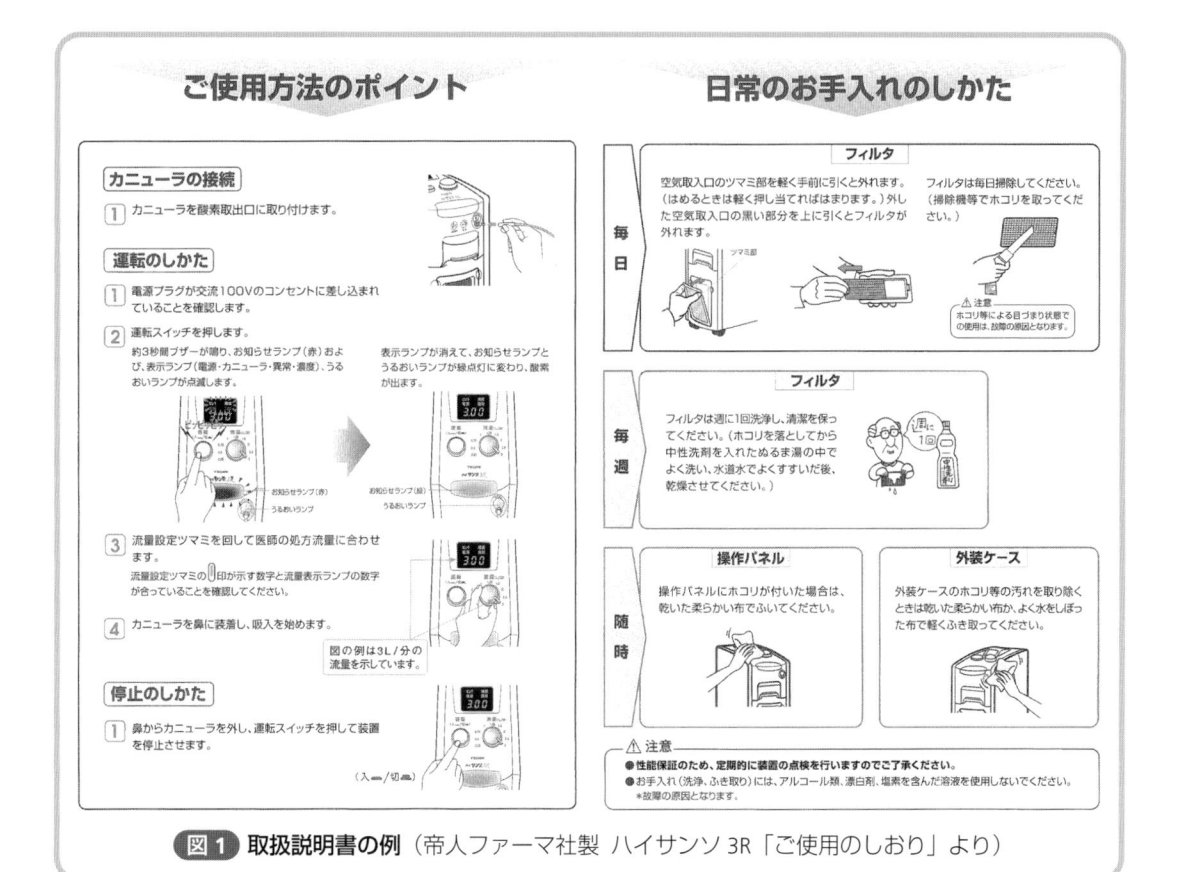

図1 取扱説明書の例（帝人ファーマ社製 ハイサンソ3R「ご使用のしおり」より）

- 酸素濃縮装置の使用においては医師の処方および指示を正しく守るよう指導する．

3 使用方法のポイント（図1左）

①電源プラグが交流100V（家庭用電源）のコンセントに差し込まれていることを確認する．
②運転スイッチを押し，流量設定ツマミを回して医師の処方流量に合わせる．
③酸素が流れていないと思ったら，カニューラの先端を水の入ったコップに入れて気泡が出ていることを確認してみる．気泡が出ていないときは，酸素が装置から鼻に入るまでの道筋を点検する（延長用チューブ，カニューラの折れ曲がり，傷や穴）．

4 日常の手入れ

- 図1右を参照．

5 故障かなと思ったら

①ランプの点滅，電源ランプの点滅，濃度ランプ，カニューララランプの点灯などを確認する．
②酸素ボンベに切り替える．
③取扱説明書の「故障かな?と思ったら」の項を見て処置を行い，解決しない場合は保守点検業者に連絡する（保守点検業者は365日24時間体制での緊急対応を行っている．例：帝人はHOTコールセンターで専任のスタッフが電話対応している）．

● 携帯用酸素ボンベシステム

- 装置の外観と，使用にあたってのチェックポイントを図2に示す．

1 酸素ボンベ使用での注意点

- 高温の熱源や発火源，裸火の周囲2m以内に近づけない．
- はずしたカニューラを裸火の周囲2m以内に近づけない．

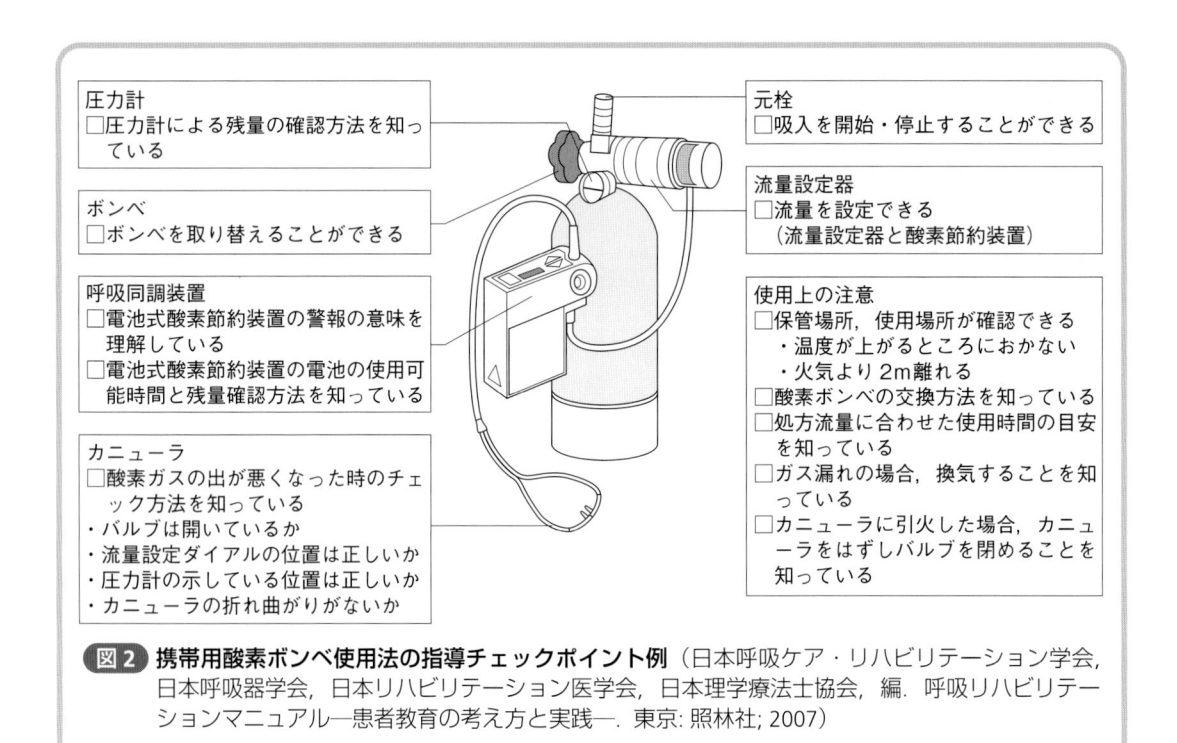

圧力計
□圧力計による残量の確認方法を知っている

ボンベ
□ボンベを取り替えることができる

呼吸同調装置
□電池式酸素節約装置の警報の意味を理解している
□電池式酸素節約装置の電池の使用可能時間と残量確認方法を知っている

カニューラ
□酸素ガスの出が悪くなった時のチェック方法を知っている
・バルブは開いているか
・流量設定ダイアルの位置は正しいか
・圧力計の示している位置は正しいか
・カニューラの折れ曲がりがないか

元栓
□吸入を開始・停止することができる

流量設定器
□流量を設定できる
（流量設定器と酸素節約装置）

使用上の注意
□保管場所，使用場所が確認できる
・温度が上がるところにおかない
・火気より2m離れる
□酸素ボンベの交換方法を知っている
□処方流量に合わせた使用時間の目安を知っている
□ガス漏れの場合，換気することを知っている
□カニューラに引火した場合，カニューラをはずしバルブを閉めることを知っている

図2 携帯用酸素ボンベ使用法の指導チェックポイント例（日本呼吸ケア・リハビリテーション学会，日本呼吸器学会，日本リハビリテーション医学会，日本理学療法士協会，編．呼吸リハビリテーションマニュアル―患者教育の考え方と実践―．東京: 照林社; 2007）

12．在宅酸素療法の機器の取り扱いと注意点

- 酸素吸入時は，本人および周囲の人も喫煙しない．
- 0〜35℃の環境で使用，塩分・イオウ分を含んだ空気や埃の多い場所で使用，保管しない．
- 流用設定器を取り付けない状態で元栓を開かない．
- 直射日光の当たる場所や温度の高いところ（40℃以上）には置かない．
- バルブの開閉はゆっくりと行う．

2 使用方法
- 例として，帝人の酸素ボンベセットの場合〔ボンベ＋デマンドバルブ（サンソセーバー）〕を示す．

a．吸入の開始
①流量設定器のダイヤルを所定の位置（緑の丸印）に合わせ，ボンベの元栓をゆっくり開く．
②サンソセーバーの電源を入れ，サンソセーバーの流量スイッチを医師の処方流量に合わせ，カニューラを装着して吸入する．
③視流器の赤玉が上下するのを確認する．

b．吸入の停止
①ボンベの元栓を閉じ，サンソセーバーの電源を切り，カニューラを外す．

c．ボンベ交換
①外出後に残量が少なくなったボンベは予備の満タンボンベと交換する．
②担当ガスディーラーに連絡し，空ボンベの回収と予備ボンベ補充について手配する．

3 酸素ボンベ使用時間
- 図3に示す．

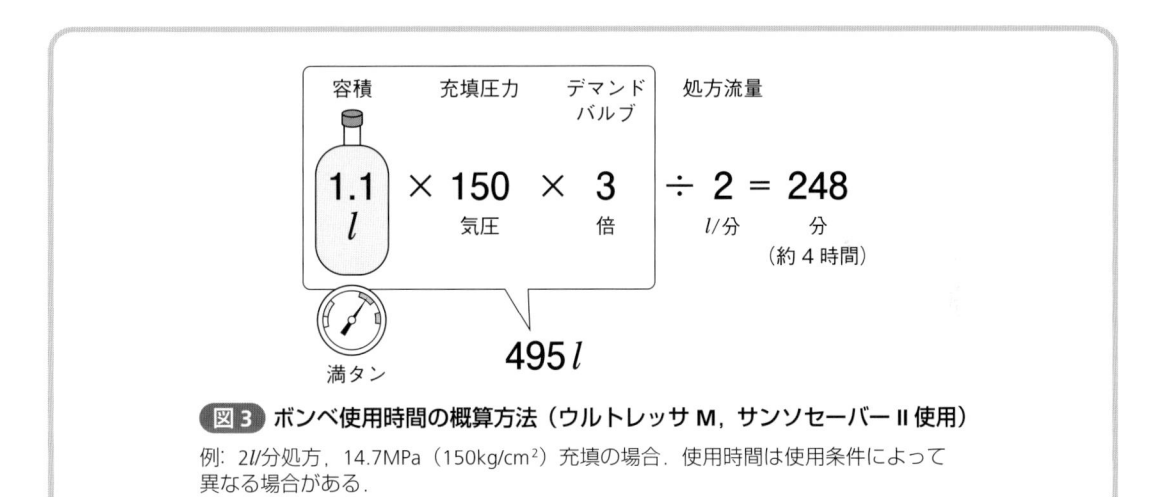

容積 × 充填圧力 × デマンドバルブ ÷ 処方流量 ＝

1.1 l × 150 気圧 × 3 倍 ÷ 2 l/分 ＝ 248 分（約4時間）

満タン 495 l

図3 ボンベ使用時間の概算方法（ウルトレッサM，サンソセーバーII使用）
例：2l/分処方，14.7MPa（150kg/cm²）充填の場合．使用時間は使用条件によって異なる場合がある．

4 注意点
- 全国ガスディーラーの充填圧力は14.7MPa（150kg/cm²）と19.6MPa（200kg/cm²）と地域により異なるので，担当ガスディーラーの充填圧力がどちらなのか確認しておく．

● むすび
- 在宅酸素療法で用いる酸素濃縮装置はメーカーにより特徴があり，取り扱い方法や注意点なども異

なっている．
- 最近では患者宅の電話回線ではなく携帯電話網を使用した酸素濃縮装置モニタリングシステムや災害時対応マップシステムなどの保守管理サービスのハイテク化も進んできている．
- 大切なことは医療機関，訪問看護ステーション，HOT 患者，HOT プロバイダー間で日頃から連携が取られ，患者が安心して在宅酸素療法を受けられる体制が整備されていることである．そのためにも，医療従事者，訪問スタッフによる HOT の理解と患者への適切な指導，HOT プロバイダーによる「安全と安心」を基にした保守管理サービスの提供が必要である．

■文献　1) 福地義之助, 監修. HOT de アクティブ・ライフ. 帝人ファーマ.

〈小林　充〉

第5章 訪問呼吸ケア・リハビリの実践

13 在宅酸素療法患者の住環境整備と ADL 指導

● 在宅酸素療法中の患者の生活

- 在宅酸素療法（HOT）患者の症状は，COPD に代表されるように多くは労作時の息切れがみられ，そのため疲れないようにできるだけ動かないような生活を送り，日常生活動作（ADL）が低下してしまいがちである．
- 酸素の処方は労作時や睡眠時を含め 24 時間処方の場合が多く，家の中の 1 カ所に酸素濃縮装置を設置し，患者は鼻腔カニューラなどを装着し，酸素吸入をしながら食事や入浴，また外出時は携帯用の酸素を使用しながら生活している．

● 住環境整備のポイント

- 酸素チューブをひいても動きやすいように家具を配置し，特に床の上に置くのは必要なものだけとする（図1）．
- 布団の上げ下げが苦しくなってきたらベッドを準備し，2階に寝室などがあれば1階へ移すなど，大掛かりな調整は余裕を持って検討する[1]．
- ドアや引き戸でのチューブ折れやすき間を確認し，すき間テープを利用する．
- 浴室，トイレ，玄関，階段（図2）など必要な場所に手すりを設置する．
- 浴室や脱衣室に椅子を置く[2]．冬期は脱衣室に暖房を用意する[3]．
- 仏壇でロウソクに火を点けて使うことはできないので，電気のものに変える．
- 冬の暖房は，種類や位置を考慮する．

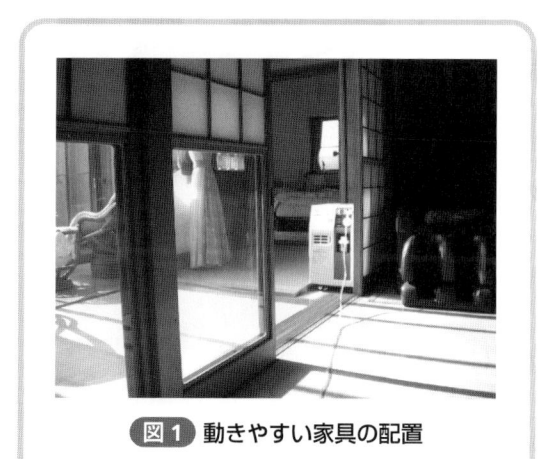

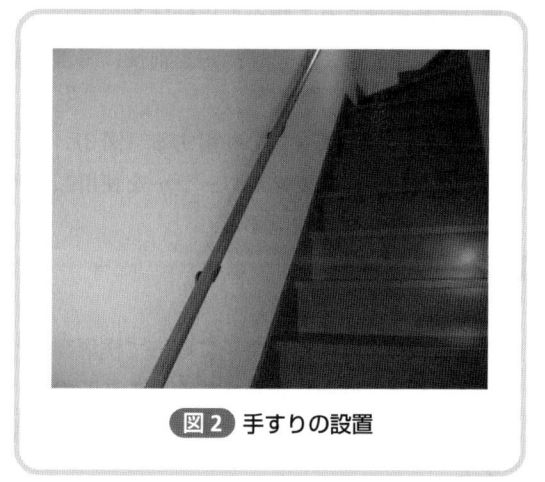

図1 動きやすい家具の配置

図2 手すりの設置

● 動作の原則[4]

- 動作パターンの工夫は，労作時の息切れを緩和するために重要である．動作を緩徐に行ったり，動作を細切れにするなどの工夫を指導することにより，息切れを緩和できることがある．

第5章 訪問呼吸ケア・リハビリの実践

14 在宅人工呼吸療法の機器の取り扱いと注意点

- 在宅人工呼吸療法には，インターフェイスにマスクを使用する非侵襲的陽圧換気（noninvasive positive pressure ventilation: NPPV）と，気管切開にて行う気管切開下陽圧換気（tracheotomy positive pressure ventilation: TPPV）の2種類の方法があり，高二酸化炭素血症を伴うII型呼吸不全患者に対する換気補助としてはNPPVが主に選択される．
- 本項ではNPPV機器の取り扱いと注意点について述べる．

● NPPVに使用する機器の特徴

- 吸気，呼気ともにエアチューブ，マスクを介して陽圧空気を供給する，従圧式の人工呼吸器を使用する．
- 従圧式のため，一定の換気量を保証することはできない．
- エアチューブ，マスク内は常時陽圧に保たれ，呼気（炭酸ガス）はマスクの呼気排出孔から排気される．
- マスク周りに空気漏れが生じても，設定圧を維持するよう自動調整される．

● 機器の組み立て

- NIPネーザルIII，加温加湿器併用の場合について図1に示す．

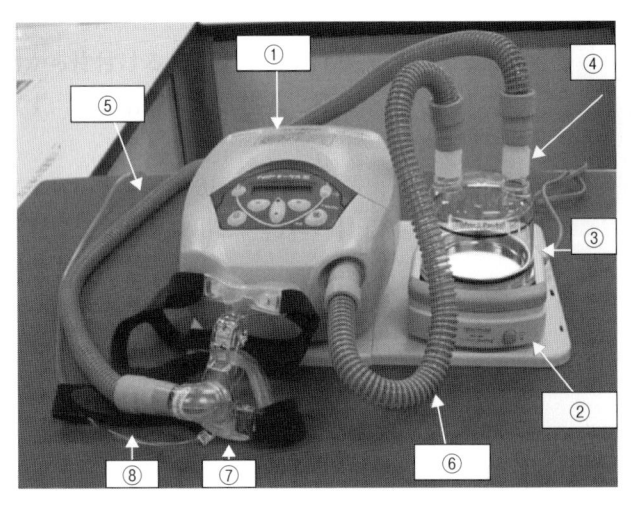

図1 NPPV機器
① NIPネーザルIII本体　⑤エアチューブ（2mのもの：チャンバーとマスクを接続）
②加温加湿器　⑥チューブ（短いもの：チャンバーと機器本体を接続）
③加温加湿チャンバー　⑦マスク
④チューブコネクタ　⑧酸素チューブ（酸素併用の場合）

● 操作方法（酸素併用の場合）

- 運転開始時は必ず NPPV 本体を先に運転してから酸素を供給し，また運転停止時には酸素の供給を先に止める．そうしないと酸素が NPPV 本体に流入して火災の原因になることがある．

1 運転開始時
① AC 電源コードをコンセントに差し込む．
②装置の主電源を入れる〔I 側（IN 側）〕．
③マスクを装着する．
④スタート/ストップボタンを押す．
⑤酸素を供給する．
⑥加温加湿器の電源を入れる．

2 運転停止時
①酸素供給を停止し，酸素チューブを外す．
②スタート/ストップボタンを押す．
③マスクを外してカニューラにつけかえる．
④装置の主電源を切る〔O 側（OUT 側）〕．
⑤加温加湿器の電源を切る．

● 日常の手入れ（図 2）

- フィルターは約 6 カ月ごとに交換する．汚れがひどい時は早めに交換する．
- フィルターの洗浄および再利用はしないこと．装置本体に水分が入って，故障の原因となる．
- 加温加湿器は，毎日の使用後加温加湿チャンバーを外して濯ぎ洗いする．

図2 日常の手入れ方法
（帝人ファーマ株式会社 NIP ネーザル III 取扱説明書）

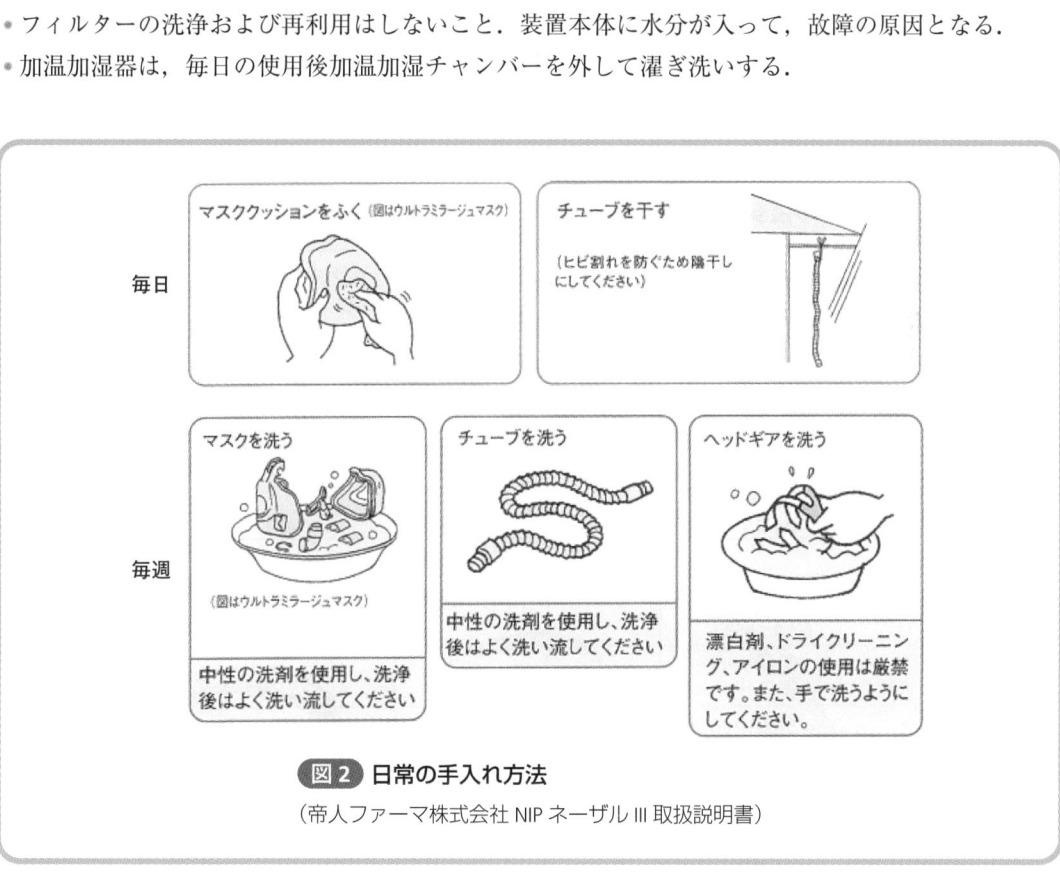

● マスクフィッティング（図3）

- マスクの種類は鼻マスクやフルフェイスマスク（口鼻マスク）などがある．
- 治療の受け入れや継続のためには，適切なマスク・サイズの選択，額アームの角度調整が非常に重要である．
- マスクは強く締め付けすぎると不快感，顔面皮膚の発赤，鼻柱の潰瘍の原因になるので注意する．
- 鼻マスクで開口が著しい場合は，チンストラップの併用や口鼻マスクの使用を検討する．

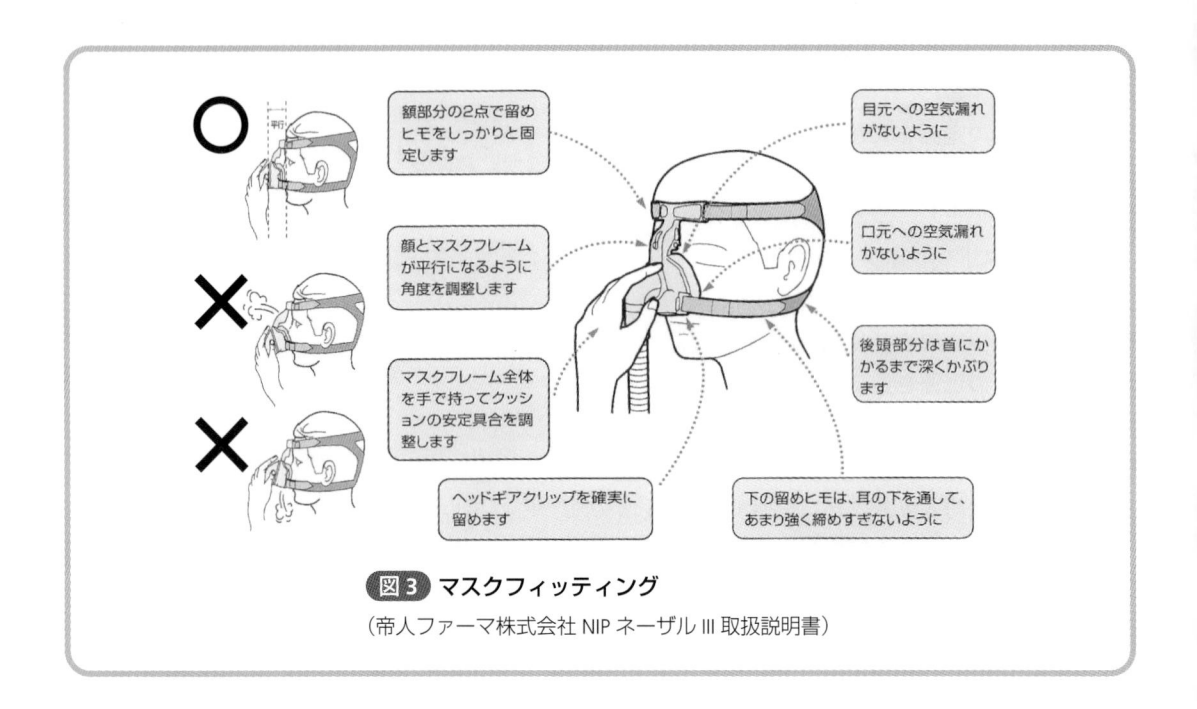

図3 マスクフィッティング
（帝人ファーマ株式会社 NIP ネーザル III 取扱説明書）

● アラームについて

- 誤った取り扱いや装置の異常時にはアラーム音とアラームランプが点灯する．
- 機器によってアラームの種類が異なるので，取扱説明書を参照し，処置する．

● 異常時，緊急時について

- 機器に異常が起きた場合は，電源スイッチを切って，酸素を併用している場合には酸素チューブをカニューラにつなぎ替え，取扱説明書を参照すること．
- 取扱説明書を参照して処置を行っても解決しない場合は「緊急時連絡先」へ連絡する．

● 安全にお使いいただくために

1 禁忌

- 本装置は自発呼吸を完全に代替する生命維持装置ではない．停電時や故障時には運転が停止することがあるので，連続的な使用が必要な患者には使用しないこと．
- 風呂場や水のかかる場所，湿気の多い場所では使用しないこと．
- 使用中は飲食しないこと．

2 警告
- マスクフレームの呼気排出孔に異物が詰まったまま使用しないこと．
- たこ足配線はしないこと．

3 注意
- 電源プラグ，電源コードは根元まで確実に差し込むこと．
- 電源にほこりなどが付着しないようにすること．

※機器取扱方法等については，必ず取扱説明書を参照のこと．

● 訪問時の機器チェックポイント
- 患者のなかには自己流でNPPVを使用している場合があるので，実際にどのように操作しているのかを確認する[1]．
- マスクやエアチューブの損傷が空気漏れの原因になることから，ひび割れ，破損の確認をする．消耗品は常時予備を備えておく．
- 加温加湿器の温度設定を高くしすぎると結露の原因になるので，エアチューブ内の水滴を確認し，温度設定を調整する．特に冬場はエアチューブが冷えないよう，エアチューブをカバーで巻く，周りの室温をなるべく上げる，などの工夫が必要である．
- マスクなど汚れた状態で使用されているケースもあり，その場合は洗浄とその指導をする．
- 機器異常時にはただちに業者に連絡が取れるように，緊急時連絡先を目に見えるところに貼っておく．

■文献　1) 南雲秀子. いま注目の呼吸療法 NPPV ケア Step3 管理とケアのポイント. ナース専科. 2008; 28: 25-37.

〈髙橋香澄〉

第5章 訪問呼吸ケア・リハビリの実践

15 在宅人工呼吸療法患者の住環境整備とADL指導

- 在宅人工呼吸療法（home mechanical ventilation: HMV）は，気管切開下陽圧換気療法（tracheostomy positive pressure ventilation: TPPV）と，非侵襲的陽圧換気療法（non-invasive positive pressure ventilation: NPPV）がある．

● 住環境整備

- 在宅での療養を継続するために，「安全性」「保健性」「利便性」「快適性」を考慮し，自宅内での療養場所を選択する．
- TPPVでは，介護者の動線を考慮した，いつでも目の行き届く場所を療養部屋とする（図1）．
- NPPVでは，ADLに応じ療養部屋を決める（例えば，機器操作時に要介助であれば居間付近，自立していれば寝室など）（図2）．

● ADL指導

1 TPPV患者へのADL指導

a．食事
- 経口摂取が可能な場合は，十分な観察下で行う．
- 食事姿勢のポジショニングに留意する．
- 食事の形態・量・回数を工夫する．

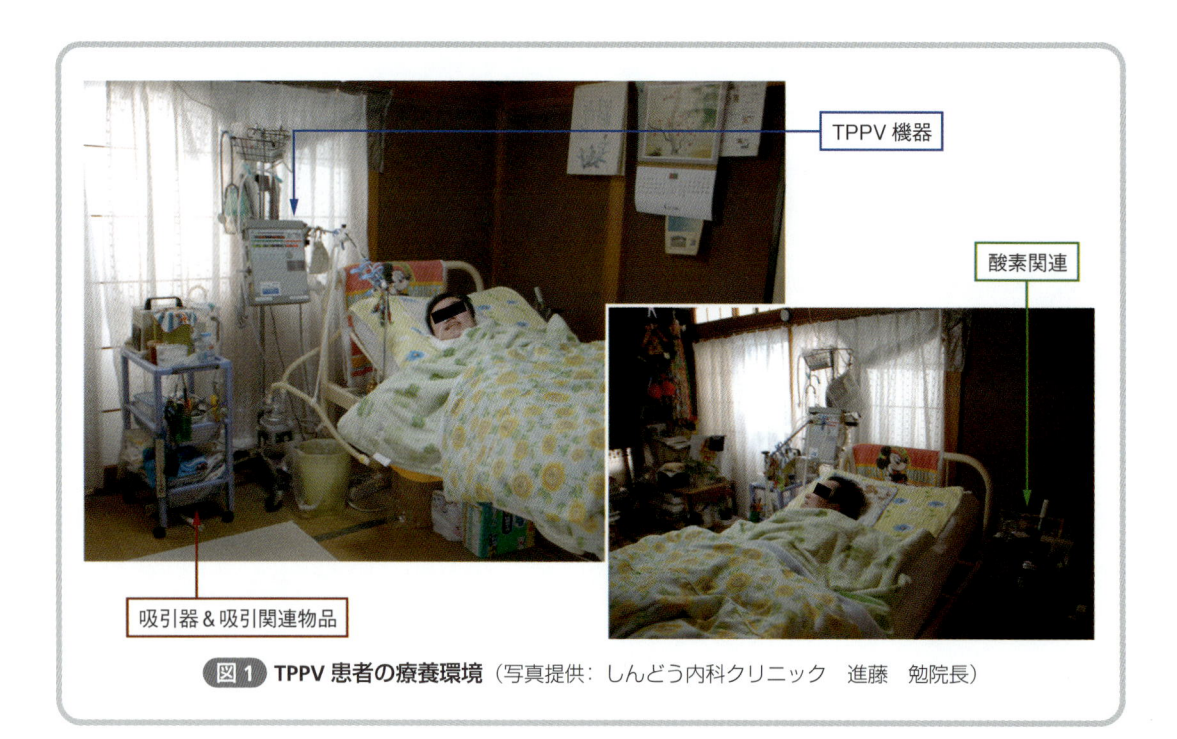

図1 TPPV患者の療養環境（写真提供：しんどう内科クリニック　進藤　勉院長）

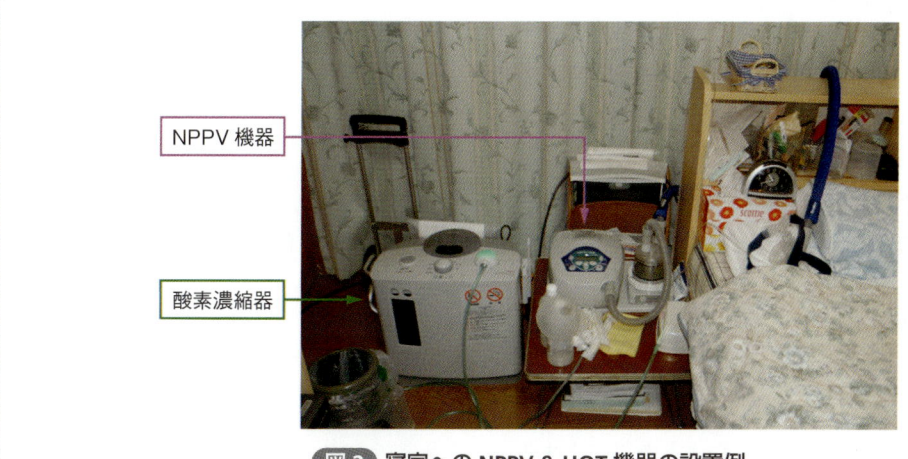

図2 寝室への NPPV & HOT 機器の設置例

- 嚥下障害の出現・進行に注意する．
- 誤嚥による肺合併症の早期発見（むせの有無，食物残渣物の流出・吸引の有無，痰の性状・色・量・におい，発熱など）．

b．入浴
- 呼吸の確実な確保．
- 気管切開孔へ水が入らないようにする．
- 吸引器の準備．

c．外出（人工呼吸器を装着しながら，外出する場合）
- 体調のよいときに外出する．
- マンパワーの確保．
- リスクマネージメント[1]
  ①起こりうる危険を予測し，可能なかぎり事前対策を講じておく（外出時のヒヤリハット事象の活用）こと．
  ②安全対策である適切な物品の準備・メンテナンス・使用と備え，移動を前提とした車椅子・人工呼吸器（電源）の準備，これらの通常状態の確認とフェールセーフ機構の理解．

d．コミュニケーション
- 文字盤の活用．
- 意思伝達装置．

2 NPPV 患者への ADL 指導

- 呼吸器疾患症例で，日中は酸素吸入下または室内気下で過ごす夜間 NPPV 使用患者について述べる．

a．食事
- 動作そのものは自立しているケースが多い．
- 食事中の咀嚼動作や，飲み込みなどによって息切れを生じることがある．
- 食事の形態や食事回数を工夫し，必要な食事量を確保する．

- 栄養補助食品の利用.

b．更衣
- 息切れの起こりやすい動作であるため，一日中同じ衣服で過ごしていることがある．
- 生活のメリハリをつけるためにも，更衣をすすめる．

c．整容
- 洗顔・歯磨き等も息切れが起きやすいため行われていないことがある．
- 衛生面，不顕性誤嚥による誤嚥性肺炎の予防，重症化を防ぐ観点からも継続できるような工夫をする．
  - ・洗面所に椅子をおく．
  - ・洗面器等を利用する．

d．移動
- 家屋内での移動が制限されないような工夫をする
  - ・廊下や階段に手すりを設置．
  - ・段差をなくすようスロープの設置．
  - ・介護保険の住宅改修費制度の利用も検討する．

e．排泄
- トイレまでの移動や，ズボンの上げ下ろし，"いきみ"などで息切れが生じる．
- 酸素吸入をしている場合，排泄時に酸素吸入をはずしてしまったり，労作時の酸素流量が増量となっていても，指示量に上げず，強い息切れを起こす患者もいる．
  - ・和式から洋式タイプへの変更．
  - ・トイレ内への手すりの設置．
  - ・労作時の酸素流量の確認．
  - ・動作間での休憩．
  - ・排便コントロール．

f．入浴
- 一人で自宅の浴室で毎日行う患者もいれば，週2程度家族やヘルパーに介助されながら自宅で行う場合やデイサービス利用時に入浴するなど，患者の身体能力や介護力，浴室環境等により異なってくる．
  - ・浴室環境の整備（シャワーチェアの利用，手すりの設置など）．
  - ・浴室内の蒸気（湯気）のコントロール．
  - ・体調，介護力等を考慮し，「誰と」「いつ」「どこで」「どのように」入浴をするか調整する．

● ADLと運動療法
- 慢性呼吸器疾患患者は，身体活動によって呼吸困難が出現し，早期に運動療法が中断されることが多い．重症者では，日常生活活動（ADL）ですら呼吸困難をきたし，その活動は著しく制限される．
- 在宅NPPV療法中の患者に運動療法を行うことで，ADLが改善する可能性がある（図3）．

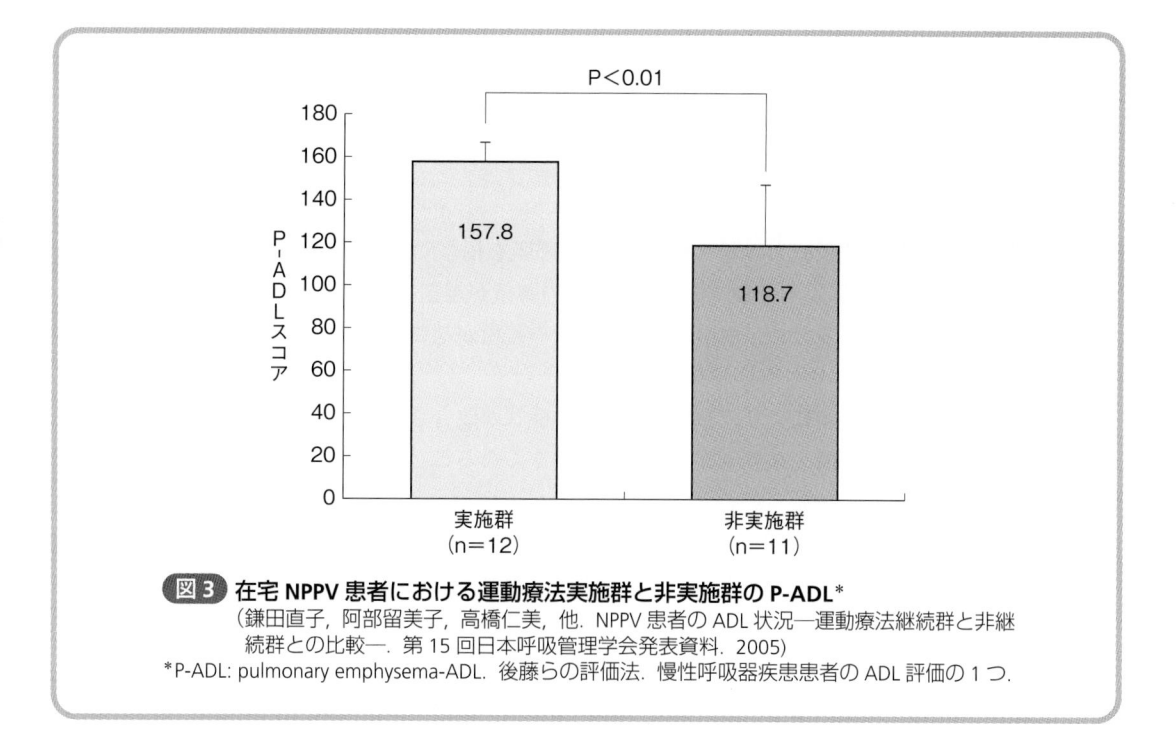

図3 在宅 NPPV 患者における運動療法実施群と非実施群の P-ADL*
（鎌田直子，阿部留美子，高橋仁美，他．NPPV 患者の ADL 状況―運動療法継続群と非継続群との比較―．第 15 回日本呼吸管理学会発表資料．2005）
*P-ADL: pulmonary emphysema-ADL. 後藤らの評価法．慢性呼吸器疾患患者の ADL 評価の 1 つ．

■文献
1) 中山優希．ALS 在宅人工呼吸療養者の医療・生活支援を通じて．日呼ケアリハ学誌．2009; 19: 260-4.
2) 日本呼吸ケア・リハビリテーション学会，呼吸リハビリテーション委員会，他編．呼吸リハビリテーションマニュアル―患者教育の考え方と実践．東京: 照林社; 2007.
3) 宮崎歌代子，鹿渡登史子，編．在宅療養指導とナーシングケア―退院から在宅まで― 4. 在宅人工呼吸（気管切開開口/鼻マスク）/在宅持続陽圧呼吸療法．東京: 医歯薬出版; 2004.
4) 千住秀明，監修．呼吸リハビリテーション ノートブック．帝人ファーマ株式会社．
5) 塩谷隆信，高橋仁美，高島千敬，編．極める!!最新呼吸リハビリテーション―今すぐできる栄養リハビリテーションと ADL/IADL トレーニング―．東京: 南江堂; 2010.

〈鎌田直子〉

第5章 訪問呼吸ケア・リハビリの実践

16 神経筋疾患の在宅呼吸ケア

- 弾性組織の抵抗増加と呼吸筋力の弱さが，浅く速い呼吸を招き，血中の二酸化炭素の蓄積が起こる．
- 呼吸筋力が正常値の30％以下で血中の二酸化炭素の蓄積が起きる（図1）．
- 睡眠時には呼吸が浅くなるため，血中の二酸化炭素の蓄積が起こり，早朝の頭痛・頭重感として現れる．
- 覚醒して深呼吸をすることにより，頭痛・頭重感の症状が改善されることが多い．
- 肺の抵抗が増す原因は，微小な無気肺がだんだん大きくなることによる，胸郭の変性や結合組織の増加である．
- 深呼吸ができず，肺胸郭を十分に伸展させないことが，神経筋疾患の呼吸不全の大きな原因である．
- 肺胸郭の可動性を保てば，呼吸筋力が低下しても痰が出せ，人工呼吸器を使っても肺炎になりにくい．
- 呼吸障害は徐々に進行するため，患者・家族は症状を的確に表現できない，症状に気づかない．
- 声の大きさや言葉のとぎれなど日常の観察・記録を工夫し，異常の早期発見ができるようにする．
- 大きく息を吸い，数を数える，紙くずを吹き飛ばすなど，家庭内で肺活量や最大吸気流量を評価で

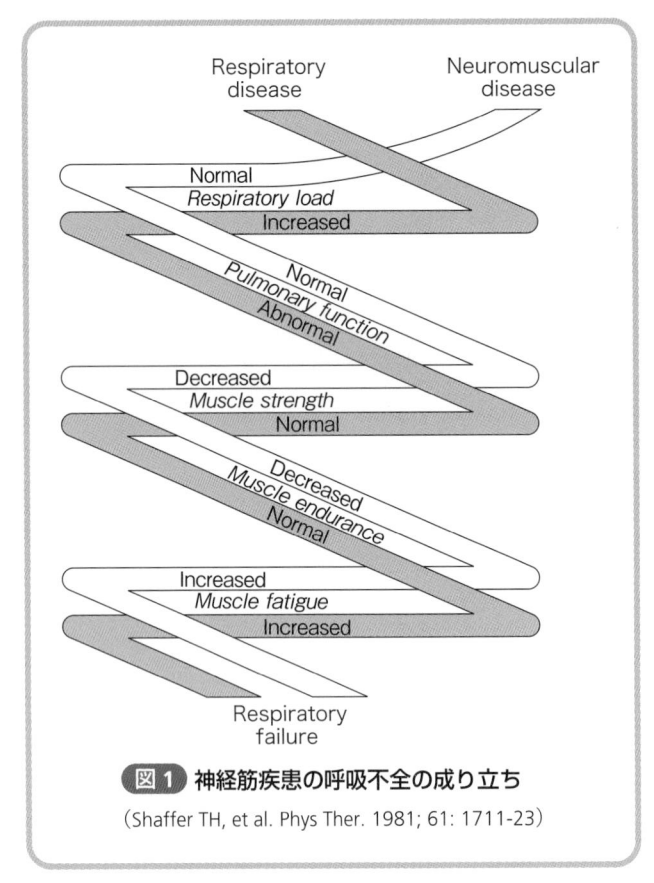

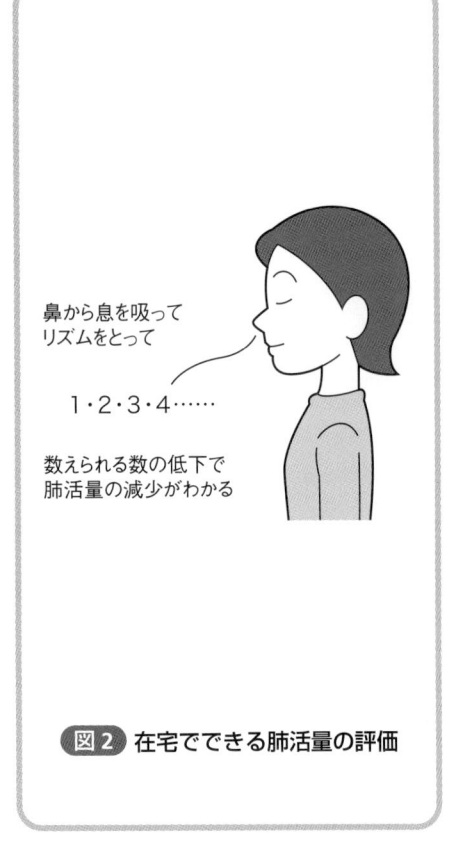

図1 神経筋疾患の呼吸不全の成り立ち
（Shaffer TH, et al. Phys Ther. 1981; 61: 1711-23）

図2 在宅でできる肺活量の評価

鼻から息を吸ってリズムをとって
1・2・3・4……
数えられる数の低下で肺活量の減少がわかる

きる方法を工夫する（図2）.
- 多系統萎縮症（MSA）は，進行すると声帯外転麻痺を必発し，窒息による突然死を引き起こすことがある．睡眠時に大音響で高音の特徴的ないびきが現れるので，夜間や午睡時に注意深く観察する．

表1 神経筋疾患の呼吸ケアの選択（日本神経学会治療ガイドライン）

	呼吸障害出現前期	呼吸障害あり 部分的補助呼吸	呼吸障害重度 常時換気補助
状態	自覚的呼吸困難なし %VC＞50%，RR＜30 PCF＞270 *l*/m	息切れ %VC＞50%，RR＞30 PCF＜270 *l*/m	換気補助がないと呼吸困難
注意		球麻痺症状の顕著化 →気道閉塞症状， 　喀痰，唾液の貯留	気管切開を要する場合がある
目標	胸郭の可動性の維持　　　　　→ 呼吸障害出現徴候の発見	日常生活行動の維持	適切な換気補助の維持
リハ	呼吸筋維持強化訓練　　　　　→ 腹式呼吸で深呼吸 呼吸筋ストレッチ 胸郭捻転，呼吸介助手技 胸・腰椎持ち上げ等 MICの維持 咳の練習	→ 加湿・体位排痰法 MACの利用	呼吸筋訓練はしない 咳の介助

表2 在宅で起こりやすい人工呼吸管理のトラブル

部位	トラブルの内容
気管カニューレ	出血，気管切開孔周囲の皮膚発赤，肉芽形成 気管カニューレのカフエアの漏れ，事故抜去
人工呼吸器	呼吸機能の低下，気胸，感染等による呼吸困難感 回路の閉塞や空気の漏れ，水の貯留，接続部の緩み フィルターの目詰まり 台風，ゲリラ豪雨，地震等による停電
吸引器	ポンプが作動しない 吸引圧が上がったまま，または，吸引圧が上がらない 部品の破損・紛失 病状にあっていない吸引器の機種選択

表3 医療機器の保守・管理

保守・管理	内容
日常の点検	指示設定，機器本体，作動状態などの定期的な点検
機器本体，回路等の管理と交換	機器本体および付属品の定期的な検査と交換 適切な電源確保とバッテリーの駆動状況の評価および定期的な交換 医療機器の使用環境の定期的な評価と整備 医療機器に関する知識・技術の定期的な評価
メンテナンス	医療機器メーカーによる定期的なメンテナンスの実施

- 呼吸機能の評価を定期的に行い，疾患の特徴や進行を予測した呼吸ケアの選択を行う（表1）．
- 風邪，肺炎は呼吸機能の急激な低下をきたすため，口腔のケア，手洗いなどの予防対策を徹底する．
- 神経筋疾患の呼吸ケアの目的は，呼吸筋の疲労防止，呼吸の補助，排痰ケアである．
- 療養者と家族が大切にしている事柄を尊重し，排泄や入浴などの日常生活動作中に，定期的に動脈血酸素飽和度をモニターし，呼吸筋の疲労が最小限に抑えられる呼吸法やケアの工夫を行う．
- 在宅で用いられている人工呼吸器や吸引器等の医療機器の特徴を理解する．
- 在宅で起こりやすいトラブルを理解し，医療機器の定期的な保守・管理を行う（表2, 3）．

〈小西かおる〉

第5章 訪問呼吸ケア・リハビリの実践

17 訪問看護の実際

● 訪問看護の役割

- 呼吸リハビリは，専門医療スタッフを中心とした多職種のスタッフで形成されるチーム医療である．その中で療養者が生活している住環境や生活習慣，家族関係など生活実態を実際に見ることができるスタッフは少ない．訪問リハビリスタッフ，訪問看護師は，その実際を他のチームスタッフとタイムリーに情報交換，共有し患者によりよいチーム医療が提供できるよう努めなければならない．
- 呼吸リハビリを継続，充実させるためには，療養者が主体的に自己管理ができるよう教育していく必要性がある．また，療養者は病状の変化に対する不安を抱えやすく，精神的サポートは重大で，訪問看護師の役割として期待されている[1]．

● 訪問時の看護内容

① 健康状態の確認
　（a）バイタルサインチェック（安静時・動作時の変化，回復時間，機器装着時），24時間モニタリング等（図1）
　（b）全身状態の観察（顔色，チアノーゼの有無，頭痛の有無，浮腫の有無や場所，呼吸困難の自覚状況（安静時，動作時）の変化の有無，咳・痰の有無や性状・色の変化・量の変化，胸痛，倦怠感の有無）
　（c）精神面の変化の観察
　（d）その他，食事栄養面・体重の変化・排泄・睡眠・入浴の状況等の確認
　※日常生活の中での低酸素血症の確認（病院と比較すると動作量が増すため，家事等の施行時の状況を確認する）

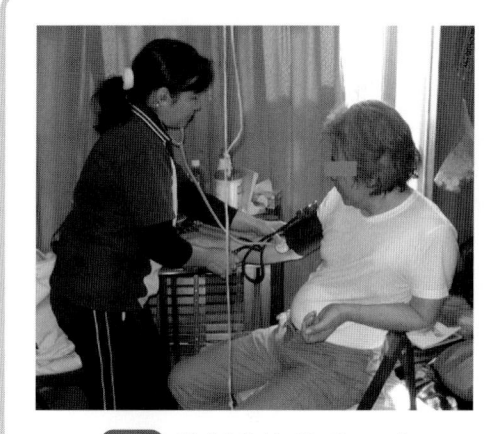

図1 バイタルサインチェック

② 人工呼吸器・酸素等機器使用状況の確認（使用時間や吸入量）
　※機器の使用，酸素吸入量の切り替えが十分にできない，または，しないことがあるので，再々の指導や注意が必要である．
③ 機器の管理（日常点検，停電時・災害時の対応方法指導），その他医療機器を含む
④ 服薬確認，吸入等の確認
⑤ 日常生活状況の観察（ADL/IADL/QOL），活動状況や1日の生活の様子の確認
　・歩行（屋内，屋外）
　・階段，外出（交通手段）
　・食事（炊事，調理，後片付け等）
　・整容，排泄，更衣，入浴（介助の必要性）

・買い物，ごみ出し，掃除（掃除機使用，拭き掃除，トイレ掃除，風呂掃除等）
・洗濯（大物，小物），アイロンかけ，リネン交換，布団干し等
※特に独居者の評価は生活を意識して行う

⑥呼吸理学療法（コンディショニング，運動療法，ADLトレーニングなど）
⑦必要な看護ケア（入浴介助ほか清潔援助，排泄援助等）
⑧環境の整備
⑨患者教育
⑩家族（介護者）への指導
⑪急性増悪の対応と医師との連携
⑫介護者の状況観察（健康チェック，身体的・精神的変化，疲労・ストレスの有無，介護内容，介護は十分に行えるかなど）

● 事例紹介

- 50歳代の男性，独居，生活保護

a．病名
- 若年性パーキンソン病（STN-DBS術後：脳深部刺激療法）
- 腰部脊柱管狭窄症
- 発作性心房細動

b．身体状況
- ヤールの分類：ON時 Stage III～IV，OFF時 Stage V
- 生活機能障害度：ON時II度，OFF時III度
- 介護度：要介護4

c．現病歴
- 1998年，東京のA病院を受診．パーキンソン病の診断を受け，故郷のB病院にて薬物療法開始となる．
- 2002年，N大学病院にてDBS埋め込み術施行．術後以降は，紹介されたC病院にて内服調整とDBS管理を行っている．
- 2009年2月，夜間の排痰困難に対し，吸引の依頼を受け訪問看護開始となる．しかし，廃用による筋力や持久性の低下が認められたため，主治医と相談の上体調管理とリハビリを中心に週2回看護師と理学療法士による訪問看護が開始となる．

d．本人の希望
- 声が出るようにしてほしい．
- 痰が出せるようになりたい．
- 転ばずに移動ができるようになりたい．

e．初期評価
- 身長171cm，体重69.5kg，BMI 23.8
- 視診・触診：安静時呼吸数22回/分，安静時 SpO_2 94～98％，胸郭拡張差3cm
- 聴診：呼吸音減弱（コンプライアンス低下），肺雑音−，痰喀出困難
- MRC息切れスケール：Grade 3
- MMT：右下肢3～4，左下肢2～3，体幹2

- 握力：右 40kg，左 20kg

[疼痛・痺れ]
- 腰背部痛（VAS：4）と両下肢の痺れ（特に左下肢）あり

[パーキンソン症状]
- 振戦：−
- 筋固縮：±（左上下肢の不随意運動＋）
- 無動：＋（寝返りや起き上がり等の動作開始時に時折見られる）
- 姿勢保持障害（座位時：左傾きが著明．左側と後方への保護伸展反射が出にくい）
- 自律神経症状：＋（便秘，流涎）
- 精神症状：−
- 睡眠障害：−
- 認知：−
- コミュニケーション：声量小さく聞き取りにくい．理解力良好

[ADL]
- FIM：99/126 点（減点項目：整容，清拭，更衣，移動，表出）

f. 訪問看護，理学療法プログラム

①バイタルチェック
②呼吸状態の確認
③服薬確認
④両上下肢・体幹のストレッチ
⑤呼吸筋トレーニング
⑥呼吸法指導（口すぼめ呼吸，深呼吸）
⑦発声練習
⑧筋力維持増強練習
⑨歩行練習，階段昇降練習
⑩自主トレ，ADL 指導

g. 経過

- 訪問開始当初は，歩行時や階段昇降時の労作性の疲労，左上下肢の筋緊張が強かった．特に左下肢には足関節の内反尖足が認められ，突っ張り感や痺れの訴えがあった．
- 屋内は独歩（伝い移動），屋外はロフストランド杖を使用し歩行可能だが，歩行距離が延長（約100m）すると前方へバランスを崩し転倒の危険性が高い．
- ADL は，入浴動作，整容以外はほぼ自立レベル．屋外での活動は易疲労性のため，通院や簡単な買い物等の外出以外は拒否的．座位は，胸椎の後弯と肩甲帯の前方突出を認め前傾姿勢を呈す．持続性に乏しくすぐに腰掛けや左肘掛けにもたれる状況であった．
- 聴診音は中葉・下葉，舌区で浅く（特に呼気時），胸郭の可動性も低下していた．また，呼吸筋や体幹筋の筋力低下による胸腹部の運動量・呼気量の低下も認め，口すぼめ呼吸も困難な状況だった．コミュニケーションに関しては，声量が小さく聞き取りにくいために，聞き返すことが多く，時には筆談を交えて会話を行っていた．咳払いは不可．
- 訪問時はバイタルチェック，呼吸状態を確認した後，前傾姿勢と肩甲帯の前方突出姿勢の改善を目的とした頸部・肩甲帯周囲筋のストレッチや姿勢調整・座位姿勢保持練習，胸郭・体幹の可動性の

維持改善を目的に棒を使用したストレッチ体操（図2），呼吸筋力増強維持を目的とした市販の玩具による呼吸筋トレーニング（図3），発声困難の進行防止を目的とした発声練習や大きな声で新聞を読むトレーニング，労作時の息切れ軽減や呼吸パターンの調節を目的とした呼吸法（口すぼめ呼吸，深呼吸）を実施した．

- また，リハビリスタッフが訪問する際には，全身持久力，四肢・体幹筋力の増強を目的に運動療法（全身筋力練習：特に体幹・下肢，立ち上がり動作，歩行練習，階段昇降）やADL指導を実施．併せて，訪問日以外の自主トレーニングとしてストレッチボードによる下腿三頭筋のストレッチを指導し実施してもらった．さらに，安全な屋外歩行のため，主治医と相談の上，短下肢装具作成を行った．

- 訪問開始から3カ月後，体重は65kgに減量（-4.5kg）し腰背部痛（VAS：2）や左下腿部の突っ張り感も減少した．

- 室内移動に関しても，左前足部の引っ掛かりや前方へバランスを崩す場面も軽減された．見守りの下，屋外独歩が可能となった．疲労感の訴えも軽減（息切れスケールGrade 2）し，ウォーキング（約800〜1,200歩程度）もほぼ毎日行えるようになり，持久力も向上した．

- また，椅子座位も約10〜15分程度は可能となった．さらに口すぼめ呼吸も少しずつではあるが向上し，夜間の排痰困難の訴えもなくなった．

- ADLに関しても，時間を要するが整容（髭剃り）や更衣動作（ボタン通し）も少しずつできるようになった．外出する機会も増え活動量も増えるようになった．

- しかし，訪問4カ月目以降，バッテリー消耗とIPG交換のための入院．また，DBS装置が突然OFFの状態となり検査目的にて入院する事態等により，1カ月程運動を中止したことで，廃用症状が進行し，日中，居間で座っているか寝ていることが多くなった．トイレや居間までどうにか伝い移動できるものの，無動や姿勢保持障害も進行し，転倒回数も増えた．その頃より，昼夜問わず痙攣発作が起き倦怠感や疲労感が増し活動性も低下．身体機能の低下に加え，夜間の排痰が再度困難になり，指を口腔内に入れ嘔吐反射にて排痰を行う状況になった．この状態に対し，精神的な不安や焦りもみられるようになった．そのため再評価を実施．上述のプログラムに追加で，バランス能力の維持向上を目的に，サイドステップやクロスステップ練習等の立位移動を伴うバランス練習

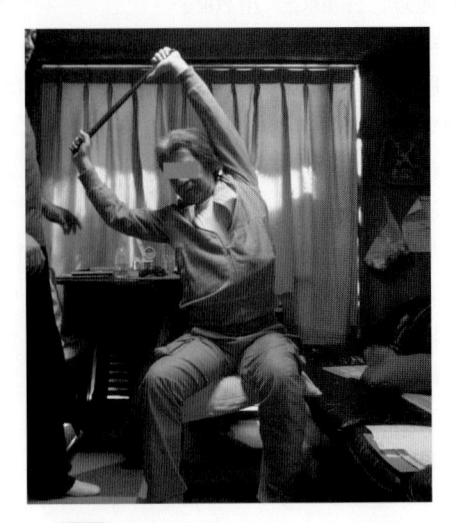

図2 棒を使用したストレッチ体操

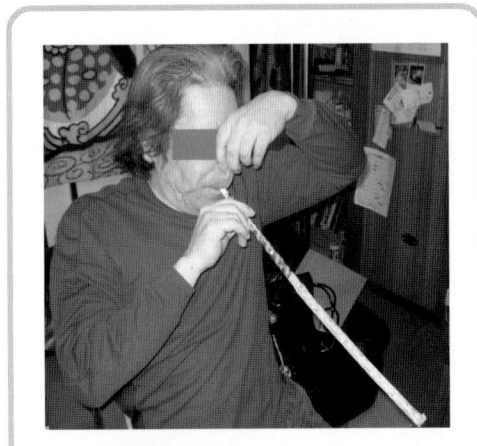

図3 呼吸筋トレーニング

や後進歩行練習，動作場面での疲労感の軽減や安全な移動の再獲得を目的に，起き上がり動作や立ち上がり動作を中心しとした ADL の再指導も実施した．

- 特に ADL 動作に関しては，動作と呼吸を合わせることと，ゆっくり動くこと，休みを取り入れながら動作を行うことなどの指導も行った．また，排痰困難の改善を目的とした排痰法（咳嗽補助やハフィング）の指導（図4），動作の容易性や転倒防止を目的とした環境調整（ベッド，家具，椅子やテーブルの配置換え）も行った．
- さらに精神的不安軽減を目的に，DBS 装置の突然の OFF 状態になった時を想定し，リモコン装置を常時手元に保管する，OFF の原因となる携帯電話や電化製品を近づけないようにする等の使用方法についての指導や主治医への報告等も追加で実施した．
- 現在は，起き上がり動作や立ち上がり動作時の疲労感は軽減し，訪問当初時の ADL をどうにか維持している．また，体調のよい日は，屋外歩行（約 600～1,000 歩）も行っている．しかし，自室内での軽微な段差での転倒は続いている．夜間の排痰困難に関しては減少されているが，嘔吐反射にて排痰を行っている状況は継続されている．
- 最近では，水分摂取時のむせ込みが時折みられるとの訴えもあり．DBS 装置の OFF の状態も，検査入院以降より減少されているが，突然の OFF の状態は時折見られ精神的な不安は続いている状況である．
- 今後は，転倒防止や動作の容易性を目的とした手摺りの設置を検討している．また，嚥下障害による誤嚥性肺炎や排痰困難による窒息の対策として，普段から"2度の飲み込み"の習慣つけ[2]や調理法の工夫，水分にとろみをつける等の検討や効果的な咳嗽の指導，あるいはハフィングなどによる低下した咳嗽能の補完も継続しながら，嚥下体操の導入や急変時の対応として緊急システム装置の設置も検討中である．
- 併せて，通常のプログラム以外に散歩やドライブを取り入れたり，通所系サービスや友の会など外部と交流する機会を積極的に設け，仲間作りや情報共有する場を提供することで精神的なストレスを軽減していくことも必要と考える．

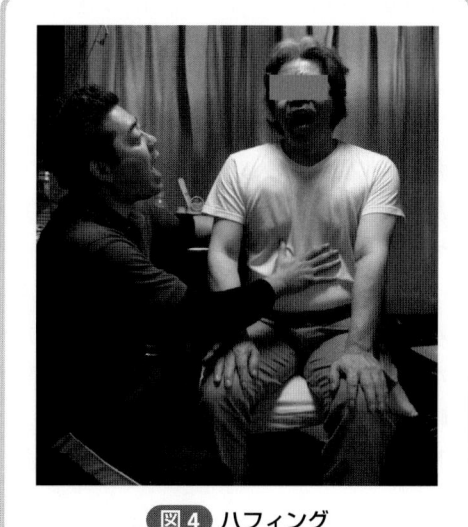

図4 ハフィング

● まとめ

- パーキンソン病では姿勢調整機能の障害に起因する前傾姿勢，呼吸筋の固縮・無動により呼吸運動の低下や二次的に起こる全体の肺活量の低下などのため，呼吸機能の低下を招くことが指摘され，呼吸筋の伸長，あるいは前傾姿勢の矯正を含めた呼吸運動は有効であると運動療法の介入の必要性を認めている[3]．
- さらにパーキンソン患者における嚥下障害発生率は 50～75％と言われており，嚥下障害の要因としては，寡動と固縮による喉頭の運動性低下，喉頭挙上を妨げる頭頸部が前方突出した不良姿勢，

舌の運動性低下などによる問題が想定される．また，拘束性換気障害による咳嗽力低下が誤嚥防止を困難にしている．嚥下障害に対する理学療法として，異常姿勢や頸部の可動域制限を長期的に予防すること，ならびに効果的な咳嗽とその介助手技の指導が重要だといわれている[4]．

- 以上を含め，パーキンソン病における拘束性換気障害に対しては，早期より予防の視点も踏まえた介入が重要である．本症例では，夜間の排痰困難に対する吸引の依頼から開始したが，その根底にある，呼吸筋および肺活量，全身持久力の低下や胸郭可動域の減少など改善すべき課題を多く抱えていた．これらの課題に対し，看護師，リハビリスタッフ，医師他それぞれの職種が，役割をそのつど確認しながら対応していくよう心がけた．
- パーキンソン病は神経難病の一つであり，病態の進行に伴い多岐にわたる運動機能障害や能力低下などの活動制限・参加制約が生じ，日常生活や QOL にも大きな影響を及ぼす．
- 呼吸機能に関わる問題だけに捉われることなく，これらを包括的に理解し，多職種が協働（連携）しながら患者一人一人の在宅生活を支援していくことが必要と考える．

■文献
1) 塩谷隆信, 他. 臨床実践！虎の巻 呼吸ケアリハビリテーション mini. 東京: 中外医学社; 2010. p.194-6.
2) 水野美邦. パーキンソン病治療の最前線. PT ジャーナル. 2009; 43: 484.
3) 松尾善美. 拘束性換気障害. PT ジャーナル. 2009; 43: 521-3.
4) 佐藤房郎. 体幹機能障害. PT ジャーナル. 2009; 43: 506-7.

〈神谷之美，仲本　仁〉

第5章 訪問呼吸ケア・リハビリの実践

18 神経筋疾患における訪問看護の役割

● 神経筋疾患のコミュニケーション障害の成り立ちとケア

- コミュニケーションの方法には，発声や筆談による言語的コミュニケーションと，身振り，表情，うなずき等による非言語的コミュニケーションがある．
- 構音障害や呼吸機能障害によるしゃべりにくさ，気管切開による発声不能，上肢の巧緻運動の障害による書字困難により言語的コミュニケーションが障害される．
- 四肢体幹筋群の障害，顔面筋群の障害などで随意運動ができなくなることにより非言語的コミュニケーションが障害される．
- 緊急時に対応できるように，患者からの異常や苦痛の発信のためのブザーおよび連絡方法，Yes/Noの意思表示の確認方法は，言語的コミュニケーションが充分にとれる時期から確立しておく．
- 障害の部位や進行の程度，患者・家族のニーズに応じて，次のステージを見越したコミュニケーションの方法を選択し，早めに練習を開始できるように支援する（図1）．

● 神経筋疾患の訪問看護の役割

- 在宅療養の方針を患者・家族が意思決定できるように支援する．
- 患者・家族がどのような人生を送りたいのか，十分に考えることができるように，適切な情報を提供し，話し合える場を作り，中立的な立場でそれぞれの思いを引き出す支援をする．
- 患者・家族の介護力を評価し，患者・家族のケア力の開発と介護体制の整備を支援する（表1）．

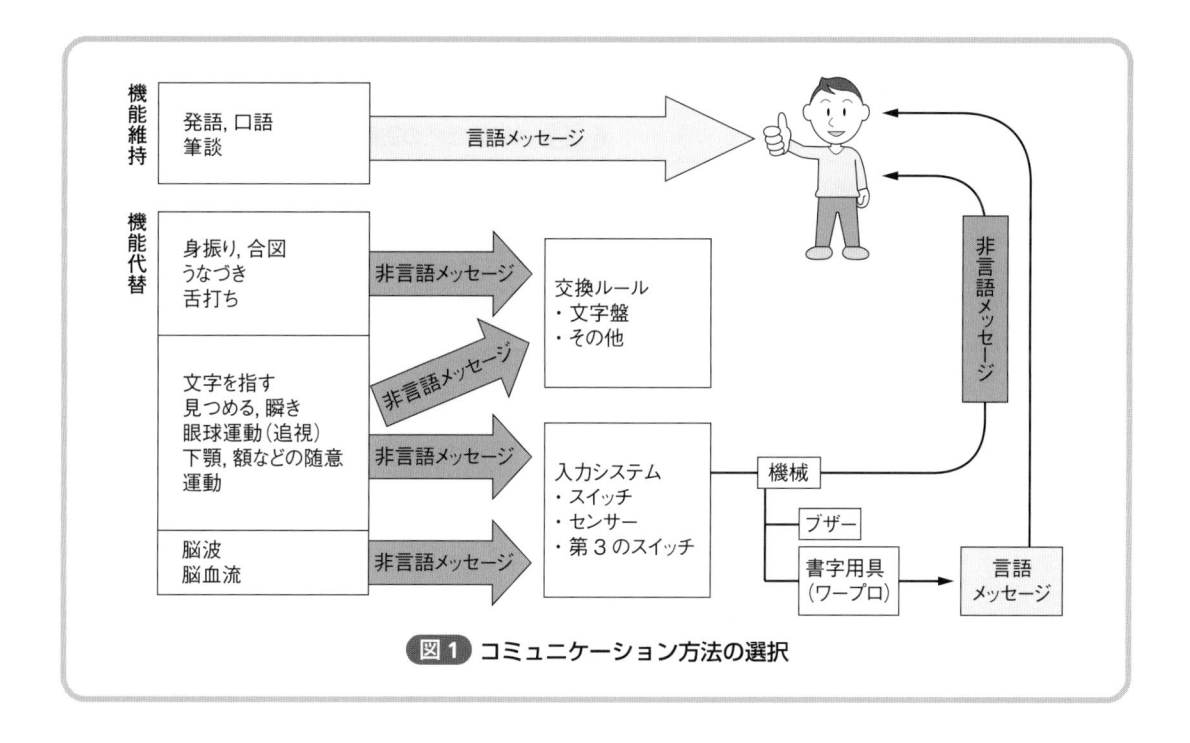

図1 コミュニケーション方法の選択

表1 患者・家族の介護力の評価

・在宅療養を希望している
・基本的ケア能力を有している
・精神的能力（理解・判断・交渉）を有している
・身体的能力（健康・マンパワー）を有している
・患者と家族との関係が良好である
・ケアする家族を精神的に支える親族がいる
・経済的基盤がしっかりしている
・療養環境条件が整えられている

表2 訪問看護師が知っていなければならないこと

内容	詳細
療養方針について	医師より，患者・家族に病状説明がどのようにされているか 医師からの説明を患者・家族がどのように理解しているか 在宅療養の目的・目標はどのようなものか 緊急時の体制・ターミナル期のあり方の確認がなされているか 患者・家族が今後起こりうる事態を受容し，的確に対応できるか
日常のケアについて	主治医の疾患・診療についての指示は何か 状態を正確に観察できる技術や診療のための技術はあるか 療養者・家族が望む生活を継続する看護の工夫ができるか
ケアコーディネーションについて	支援チーム内で情報の共有化が図れているか 緊急時の体制は確保できているか どの専門職がどこに配置されると効果的か

- 在宅支援チームの中での訪問看護の役割は，適切なフィジカルアセスメントを行うことであり，病状・障害の程度，家族の介護力，療養ニーズに応じたケアコーディネーションを実施し，在宅療養の安定とQOLの維持・拡大を図ることである（表2）．

● コーディネーションのポイント（表3～5）

表3 退院前の調整

・患者・家族の在宅療養への意思確認
・必要な看護についての医師の指示確認
・看護量の把握
・家族内介護体制整備の援助
・器具・器材供給管理体制の準備
・病棟看護と在宅看護担当者の引継ぎ
・支援体制の整備
・緊急体制の整備

表4 退院後の調整

・退院後の看護量の変化を把握
・家族介護状況の把握と家族支援
・退院時指導の不足部分の追加と修正
・地域関係者のチームワークの形成
・支援体制の見直しと修正
・地域の社会資源活用への支援

表5 神経筋疾患の訪問看護

・疾患の特徴を知る
・患者の意思決定を支援する
・在宅療養環境を整備する
・支援チームの連携を図る
・介護者の支援能力を開発する
・医療処置の安全性を保障する
・医療機器の保守管理を行う
・療養時期に応じた支援体制の調整を行う
・QOL向上のための支援を行う
・社会資源を活用する
・災害・停電時の対策をたてる
・家族の介護負担が軽減できるよう支援する

- 医療機関との連携を念頭においた，多職種からなる支援チームを形成する．
- 各職種の標準的作業手順を明確化する．
- 衛生材料，医療器具，薬剤を速やかに供給する．
- チーム内の情報交換を緊密化し，療養方針を共有化できる体制を作る．
- 患者・家族の意思決定，QOLに配慮した医療を提供する．

〈小西かおる〉

第5章 訪問呼吸ケア・リハビリの実践

19. 訪問リハビリの実際

● 訪問リハビリに携わるということ

- 疾患の種類や障害の程度が多岐にわたっている．
- 在宅呼吸リハビリの対象は筋萎縮性側索硬化症（ALS）などの神経筋疾患，脊髄損傷等の患者が多い．
- 人工呼吸器装着，気管内吸引が必要な重症例も少なくない．
- そのため，訪問時のリスク管理が非常に重要である．
- 訪問リハビリの制度（医療保険と介護保険）は複雑で，開始までの手続きが煩雑である（表1）．
- 主治医への指示書依頼や説明等，セラピストが自ら手続きを行う場合がある．
- 契約書，保険証の確認等，直接リハビリに関わらない業務も行う．
- 主治医は勤務先以外の医師であることも多い．

表1 理学療法士，作業療法士などによる訪問リハビリの種類

提供機関	医療保険	介護保険
訪問看護ステーション	理学療法士・作業療法士による訪問看護	訪問看護 71,72
病院，診療所，介護老人保健施設	在宅訪問リハビリ指導・管理	訪問リハビリ

● 訪問開始にあたり必要なこと

- 本人，家族よりリハビリの希望，同意があること．
- 主治医からの指示（指示書）が不可欠である（患者は定期的に診察を受ける必要がある）．
- 介護保険利用の場合，ケアマネジャー（本人，または家族でも可能）がプランを作成する必要がある．
- 各種保険制度についての知識を持たなければならない．
- 主治医への報告書，計画書，その他の書類を作成する必要がある．
- ケアマネジャーや他職種との連携が必要である．連携とは，複数の事業所と関わりを持つことである．その内容は申し送り等の情報提供に留まらない．
- 連携先には医療機関（主治医），介護支援専門員（ケアマネジャー），訪問看護ステーション，訪問介護事業所，通所介護施設，通所リハビリ施設，福祉用具業者などがある．

● 訪問リハビリのための準備

- 患者情報の収集を行う（基本情報，診断名，現病歴，既往歴など）．
- その他，生活歴や本人，家族の価値観などを把握することも重要である．
- 症例ごとに対応の相違はあるが，可能な限り事前訪問を行う．その際にはリハビリに対する具体的な希望を聞き取り，目標設定等を行う．
- 訪問時に持参するもの（必要に応じてその他の道具を持参することもある）

- ・体温計（流行性感冒，脱水，その他でも発熱がみられるため習慣的に計測）
- ・血圧計（健康管理として重要，毎回計測）
- ・聴診器（シングルではなく，膜部分とベル部分があるダブル）
- ・パルスオキシメーター（経皮的酸素飽和度を測定，安静時および運動時にも計測）
- ・その他：メジャー，ゴニオメーター，消毒薬（擦り込み式）等

訪問リハビリの実際

- 評価：バイタルチェック（血圧，心拍数，体温，酸素飽和度等）
  - ・全身状態（浮腫，皮膚色，表情等）
  - ・呼吸状態（呼吸数，呼吸様式，胸郭の動き，呼吸音，副雑音等）
  - ・主観的症状（疼痛，呼吸困難感等）
  - ・起居移動動作方法や生活環境の確認（居間，寝室，トイレ，浴室は必須）
- 治療：患者の重症度により，呼吸プログラム構成，進め方には違いがある〔呼吸理学療法におけるコンディショニングの実際の項の図2（184頁）を参照〕．
- プログラムの内容には以下のようなものがある．

  ［コンディショニングと全身持久力・筋力維持強化練習］
  - ・関節可動域練習（ストレッチング，リラクセーション等）
  - ・呼吸法（口すぼめ呼吸，腹式呼吸），呼吸介助
  - ・排痰介助（体位排痰，スクイージング）
  - ・自主練習指導（四肢体幹，呼吸筋群の筋力維持強化練習等）
  - ・姿勢調整，良肢位保持（ポジショニング）

  ［全身持久力・筋力維持強化練習と日常生活動作練習］
  - ・筋力維持強化練習（四肢体幹，呼吸筋群等）
  - ・基本動作練習（寝返り，起き上がり，立ち上がり動作等）
  - ・移動動作練習（車椅子，歩行補助具等を利用）
  - ・自主練習指導
  - ・日常生活動作（ADL）指導，家族への介助法指導

  ［その他］
  - ・福祉用具の選択や手配（歩行補助具や車椅子選択，動作能力に見合ったスイッチ等の工夫）
  - ・生活環境調整（住宅改修，家具の配置への助言等，安全面の評価等）
  - ・精神面の評価，観察（本人，家族）
  - ・家族，ケアマネ，他職種との情報共有，連携

- リハビリ計画，目標設定には定期的な見直しが必要である．
  評価 → 個別的プログラムの作成と実践 ⇔ 再評価 ⇔ 維持　を繰り返す[7]．
- 訪問リハビリでは，患者の自宅の生活環境に応じたプログラムの作成が必要である（家具の配置，間取り，既存の手すり等を利用する）．
- 定期的な訪問は患者本人のみならず，家族とも関わる頻度や時間が多くなる．そのため，思いを傾聴し精神面の状態を把握，支援することも重要な役割のひとつである．
- 福祉用具の選択，生活環境調整（住宅改修を含む），基本動作方法，日常生活動作の工夫等への幅広い助言・指導が求められる．

- 訪問する頻度（週1〜2回）が限られているため，時には他職種の協力を得るなどして，自主練習の実施継続を勧める必要がある．
- 利用者の状態により，訪問から他サービス利用に引き継ぐための助言も行う．
- 介護保険利用の場合は，定期的に担当者会議が開催されるため，時間の都合がつく場合は参加するべきである．やむを得ず欠席する場合は書面にて現在のリハビリ進捗状況や，利用者の状態について速やかに報告する．

● 在宅呼吸リハビリ〜事例紹介〜

1 事例紹介①

a．開始の経緯
- 自宅療養中，療養通所介護の利用等を検討され，サービス計画の見直しが行われた．入院時のリハビリ担当の理学療法士，ケアマネジャーより当訪問看護ステーションの訪問リハビリへの紹介があった．
- 70歳代，男性，筋萎縮性側索硬化症（ALS），要介護5
- 家族：妻との二人暮らし（日中，夜間とも妻が介護）
- 人工呼吸器装着，A/C＋深呼吸モード（PLV102）（図1）
- 酸素濃縮器は呼吸困難感が強い時や酸素飽和度低下時のみ使用
- 吸引器使用，経管栄養（胃ろう）

b．経過
- 2007年11月呼吸苦を訴えて受診するも特に異常なしとのことであった．しかし，同12月，急激な呼吸困難症状が出現し，救急搬送され直ちに気管切開下人工呼吸器管理となる．その際にALSと診断される．その後，在宅療養の体制作りがされ自宅退院となる．
- 2010年現在，顔面の表情筋は保たれており，コミュニケーションの手段は口の動き，表情または筆談．四肢の筋力は2〜3．日常生活動作は全介助．訪問診療，訪問看護，療養通所介護，訪問入浴を利用している．主な介護者である妻は人工呼吸器や吸引器などの取り扱いは可能である．
- 訪問リハビリ時はほとんどの場合，妻が在宅している．喀痰の上昇，気道内圧上昇がみられた場合は口腔内，鼻腔内または気管内吸引が必要である．妻が不在の場合は，対応が必要となる．

※気管内吸引については，平成22年4月30日付，医政発0430第1号にて厚生労働省医政局長より

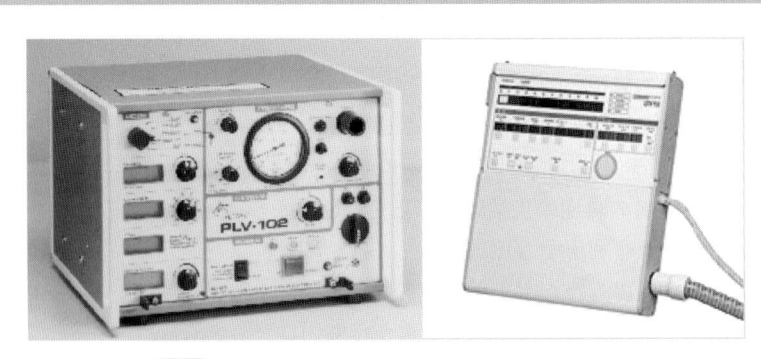

図1 在宅で使用されている人工呼吸器の2例

理学療法士等による吸引の行為を合法化する通知が出されている．適切で安全な吸引を行うためには，必要な知識・技術を身に付ける必要がある．

c．プログラム
- 関節可動域練習（胸郭，肩関節，股関節，右足関節等）
- 呼吸介助（換気改善）
- 排痰介助（スクイージング，体位排痰法）
- 筋力維持練習（四肢体幹）
- 体位交換（左右側臥位等）
- 座位姿勢保持，離床の促し（端座位または椅子座位）
- 良肢位保持（ポジショニング）
- 思いの傾聴（家族も含む）
- 本人と家族への介助方法，自主練習等の指導

2 事例紹介②

a．開始の経緯
- 症状進行により今後通院困難になることが予想されるため，在宅でリハビリが継続できるよう，外来リハビリ担当の理学療法士より本人に当訪問看護ステーションの訪問リハビリが紹介された．
- 40歳代，女性，筋萎縮性側索硬化症（ALS），要介護5
- 家族：夫，長男との3人暮らし（主な介護者は夫であるが日中は勤務があり，長男も学生で不在．夜間以外は家族の介護不可能）
- 夜間のみ補助換気装置〔二相式気道陽圧装置（BiPAP）〕を使用（2010年4月使用開始）
- 吸引は喀痰喀出自力困難時のみ行う
- 経口，経管栄養（胃ろう，2010年12月造設）を併用

b．経過
- 2006年頃より症状が出現し，頸椎症と診断され，治療を受けていた．2008年にALSと診断される．
- 2010年現在，発語不明瞭さがややみられるが会話可能．コミュニケーション手段のひとつとしてPC（パソコン）を使用．2009年よりオペレートナビ（マウスやキーボード等の操作が困難な者に，テンキーまたはスイッチを使ってのPC操作を可能にするソフトウェア）とスイッチを使用しており，右足にて操作している．
- 上肢筋力は1～2-，下肢筋力は2～2+．日常生活動作は一部介助～全介助．
- 吸引器，BiPAPの取り扱いは夫，長男とも指導を受けている．訪問看護，訪問介護等，各種サービスを利用し，可能な限り一人で過ごす時間が短くなるようにしている（複数の訪問介護事業所を利用）．今後も症状進行に合わせサービスの見直し，環境調整等をしていくことが必要である．

c．プログラム
- 関節可動域練習（肩関節，股関節，足関節等），リラクセーション
- 呼吸介助，呼吸筋群維持練習（口すぼめ呼吸，腹式呼吸）
- 筋力維持練習（下肢筋力中心）
- 基本動作練習（寝返り，移乗動作等）
- 座位・立位姿勢保持練習（バランス練習等）
- 良肢位保持（ポジショニング）

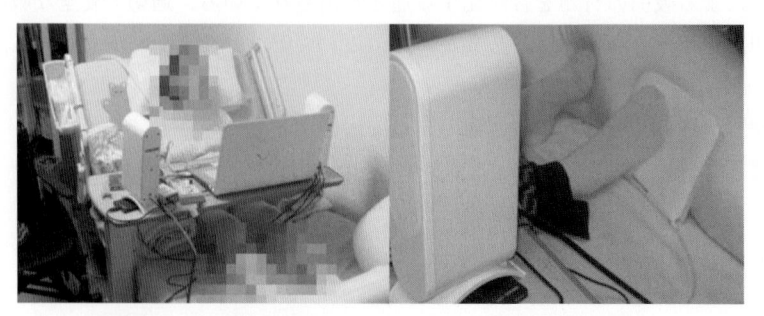

図2 PCの操作場面と入力スイッチ（スポンジセンサー）

- 思いの傾聴
- 本人と家族，他職種への介助方法，自主練習等の指導
- 福祉用具選択（車椅子，シャワーキャリー等），PC操作方法等への助言（図2）

- 呼吸障害のある利用者に携わる者として，呼吸リハビリに関する知識，技術を習得し，また学び続けることは非常に重要である．

■文献　1) 高橋仁美（代表），鵜沢吉宏，他．吸引プロトコル．2版．東京: 日本理学療法士協会; 2010.
2) 日本呼吸器学会呼吸リハビリテーションガイドライン作成委員会，他編．呼吸リハビリテーションマニュアル—運動療法．東京: 照林社; 2003.
3) 大田仁史，編．地域リハビリテーション論．Ver.3. 東京: 三輪書店; 2007.
4) 千葉哲也．在宅呼吸リハビリテーションポケットマニュアル．東京: 医歯薬出版; 2010.
5) 石原英樹，編．呼吸器ケアエッセンス．大阪: メディカ出版; 2007.
6) 河本のぞみ．検証 訪問リハと訪問看護．東京: 三輪書店; 2007.
7) 福地義之助，他．呼吸器感染症に関するガイドライン（呼吸リハビリテーションに関するステートメント）．杏林舎; 2002 updated 2003.
　　Available from　http://www.jrs.or.jp/quicklink/glsm/statement/pdf/rehabilitation.pdf Jan.10, 2011
8) http://www.philips-respironics.jp/
9) http://121ware.com/software/openavi/

〈ジョーンズ佳子〉

第5章 訪問呼吸ケア・リハビリの実践

20 リスク管理

● 訪問呼吸リハビリにおけるリスク管理

- 在宅でのリハビリ場面では，検査・画像所見やモニタリング機器が十分に整っている医療機関とは異なり，限られた情報と自覚症状や身体所見から，患者の呼吸や全身状態を把握することが重要となる．
- それらのアセスメントを基にリスク管理を行い，リハビリ実施の可否，運動内容の選定や負荷強度を判断する必要がある．
- 在宅場面におけるリスク管理は，安全なリハビリの実施にとどまらず，全身状態の悪化を早期に発見することができ，患者の機能予後・生命予後の改善に寄与する．

● 安静時のリスク管理

- 慢性呼吸不全患者は，低酸素血症，換気指標や呼吸パターンの異常のように安静時から一般的な正常から逸脱していることも多く，患者個々の安静時の状態を把握し，リハビリ実施前にその変調を敏感にとらえることがリスク管理となる．
- 安静時の状態を把握するためのチェックシートを図1に示した．

1 呼吸器感染症

- 感染を契機に呼吸・全身状態（右心不全，呼吸筋疲労，CO_2ナルコーシス等）の悪化へと波及し，予後の悪化に至る．そのため，在宅患者に関わるスタッフが重症化する前に早期発見に努め，安静，薬物療法，医師の診察等の対処をとる必要がある．
- 感染兆候には，発熱，気道内分泌物の増加や色，粘稠度の変化，咳嗽，呼吸困難感の出現，喘鳴の悪化があり，呼吸数・心拍数（脈拍）の増加，呼吸パターンの悪化，低酸素血症の増悪（SpO_2低下）が生じる．
- 感染による気道内分泌物の貯留は気道閉塞や呼吸器感染症の増悪につながるため，咳嗽力の把握が重要である．図2に示した咳嗽時の最大呼気流量（cough peak flow）が150l/min付近を下回る場合には，排痰に難渋しやすいので注意が必要である[1,2]．
- 慢性呼吸不全患者は，低栄養，低体力や免疫力の低下により易感染性の状態にあるため，十分な睡眠と栄養，口腔を清潔に保つことや，予防接種，手洗い，うがい，マスクの着用等の感染予防は必須である．

2 右心不全（図3）

- 慢性呼吸不全は病期の進行による肺血管床の破壊や減少に加え，換気血流比不均等を是正する低酸素性肺血管攣縮（hypoxic pulmonary vasoconstriction: HPV）が繰り返し生じることで慢性的な肺高血圧となり，右心機能低下（肺性心）を来たした状態にある[3,4]．
- 慢性肺高血圧状態に感染に伴ったHPVや呼吸仕事量の増加，過度な身体活動や精神的ストレス等により新たに持続的な心負荷が上乗せされた場合に，右心不全に至る．
- 上乗せされた心負荷が除去されると，元来の慢性肺高血圧の状態に可逆性に回復することも少なくない．

第 5 章　訪問呼吸ケア・リハビリの実践

【基礎情報】
□意識レベル（JCS）[　-　]　　□活気 [↓・→・↑]
□顔色 [良・不良]　　　　　　□睡眠時間 [　　] 時間
□食事量 [↓・→・↑]　　　　 □飲水量 [↓・→・↑]
□尿 [　　回 / 日, 色（　　）]　□便 [無・有（便秘・下痢）]
□体温 [　　] 度　　　　　　　□服薬 [済・未]
□体重 [　　] kg

【呼吸・循環】
□血圧 [　 /　] mmHg　　　□心拍数 [　　] 回 / 分（整・不整）
□呼吸数 [　　] 回 / 分（整・不整）　□SpO$_2$ [　　]%（酸素吸入量　　l/分）
□呼吸パターン [腹式・胸腹式・上部胸式・その他（　　　　）]
□呼吸補助筋使用 [無・有]　　□呼気努力 [無・有]
□呼吸音 [副雑音（部位；　　　　　, 種類；　　　　　　），
　　　　　肺胞呼吸音の減弱・消失（部位；　　　　　　　　）]
□チアノーゼ [無・有]　　　　□末梢の冷感 [無・有]
□呼吸困難感 [↓・→・↑]　　 □喘鳴 [無・有]

【感染兆候】
□発熱 [無・有]　　　　　　　□咳嗽 [無・有]
□気道内分泌物 [　量（↓・→・↑）, 色（　　）, 性状（　　）]

【心不全兆候】
□心拍数の増加 [前日比　　] 回 / 分　□浮腫 [無・有（部位；　　）]
□体重の増加 [前日比　　] kg　　　　□起座呼吸 [無・有]
□頸静脈怒張 [無・有]

【呼吸筋疲労・CO$_2$ ナルコーシス所見】
□呼吸パターン悪化 [無・有]　　□呼吸数 [↓・→・↑]
□呼吸補助筋活動の増大 [無・有]　□意識レベルの低下 [無・有]
□発汗 [無・有]

【備考】

図1 安静時のチェックシート

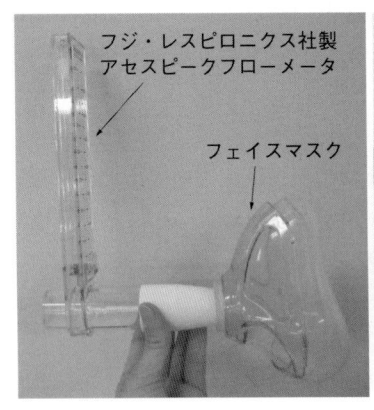

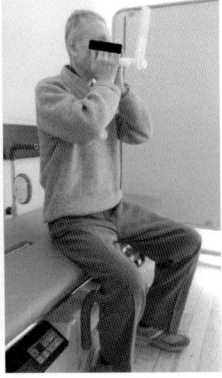

図2 Cough peak flow（CPF）測定 [1,2]

①フェイスマスクにピークフローメータを接続したものを測定器具として使用する（左）．
②姿勢は座位または椅子座位（右）．
③最大吸気位からの随意的な咳嗽を全力で行う．

（写真ラベル：フジ・レスピロニクス社製 アセスピークフローメータ／フェイスマスク）

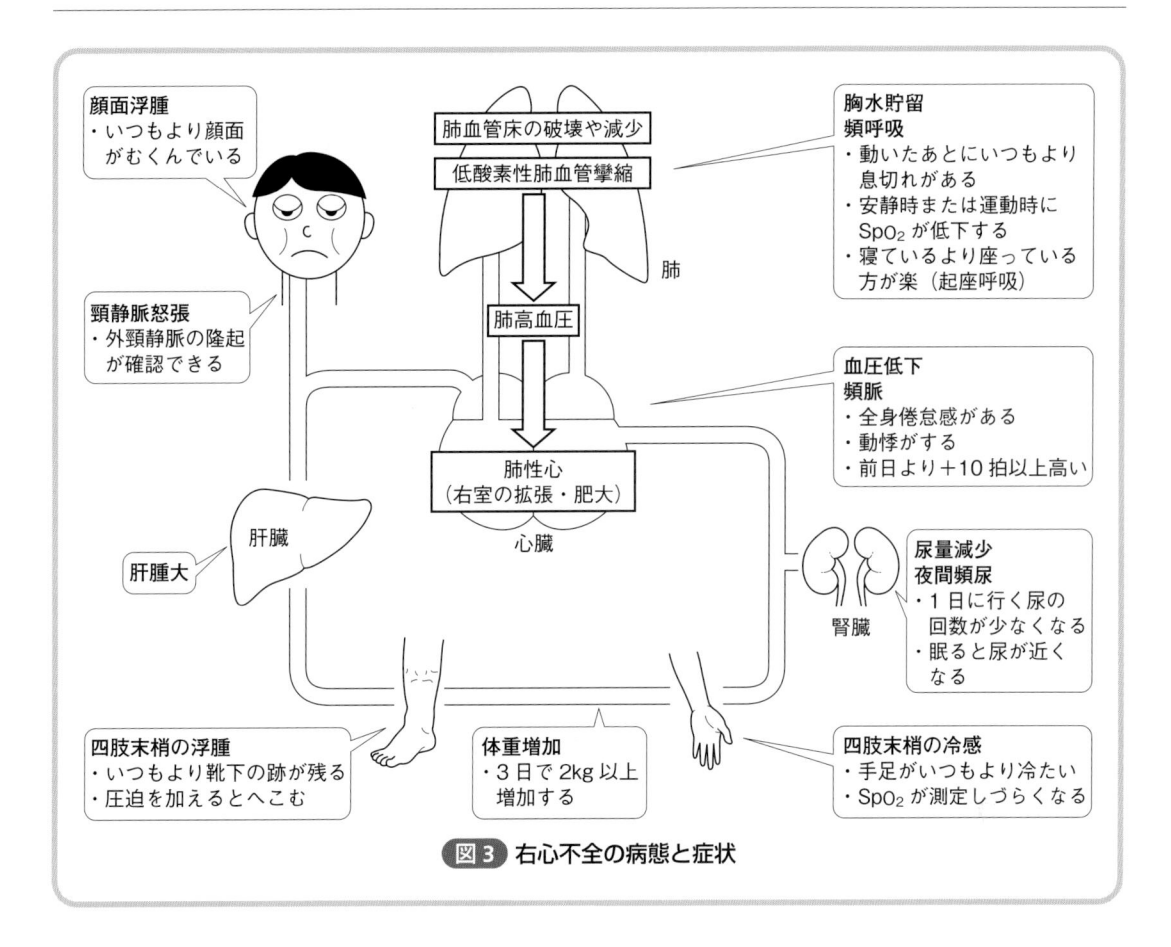

20. リスク管理

図3 右心不全の病態と症状

顔面浮腫
・いつもより顔面がむくんでいる

胸水貯留 頻呼吸
・動いたあとにいつもより息切れがある
・安静時または運動時にSpO₂が低下する
・寝ているより座っている方が楽（起座呼吸）

頸静脈怒張
・外頸静脈の隆起が確認できる

肺血管床の破壊や減少
低酸素性肺血管攣縮
↓
肺高血圧
↓
肺性心（右室の拡張・肥大）

血圧低下 頻脈
・全身倦怠感がある
・動悸がする
・前日より＋10拍以上高い

肝腫大（肝臓）

尿量減少 夜間頻尿
・1日に行く尿の回数が少なくなる
・眠ると尿が近くなる

四肢末梢の浮腫
・いつもより靴下の跡が残る
・圧迫を加えるとへこむ

体重増加
・3日で2kg以上増加する

四肢末梢の冷感
・手足がいつもより冷たい
・SpO₂が測定しづらくなる

③ 呼吸筋疲労

- 呼吸筋疲労とは，急性増悪に伴う呼吸状態の悪化によって呼吸に携わる筋肉へ過剰な負荷がかかる状態が続き，呼吸筋が十分に機能しなくなる状態のことである[5]．
- 普段の安静時の呼吸状態に比べ，浅くて速い呼吸（rapid shallow breathing），呼吸補助筋の使用（図4），呼気延長所見，Hoover兆候や奇異性呼吸等の異常呼吸パターンの増強などの呼吸パターンの増悪がみられる場合に呼吸筋疲労を疑う．
- 呼吸筋疲労は非侵襲的陽圧換気療法などの換気補助による呼吸筋の休息によって回復する．

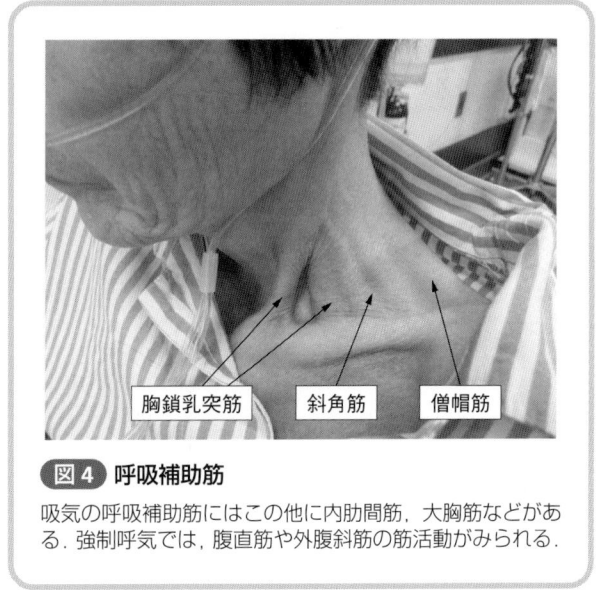

④ CO₂ ナルコーシス

- 感染による急性増悪や右心不全の増悪，肺機能の経時的変化や気胸の併発などによる肺機能の低下，呼吸抑制作

図4 呼吸補助筋

胸鎖乳突筋　斜角筋　僧帽筋

吸気の呼吸補助筋にはこの他に内肋間筋，大胸筋などがある．強制呼気では，腹直筋や外腹斜筋の筋活動がみられる．

用のある薬物療法や過度な酸素投与によって，慢性呼吸不全患者は容易に CO_2 ナルコーシスに陥る．
- CO_2 ナルコーシスの代表的な症状には，意識障害，呼吸数の低下，振戦，発汗，顔面紅潮等があり，このような症状が出現している場合には，早期に担当医に相談する必要がある．

運動時のリスク管理

- リハビリは，身体活動や運動を活用して身体機能や ADL 能力低下の改善を図る治療法である．そのため，安静時には認めない症状が生じるため，運動時にもリスク管理が必要となる．
- 運動時に生じる代表的なリスクは，運動誘発性低酸素血症と運動誘発性喘息である．
- 運動時のリスク管理に必要な評価項目と運動中止基準を表1に示す．
- 息切れの自覚症状を簡便かつ客観的に評価することが可能な修正 Borg スケールは，運動時のリスク管理や運動処方の際に有用である．

1 運動誘発性低酸素血症（exercise induced hypoxemia: EIH）

- EIH とは，運動などの身体活動によって出現または進行する低酸素血症のことをいい，間質性肺炎や重度の肺気腫で生じやすい症状である（図5）．
- 慢性的に低酸素血症を呈する症例では，EIH に伴った呼吸困難感を認めない場合も少なくないため，自覚症状のみでなくパルスオキシメータを用いた SpO_2 の管理が必須となる．
- EIH は，各主要臓器や末梢組織への酸素供給不足となり，機能低下，運動能力の低下を引き起こすため，SpO_2 85〜90％以上でのリハビリ実施が望ましい[6]．
- 高度の EIH を認める場合には，呼吸方法の再教育，運動時間や強度の調節やインターバルトレーニングの導入などの運動処方を再検討する．
- 酸素吸入によって息切れ感の改善，EIH の回避や HPV による右心負荷軽減が期待できるため，医師と協議のうえ，リハビリ中の酸素療法の導入，酸素流量や酸素投与方法の変更を検討することも有益である[7]．

表1 運動時の評価項目と中止基準（文献6より改変）

	評価項目	中止基準
循環器系	・血圧 ・心拍数 ・不整脈	・高度に収縮期血圧が下降，拡張期血圧が上昇 ・年齢別最大心拍数の 85％ 以上，または 140 回/分以下 　（肺心を伴う COPD では 60〜70％） ・心拍数が運動に伴って不変ないし減少 ・心室性期外収縮（Lown 分類 IVb 以上，運動誘発性に 10 回/分以上の増加），基本調律の変化
呼吸器系	・SpO_2 ・呼吸数 ・呼吸パターン	・SpO_2 85〜88％ 以下 ・呼吸数 40 回以上 ・呼吸パターンの著明な増悪や異常呼吸パターンの出現 ・喘鳴の出現または増悪
自覚症状 その他	・呼吸困難感 　（修正 Borg スケール） ・自覚症状 ・その他の症状	・修正 Borg スケール 7（とても強い）〜9（非常に強い） ・胸痛，動悸，疲労，めまい，ふらつきなどの自覚症状の増悪 ・チアノーゼ，末梢冷感などの末梢循環障害の症状の出現または増悪 ・意識レベルの低下 ・著明な発汗

20. リスク管理

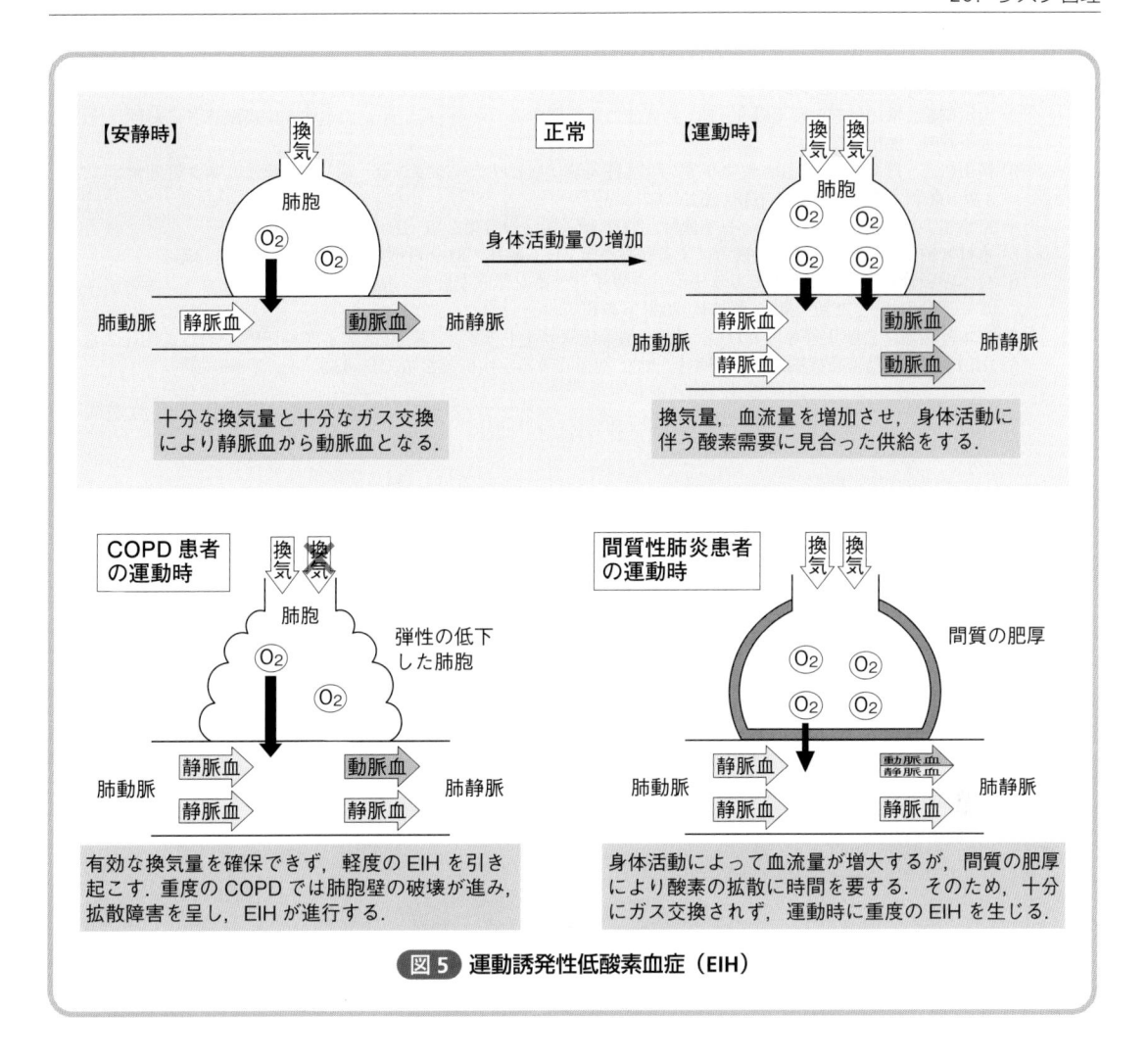

```
【安静時】            正常           【運動時】
        換気                          換気 換気
       肺胞                           肺胞
      O₂                          O₂  O₂
        O₂         身体活動量の増加    O₂  O₂

肺動脈 静脈血  動脈血 肺静脈    肺動脈 静脈血  動脈血 肺静脈
                                  静脈血  動脈血

十分な換気量と十分なガス交換     換気量，血流量を増加させ，身体活動に
により静脈血から動脈血となる．   伴う酸素需要に見合った供給をする．
```

```
COPD患者      換気 換気        間質性肺炎患者   換気 換気
の運動時                      の運動時
    肺胞                          肺胞
   O₂      弾性の低下         O₂  O₂   間質の肥厚
     O₂    した肺胞             O₂  O₂

肺動脈 静脈血  動脈血 肺静脈    肺動脈 静脈血  動脈血 肺静脈
     静脈血  静脈血                静脈血  静脈血

有効な換気量を確保できず，軽度のEIHを引き   身体活動によって血流量が増大するが，間質の肥厚
起こす．重度のCOPDでは肺胞壁の破壊が進み，  により酸素の拡散に時間を要する．そのため，十分
拡散障害を呈し，EIHが進行する．            にガス交換されず，運動時に重度のEIHを生じる．
```

図5 運動誘発性低酸素血症（EIH）

2 運動誘発性喘息（exercise induced asthma: EIA）

- EIAとは，運動による換気亢進に伴って気道への寒冷・乾燥刺激が高まり，一時的に気道が攣縮を起こし，喘鳴や呼吸困難感が生じる現象のことをいう[8]．
- EIAでは，呼吸困難感の悪化，過剰な呼吸補助筋の使用，呼気努力の増加，鎖骨上窩や肋間腔の陥凹が認められ，通常よりも頻脈や高血圧を生じやすい．
- 安静時の呼吸音の聴取，喘息の状態を把握する指標である安静時のピークフロー値の評価がEIAの予測の指標となり，安静時から連続性高音性ラ音（wheeze）や喘鳴が聴取または増強している場合，ピークフロー値が通常の80％以下の場合には喘息のコントロールが不十分であり，EIA症状の出現の有無を注意深く観察する必要がある．
- 運動中止後5〜10分しても，呼吸困難感などのEIA症状が改善しない場合には，短時間作用性β_2刺激薬を吸入し，症状が持続，あるいは増悪する場合は医師の診察や医療機関を受診する必要がある．
- EIA予防には，実施場所の環境設定（加温，加湿），服薬・吸入療法の確認，低強度運動からウォーミングアップ，運動量の調節やインターバルトレーニングの導入を検討する．

■文献
1) Bach JR, Ishikawa Y, Kim H. Prevention of pulmonary morbidity for patients with Duchenne muscular dystrophy. Chest. 1997; 112: 1024-8.
2) 山川梨絵, 横山仁志, 渡邉陽介, 他. 排痰能力を判別する cough peak flow の水準―中高齢患者における検討―. 人工呼吸. 2010; 27: 260-6.
3) 横山仁志. 呼吸器疾患. In: 聖マリアンナ医科大学リハビリテーション部, 編. 理学療法リスク管理マニュアル. 3版. 東京: 三輪書店; 2011. p.181-264.
4) 宮原裕美, 坂巻文雄. 肺性心. 日本臨牀. 2009; 呼吸器症候群第2版 (II): 270-4.
5) 木村智樹, 谷口博之. 呼吸筋疲労による呼吸不全. 日本臨牀. 2009; 呼吸器症候群第2版 (II): 465-7.
6) 日本呼吸管理学会呼吸リハビリテーションガイドライン作成委員会, 他編. 呼吸リハビリテーションマニュアル―運動療法―. 2版. 東京: 照林社; 2006. p.45-6.
7) 日本呼吸器学会肺生理専門委員会, 他編. 酸素療法ガイドライン. 東京: メディカルレビュー社; 2009. p.22-3.
8) 山口悦郎. 運動誘発性喘息. 日本臨牀. 2009; 別冊呼吸器症候群第2版 (II): 43-8.

〈武市梨絵, 横山仁志, 渡邉陽介〉

第5章 訪問呼吸ケア・リハビリの実践

21. 緊急時対応

● 居宅での緊急時とは

- 在宅療養中の慢性呼吸不全患者の緊急事態には，①患者自身の病状の悪化，②使用している機器のトラブルおよび停電，③介護力の変化，④災害がある．
- 病状の悪化には，発熱や呼吸困難，浮腫の増強などの感染症や心不全，気胸などの呼吸器関連症状から，腹痛など呼吸関連以外の場合もある．
- 機器の不具合には，人工呼吸器，酸素機器，吸引器，吸入器などの作動停止などがある．また，それぞれの酸素や人工呼吸器に付属するカニューレやマスクトラブルなどもある．
- 介護力の変化には，介護者本人の健康上の問題，その他家族の問題，諸事情などがある．患者の状態によっては，介護者のトラブルにより在宅療養を続けられないこともある．
- 災害には，地震や水害，火災などがあり，長期の療養生活中には遭遇する可能性もある．

● 緊急時の対応方法

1 患者自身の病状の悪化時

- 在宅療養中の慢性呼吸不全患者の，増悪を早期に発見するためには，日頃より，注意する症状（表1）や報告方法を繰り返し指導することが大切．
- 訪問看護利用の患者には「いつもと違う症状があれば，早目に連絡してください」と説明している．
- 訪問看護やかかりつけ医のいない患者には，夜間，休日も含めて，緊急時の連絡方法，受診方法を具体的に説明しておく．
- 緊急時に適切に対処できるよう，緊急連絡先は，救急（119）や機器業者も含め，一覧表にして目に付くところに貼り出しておく．
- 緊急連絡を受けたら，発熱，酸素飽和度，喀痰の増加・色調の変化，呼吸困難感の増強，浮腫の増強などを詳しく聞き取り，安静や手持ちの薬の服用指導や主治医への報告・受診勧奨などの対処方法を判断する．
- 緊急受診の場合は，まず病院や主治医に報告し，受診の了解を得ておくと受診時の対応が速やかになる．

※緊急時の受診方法について，より具体的に説明することで，早期受診を促せる．

表1 報告や注意が必要な症状

- 熱がある．脈が多い．動悸が強い．
- 胸が痛い．鼻水が増えた．のどが痛い．
- 痰が増えた，色が変わった（白色から黄色，日ごろより汚い）．
- 動くといつもより息苦しい．じっとしていても息苦しい．
- むくみがある，増えた．尿が少ない．
- 酸素飽和度の低下，回復時間の遅れ．
- 眠れない．食欲がない．
- なんとなく元気がない．

2 使用機器のトラブルおよび停電時等の対応

- パルスオキシメータを持っている患者の緊急コールに「酸素の数値が上がらない．病状の変化はない」というような内容がある．
- このような場合，酸素が出ていないという機器トラブル（表2）が多い．
- 看護師は患者が使用している機器の種類を把握し，対処できるようにする．
- 訪問時に停電を想定して，アラーム音の確認や携帯酸素ボンベへの切り替え，むやみに動き回らない，などの対処方法も繰り返し説明しておく．
- 表3に示すように，停電時の対処方法なども，医療機器の近くに貼っておくとよい．

※訪問看護ステーションでの対応：広域の停電情報が入った時は，医療機器使用の患者宅へ問題がないか等の確認をしている．

表2 起こりやすい酸素機器のトラブル

- 加湿器の問題：本体への装着が不十分である．蓋がゆるんでいる．
- カニューレや延長チューブの問題：カニューレが折れ曲がったり，圧迫されている．チューブに穴があいている．つなぎ目がはずれている．
- 液体酸素，酸素ボンベでは，容器が空になっている．
- 酸素濃縮器では，電源が入っていない（コンセント，スイッチ）．
- 携帯用酸素ボンベでは，元栓が開いてない，酸素セーバーのスイッチが入っていない．酸素セーバーの電池切れや乾電池の装着方向の誤り．

表3 停電時の対処方法

電気が消えたら
- まず，ブレーカーを確認する
- ブレーカーが落ちていたら→ブレーカーを上げる
- ブレーカーが落ちていない場合は→電力会社に連絡する
- 停電していること，医療機器（人工呼吸器や酸素など）を使用していることを伝え，復旧を依頼する

3 災害時の対応

- 地震など突然の災害が起こったら
  - まず，患者の安全を確認し，医療機器の作動状況を確認する．
  - 人工呼吸器が正常に作動していない場合は，アンビューバッグを開始する．
  - 酸素濃縮器が正常に作動していない場合は，携帯酸素ボンベに交換する．
  - 機器の作動状況確認（表4）を行う．
- 災害が発生すると，ライフライン（電気，ガス，水道）の停止，電話不通，家屋被害，交通の問題などが起こる．
- 災害時の対処方法は，使用している医療機器や病気の状態などで変わるので，個々に対処方法を検

表4 機器の確認

- 人工呼吸本体や酸素機器に破損はないか
- 人工呼吸器や酸素機器は正常に作動しているか
- 異常な音や変な臭いはないか
- 呼吸回路の接続部の緩みはないか
- 回路の破損はないか
- 設定値が変わっていないか

表5 災害時のための予備備品

①手動式蘇生バック
②電源（外部バッテリー，発電機，カーバッテリーコードなど）
③電源が不要な吸引器，吸入器（充電タイプ，手動式，足踏み式など）
④人工呼吸器付属消耗品の予備
⑤人：万一の事態に備え，支援してくれる近隣の方など，人員の確保
⑥薬や食料品（嚥下食，経管栄養食など）

討し，より多くの支援体制を準備しておくことが重要．
- 振動による機器の破損や停電による作動不能を考え，予備を確保しておくことは大切である（表5）．

4 介護者の健康問題や諸事情による突然の介護力の変化

- 慢性呼吸不全患者，特に男性の患者では，主介護者の入院等により，日常生活の支援がなくなると在宅療養を続けることが難しくなることがある．
- 介護保険でのヘルパーの利用による生活援助も利用できるが，要介護度が低い患者が多く，充分な支援が得られないこともある．
- 施設のショートステイ利用は，酸素機器や人工呼吸器管理が必要ということで受け入れ施設が限られる地域が多い．
- 突然の場合は，訪問看護や訪問介護等で対応しつつ，施設や病院への入所，入院対応を早急に手配する．
- このような事態も想定して，介護者の事情による場合の対処方法（レスパイト対応含む）を検討しておくことが必要である．

■文献
1) 塩谷隆信. 包括的呼吸リハビリテーション Ⅱ臨床編. 東京: 新興医学出版社; 2007.
2) 日本胸部外科学会・日本呼吸器学会・日本麻酔科学会合同呼吸療法認定士認定委員会, 編. 緊急時の対応方法.
3) 独立行政法人国立病院機構刀根山病院. 2008年度版. 神経筋疾患の在宅ケア.
4) 神経筋難病災害時支援ガイドライン「在宅人工呼吸器装着患者の緊急避難体制」.
5) 塩谷隆信, 高橋仁美, 編. 現場の疑問に答える呼吸リハビリ徹底攻略 Q & A. 東京: 中外医学社; 2009.

〈長濱あかし〉

索引

あ行

アドヒアランス	92
握力	71
粗い連続性ラ音	50
安静時エネルギー消費量	179
インターフェロンγ	37
いびき様音	49
胃食道逆流	166
椅子に座ったままできる体操	188
意欲低下	140
遺伝子治療	44
息切れ	192
一次結核症	37
うつ	140
右心不全	22, 227
運動強度	11
運動処方	130
運動耐容能	68
運動負荷テスト	68
運動誘発性低酸素血症	230
運動誘発性喘息	231
運動療法	130, 183, 187
中止基準	132
エアーエントリー	118
栄養障害	104, 178
栄養補給療法	178
栄養補助食品	178
栄養療法	105
嚥下障害	34
嚥下反射	78, 111
横隔膜呼吸	117
音声震盪	47

か行

カフアシスト®	121
ガス交換	17
仮性球麻痺	158
介護保険	11
咳嗽	121
咳嗽介助	122, 171
咳嗽反射	111
咳嗽法	121
拡散障害	21
核酸増幅法	38
喀痰	123
喀痰吸引	123, 173
換気血流比	17
換気血流比不均等	20
換気障害	53
間質性肺炎	26, 95
間接訓練	148
間接熱量計	77
環境常在菌	38
気管圧迫法	122
気管呼吸音	47
気管支拡張症	28, 96
気管支拡張薬	94
気管支呼吸音	48
気管支呼吸音化	49
気管切開下陽圧換気療法	10, 41, 142, 202, 206
気道	14
気道クリアランス法	118
気道抵抗	118
気道分泌物	118
基礎エネルギー消費量	179
機械的排痰	41
機器のトラブル	233
吸引圧	125
吸引カテーテル	125, 173
吸引器	174
吸引処置	8
吸入ステロイド薬	94
急性呼吸不全	18
球麻痺	158
恐怖	140
胸郭	15
胸郭可動域運動	127, 184
胸肋関節	127
教育プログラム	91
筋萎縮性側索硬化症	41, 156
緊急時の対応	12
区域気管支	15
空気感染	37
口すぼめ呼吸	115, 193

ケアコーディネーション	220
経気管的酸素投与	100
経皮的酸素飽和度	58
携帯用酸素ボンベシステム	196
血液ガス分析	55
言語的コミュニケーション	219
コンディショニング	183
呼気流量	118
呼吸運動	15, 46
呼吸音減弱	49
呼吸音消失	49
呼吸介助	113
呼吸管理看護師	2
呼吸器感染症	227
呼吸機能検査	51
呼吸教室	140
呼吸筋	15
呼吸筋ストレッチ体操	128
呼吸筋疲労	229
呼吸筋力	54
呼吸困難	64
呼吸困難の悪循環	140
呼吸不全	18
呼吸リハビリ	41
呼吸療法士	2
呼吸練習	115, 184
鼓音	50
5期モデル	146
誤嚥	35
不顕性—	97
誤嚥性肺炎	34, 78, 97, 109, 111, 166
成立過程	35
口腔ケア	59, 108, 162, 167
評価	61
口腔の構造	60
口腔用保湿剤	163
行動変容	91
抗コリン薬	94
高音性連続性ラ音	49
高頻度胸壁圧迫法	121
高分解能CT	25
細かい断続性ラ音	50

237

さ行

サブスタンス P	97
作業療法	134
災害	233
細菌の増殖	34
細胞障害性治療薬	96
在宅呼吸ケア白書	23
在宅酸素療法	102, 195, 199
在宅人工呼吸療法	202, 206
在宅での継続性向上	11
酸素投与システム	100
酸素濃縮装置	195
酸素飽和度	192
酸素療法	100
シャトル歩行テスト	69
シャント	21
ジストロフィン蛋白	44
市販嚥下食	154
視覚アナログ尺度	66
視診	46
自己管理教育	92
自動周期呼吸法	169
自律性排痰法	120
疾患特異的 ADL 評価法	81
疾患特異的 HRQOL 評価法	84
実施計画書	8
修正・酸素コストダイアグラム	65
修正 Borg スケール	66
修正排痰体位	119
徐呼吸	46
小細胞癌	31
食形態	151
触診	47
心肺運動負荷テスト	70
身体計測	179
身体障害者手帳	11, 24
振動呼気陽圧法	120
進行性筋ジストロフィー	156
スクイージング	119, 170
ステップアップ療法	94
ステロイドパルス療法	95
ストレッチ	113
スパイロメトリー	51
水泡音	50
セミファーラー位	112
正常呼吸音	47
声帯外転麻痺	211
清音	50
脊髄小脳変性症	156
摂食・嚥下機能	78
摂食・嚥下障害	146, 151, 166
舌苔	163
線毛運動	123
全身の状態	59
総合診療医	2

た行

多系統萎縮症	156
多次元的医療サービス	3
打診	50
代謝亢進状態	105
体位ドレナージ	118
体重減少率	74
濁音	50
短時間作用型気管支拡張薬	94
短時間作用型抗コリン薬	94
短時間作用型 $\beta 2$-刺激薬	94
断続性ラ音	49
細かい—	50
地域理学療法士	2
地域連携	143
中核病院	4
中枢性チアノーゼ	22
聴診	47
長時間作用型気管支拡張薬	94
長時間作用型抗コリン薬	94
長時間作用型 $\beta 2$-刺激薬	94
直接訓練	148
ツベルクリン反応	37
通所リハビリ	6
テオフィリン	94
テクスチャー	152
デイケア	6
デンタルプラーク	108
低音性連続性ラ音	49
低強度負荷トレーニング	188
低酸素血症	20
運動誘発性—	230
低酸素性肺血管攣縮	227
笛様音	49

な行

二次結核症	37
認知行動療法	141
捻髪音	50

は行

ハフィング	122, 169
ハンドヘルドダイナモメータ	72
バイオフィルム	108
バイトブロック	165
バケツハンドルモーション	16
パーキンソン病	156
パニック	140
コントロール	135
ばち指	22
肺	14
肺炎球菌	108
肺癌	31, 96
肺区域	15
肺結核	37, 97
肺弾性圧	16
肺非結核性抗酸菌症	38, 98
肺胞換気量	17
肺胞呼吸音	47
肺胞低換気	20
排痰介助	170
排痰器具	169
排痰体位	118
修正—	119
排痰法	118, 122
自律性—	120
反復唾液嚥下テスト	79
ピアカウンセリング	140
非言語的コミュニケーション	219
非小細胞癌	33
非侵襲的陽圧換気療法	9, 41, 142, 202, 206
飛沫核感染	37
必要エネルギー量	179
病診連携	4
頻呼吸	46
フィッシャー比	77
フェイススケール	66
フローボリューム曲線	54
プロセスモデル	147
不安	85, 140
不顕性誤嚥	97
副雑音	47
福祉保健センター	6
腹式呼吸	193
分子標的治療薬	96
ヘモグロビン酸素解離曲線	100

ポジショニング	112
ポンプハンドルモーション	16
訪問看護	93, 213
訪問呼吸ケア・リハビリ	2
訪問歯科診療	111
訪問リハビリ	222

ま行

慢性呼吸不全	18, 115
慢性閉塞性肺疾患	78
水飲みテスト	79
目標呼吸困難スコア	188

や行

薬剤耐性結核	37
抑うつ	85

ら行

ラトリング	47
リラクセーション	112, 184
連続性ラ音	49
粗い—	50
高音性—	49
低音性—	49
老人保健法	2
6分間歩行テスト	68
肋椎関節	127

A

ACBT	120
ADL	134, 200, 207
疾患特異的評価法	81
airway	14
ALS	41, 156
alveolar ventilation	17
%AMC	74

B

β2-刺激薬	94
Bagging	120
BDI（Baseline Dyspnea Index）	66
BDI（Beck depression inventory）	86
BEE	179

C

CES-D	86
CFP-10	37
CO_2 ナルコーシス	22, 229
cognitive behavioral therapy（CBT）	141
COPD	25, 94

D

DMD	44
DOTS	37
Duchenne型筋ジストロフィー	44

E・F

EGFR遺伝子変異	96
ESAT-6	37
F, H-J（Fletcher, Hugh-Jones）分類	64

H

HAD	86
HIV感染	37
HOT	195, 199
HRCT	25

I

%IBW	74
IGRA	38
IPV（intrapulmonary percussive ventilation）	121

J・K

JARD2001	74
K-point刺激	165

L・M

lung	14
M. kansasii 症	38
MAC（mechanical assisted cough）	41
MAC症	38, 98
Mechanical In-Exsufflator（MI-E）	121
MNA®-SF	74
MRC（Medical Research Council）息切れのスケール	64
MSA	156

N・O

NPPV	9, 41, 142, 202, 206
ODA	74
Oxygen Cost Diagram（OCD）	65

P

PD	156
PMD	156
Poiseuilleの式	118
pulmonary segment	15

R

rattling	47
REE	77, 179

S

SCD	156
SDS	86
segment bronchi	15
self-management education	92
SGA	74
SRQ-D	87
STAI	86
systemic effects	105

T

Target Dyspnea Rating（TDR）	188
TDI（Transition Dyspnea Index）	66
thorax	15
TIPPV	10
TPPV	41, 142, 202, 206
%TSF	74
tumor necrosis factor-α（TNF-α）	105

V

ventilation perfusion ratio（$\dot{V}_A/\dot{Q}$比）	17
Visual Analogue Scale（VAS）	66

239

訪問呼吸ケア・リハビリテーション
誰でもわかる在宅呼吸管理 ©

発　行	2011年11月1日　初版1刷
編著者	塩　谷　隆　信
	高　橋　仁　美
発行者	株式会社　中外医学社
	代表取締役　青　木　　滋

〒 162-0805　東京都新宿区矢来町 62
電　話　　(03) 3268-2701 (代)
振替口座　　00190-1-98814 番

印刷・製本/三和印刷(株)　　　＜HI・HU＞
ISBN978-4-498-07654-9　　　Printed in Japan

JCOPY　＜(社)出版者著作権管理機構 委託出版物＞

本書の無断複写は著作権法上での例外を除き禁じられています．
複写される場合は，そのつど事前に，(社)出版者著作権管理機構
(電話 03-3513-6969, FAX 03-3513-6979, e-mail: info@jcopy.
or.jp)の許諾を得てください．